普通高等医学院校五年制临床医学专业第二轮教材

临床循证医学

（第2版）

（供临床医学专业用）

U0196484

主　编　韩光亮　郭崇政

副主编　熊　俊　赵灵燕　季聪华　平卫伟

编　者　（以姓氏笔画为序）

平卫伟（长治医学院）

李　迅（北京中医药大学）

李雨璘（成都中医药大学）

陈玉明（新乡医学院）

季聪华（浙江中医药大学）

赵灵燕（内蒙古医科大学）

郭崇政（长治医学院）

曹世义（华中科技大学）

韩光亮（新乡医学院）

熊　俊（江西中医药大学）

秘　书　陈玉明

中国健康传媒集团

中国医药科技出版社

内 容 提 要

　　本教材是"普通高等医学院校五年制临床医学专业第二轮教材"之一。本教材在内容上涵盖了临床循证医学的各方面，分为临床循证医学基础知识、临床循证医学实践基础、临床循证医学实践三大部分。本教材为书网融合教材，即纸质教材有机融合电子教材、教学配套资源、题库系统、数字化教学服务（在线教学、在线作业、在线考试），使教学资源更加多元化、立体化，促进学生自主学习。

　　本教材供高等医学院校五年制临床医学及相关专业使用。

图书在版编目（CIP）数据

临床循证医学/韩光亮，郭崇政主编 . — 2 版 . —北京：中国医药科技出版社，2023.1（2025.1重印）
普通高等医学院校五年制临床医学专业第二轮教材
ISBN 978 - 7 -5214 -3657 -0

Ⅰ.①临…　Ⅱ.①韩…　②郭…　Ⅲ.①临床医学 - 医学院校 - 教材　Ⅳ.①R4

中国国家版本馆 CIP 数据核字（2023）第 010549 号

美术编辑　陈君杞

版式设计　友全图文

出版　**中国健康传媒集团** | 中国医药科技出版社

地址　北京市海淀区文慧园北路甲 22 号

邮编　100082

电话　发行：010 - 62227427　邮购：010 - 62236938

网址　www.cmstp.com

规格　889 × 1194mm $\frac{1}{16}$

印张　17

字数　488 千字

初版　2018 年 2 月第 1 版

版次　2023 年 1 月第 2 版

印次　2025 年 1 月第 2 次印刷

印刷　北京金康利印刷有限公司

经销　全国各地新华书店

书号　ISBN 978 - 7 - 5214 - 3657 - 0

定价　**75.00** 元

获取新书信息、投稿、为图书纠错，请扫码联系我们。

出版说明

为了贯彻《中共中央、国务院中国教育现代化2035》"加强创新型、应用型、技能型人才培养规模"的战略任务要求，落实《国务院办公厅关于加快医学教育创新发展的指导意见》，紧密对接新医科建设对医学教育改革的新要求，满足新时代医疗卫生事业对人才培养的新需求，中国医药科技出版社在教育部、国家药品监督管理局的领导下，通过走访主要院校对2016年出版的"全国普通高等医学院校五年制临床医学专业'十三五'规划教材"进行了广泛征求意见，有针对性的制定了第二版教材的出版方案，旨在赋予再版教材以下特点。

1.立德树人，融入课程思政

把立德树人贯穿、落实到教材建设全过程的各方面、各环节。课程思政建设应体现在知识技能传授中厚植爱国主义情怀，加强品德修养、增长知识见识、培养奋斗精神，不断提高学生思想水平、政治觉悟、道德品质、文化素养等。医学教材着重体现加强救死扶伤的道术、心中有爱的仁术、知识扎实的学术、本领过硬的技术、方法科学的艺术的教育，培养医德高尚、医术精湛的人民健康守护者。

2.精准定位，培养应用人才

坚持体现《中共中央、国务院中国教育现代化2035》"加强创新型、应用型、技能型人才培养规模"的战略任务，落实《国务院办公厅关于加快医学教育创新发展的指导意见》中"立足基本国情，以服务需求为导向，以新医科建设为抓手，着力创新体制机制，分类培养研究型、复合型和应用型人才"的医学教育目标，结合医学教育发展"大国计、大民生、大学科、大专业"的新定位，注重人才培养应从疾病诊疗提升拓展为预防、诊疗和康养，以健康促进为中心，服务生命全周期、健康全过程的转变，精准定位教材内容和体系。教材编写应体现以医疗卫生事业需求为导向，以岗位胜任力为核心，以培养医工、医理、医文学科交叉融合的高素质、强能力、精专业、重实践的本科医学人才培养目标。

3.适应发展，优化教材内容

必须符合行业发展要求。构建教材内容结构，要体现医疗机构对医学人才在临床实践能力、沟通交流能力、服务意识和敬业精神等方面的要求；体现临床程序贯穿于教学的全过程，培养学生的整体临床意识；体现国家相关执业资格考试的有关新精神、新动向和新要求；注重吸收行业发展的新知识、新技术、新方法，体现学科发展前沿，并适当拓展知识面，为学生后续发展奠定必要的基础；满足以学生为中心而开展的各种教学方法的需要，充分发挥学生的主观能动性。

4.遵循规律，注重"三基""五性"

遵循教材规律。针对普通高等医学院校本科医学类专业教学需要，教材内容应注重"三基"（基本知识、基础理论、基本技能）、"五性"（思想性、科学性、先进性、启发性、适用性）；内容成熟、术语规范、文字精炼、逻辑清晰、图文并茂、易教易学；注意"适用性"，即以普通高等学校医学教育实际和学生接受能力为基准编写教材，满足多数院校的教学需要。

5.创新模式，提升学生能力

加强"三基"训练，着力提高学生分析问题和解决问题的能力。在不影响教材主体内容的基础上要保留"案例引导""学习目标""知识链接""目标检测"模块，去掉知识拓展模块。进一步优化各模块的内容，培养学生理论联系实践的实际操作能力、创新思维能力和综合分析能力；增强教材的可读性和实用性，培养学生学习的自觉性和主动性。

6.丰富资源，优化增值服务内容

搭建与教材配套的中国医药科技出版社在线学习平台"医药大学堂"（数字教材、教学课件、图片、视频、动画及练习题等），实现教学信息发布、师生答疑交流、学生在线测试、教学资源拓展等功能，促进学生自主学习。

本套教材凝聚了省属院校高等教育工作者的集体智慧，体现了凝心聚力、精益求精的工作作风，谨此向有关单位和个人致以衷心的感谢！

尽管所有参与者尽心竭力、字斟句酌，教材仍然有进一步提升的空间，敬请广大师生提出宝贵意见，以便不断修订完善！

普通高等医学院校五年制临床医学专业第二轮教材

建设指导委员会名单

李建华（青海大学医学院）　　　　李春辉（中南大学湘雅医学院）

杨　征（四川大学华西口腔医　　　杨少华（桂林医学院）

　　　　学院）　　　　　　　　　杨军平（江西中医学大学）

邱丽颖（江南大学无锡医学院）　　何志巍（广东医科大学）

邹义洲（中南大学湘雅医学院）　　张　闻（昆明医科大学）

张　敏（河北医科大学）　　　　　张　燕（广西医科大学）

张秀花（江南大学无锡医学院）　　张晓霞（长治医学院）

张喜红（长治医学院）　　　　　　陈万金（福建医科大学附属第一医院）

陈云霞（长治医学院）　　　　　　陈礼刚（西南医科大学）

武俊芳（新乡医学院）　　　　　　林友文（福建医科大学）

林贤浩（福建医科大学）　　　　　明海霞（甘肃中医药大学）

罗　兰（昆明医科大学）　　　　　周新文（华中科技大学基础医学院）

郑　多（深圳大学医学院）　　　　单伟超（承德医学院）

赵幸福（南京医科大学附属　　　　郝少峰（长治医学院）

　　　　无锡精神卫生中心）　　　郝岗平（山东第一医科大学）

胡　东（安徽理工大学医学院）　　姚应水（皖南医学院）

夏　寅（首都医科大学附属北京　　夏超明（苏州大学苏州医学院）

　　　　天坛医院）　　　　　　　高凤敏（牡丹江医学院）

郭子健（江南大学无锡医学院）　　郭崇政（长治医学院）

郭嘉泰（长治医学院）　　　　　　黄利华（江南大学附属无锡五院）

曹玉萍（中南大学湘雅二医院）　　曹颖平（福建医科大学）

彭鸿娟（南方医科大学）　　　　　韩光亮（新乡医学院）

韩晶岩（北京大学医学部）　　　　游言文（河南中医药大学）

数字化教材编委会

主　编　韩光亮　郭崇政
副主编　熊　俊　赵灵燕　季聪华　平卫伟
编　者　（以姓氏笔画为序）
　　　　平卫伟（长治医学院）
　　　　李　迅（北京中医药大学）
　　　　李雨璘（成都中医药大学）
　　　　陈玉明（新乡医学院）
　　　　季聪华（浙江中医药大学）
　　　　赵灵燕（内蒙古医科大学）
　　　　郭崇政（长治医学院）
　　　　曹世义（华中科技大学）
　　　　韩光亮（新乡医学院）
　　　　熊　俊（江西中医药大学）
秘　书　陈玉明

PREFACE 前 言

　　《临床循证医学》第一版教材已经使用了五年，本门课程以前是一门选修课，近年来，逐步改为临床医学专业的必修考查课，在本专业有重要地位。在上版教材编写时，本着密切联系临床实践、增强循证与评价证据的目的，还编写了《临床循证医学》的辅助教材——实习指导；为了增强学生正确运用循证进行学习与临床的目的，第二版教材把两部分内容合并起来作为一部教材使用。

　　第二版教材在内容上做了一定调整，在保持原有章节内容的基础上，对章节的编排顺序进行了部分调整，增加了第十八章（建立循证临床实践病历）。本版编写时把教材内容分成三大部分：即理论基础、实践基础以及实践指导。在内容的编写上强调医学临床证据的不等价原则，强调医学证据在使用之前需要进行严格的科学评价，将患者列入了临床医疗决策重要组成部分的地位。本版教材在每章设置了"学习目标""案例引导""知识链接""目标检测"模块，数字资源中有"目标检测答案解析""本章小结""题库"，可以方便学生学习。

　　本教材为书网融合教材，即纸质教材有机融合电子教材、教学配套资源、题库系统、数字化教学服务（在线教学、在线作业、在线考试），使教学资源更加多元化、立体化，促进学生自主学习。

　　为便于发现第一版教材的不合适内容，在第二版教材内容的修订分工上，尽量避免同一个人编写同一章内容的状况，以尽力提高教材编写质量。

　　本教材作为普通高等医学院校临床医学专业的教材，可供临床及相关专业教学使用，还能作为培训参考教材以供医院临床医师及其他相关专业的从业人员培训使用等。

　　在本教材的编写过程中，编委们辛勤付出，也得到了各编者单位的大力支持，在此一并表达谢意。由于编者水平有限，不足之处在所难免，敬请读者不吝指教。

编　者

2022 年 10 月

目　录 CONTENTS

第一篇　临床循证医学基础

1　第一章　临床循证医学绪论
1　第一节　临床循证医学概述
1　一、临床医学中医患关系的现状
2　二、对于医疗现状的反思
2　三、临床循证医学的基本概念
3　四、临床循证医学的起源
3　五、实践临床循证医学的原则与要素
4　六、临床循证医学与传统经验医学的区别
4　七、临床循证医学与循证医学
5　八、实践临床循证医学的意义
5　第二节　临床循证医学的产生与发展
5　一、临床循证医学的产生背景
7　二、临床循证医学发展简史
8　三、临床循证医学的相关学科
9　第三节　实践临床循证医学需要具备的条件
9　一、高素质的临床医生
9　二、最佳的临床研究证据
10　三、知情并配合临床医疗的患者
10　四、必要的医疗设施、环境与条件
10　第四节　临床循证医学实践的基本步骤
10　一、提出明确的临床问题
11　二、系统全面地检索、收集证据
11　三、通过对证据的严格评价，找出最佳证据
12　四、应用最佳证据，指导临床实践
12　五、对证据应用的效果进行后效评价
12　第五节　临床循证医学对临床、教育、科研等的影响
12　一、临床循证医学对临床医学的影响
12　二、促进医学教育模式的转变
13　三、对医学科研的影响
13　四、为中医药的发展提供了机遇
14　第六节　临床循证医学的研究内容与研究方法
14　一、临床循证医学的研究内容
14　二、临床循证医学的研究方法
14　第七节　临床循证医学的实践模式与用证客体患者
14　一、临床循证医学的实践模式
15　二、临床循证医学用证过程中患者/家庭的全面参与
16　三、关于临床循证医学实践过程中患者的安全
16　第八节　如何学习与实践临床循证医学

18　第二章　发现与提出临床实践中的问题
18　第一节　概述
18　一、临床问题的共性与特殊性
19　二、发现与提出临床问题的重要性
19　三、发现与提出临床问题的前提
19　四、临床问题筛选的基本标准
20　第二节　临床问题的提出与构建
20　一、临床问题的类型
21　二、临床问题的提出
22　三、临床问题的构建要素
24　四、构建临床循证问题的注意点
24　第三节　临床问题的来源
26　第四节　临床问题循证工具
26　一、askMedline 搜索引擎
27　二、SPIDER 模型

30　第三章　临床循证医学证据的分类、分级与检索
30　第一节　证据的分类
31　一、按研究方法分类
31　二、按研究问题分类
31　三、按获取渠道分类
31　四、按使用对象分类
31　第二节　证据的分级

32　一、证据类型序列

32　二、证据等级标准

38　第三节　证据的来源与检索

38　一、临床循证医学证据的来源

43　二、临床循证医学证据的检索

47　**第四章　临床循证医学证据中使用的统计指标**

47　第一节　分类资料的统计指标

48　一、OR 及其可信区间

49　二、RR 及其可信区间

49　三、RD 及其可信区间

50　四、EER、CER 及可信区间

50　五、RRR 及其可信区间

50　六、RRI 及其可信区间

50　七、RBI

50　八、ARR 及其可信区间

51　九、ARI 及其可信区间

51　十、ABI

51　十一、NNT 及其可信区间

51　十二、NNH 及其可信区间

52　十三、LHH

52　第二节　数值资料的统计指标

53　一、均数

53　二、几何均数

53　三、中位数

53　四、极差

53　五、四分位数间距

54　六、标准差

54　七、加权均数差

54　八、标准化均数差

54　九、变异系数

55　十、均数的可信区间

55　十一、两均数差及可信区间

55　第三节　Meta 分析中的统计指标

60　**第五章　临床循证医学证据的评价**

60　第一节　原始证据评价的理论依据

60　一、医学研究的方法

61　二、医学实验性研究证据评价的理论依据

64　三、医学观察性研究评价的理论依据

65　第二节　证据评价的基本原则

65　一、证据的真实性

65　二、证据的重要性

66　三、证据的适用性

66　第三节　证据评价的基本内容与方法

66　一、证据评价的基本内容

67　二、证据评价的基本方法

68　三、证据评价的注意事项

69　第四节　临床研究证据评价工具的选择

69　一、原始研究证据的评价工具

70　二、二次研究证据评价工具

72　**第六章　系统综述及其评价**

72　第一节　系统综述概述

72　一、系统综述的定义与意义

73　二、系统综述与传统综述

73　三、系统综述与 Meta 分析

73　第二节　系统综述的步骤与方法

73　一、确定系统综述的研究问题

74　二、系统综述方案的制定

74　三、文献检索与纳入

76　四、资料提取

77　五、纳入研究的质量评价

77　六、系统综述的资料分析

79　七、报告结果

80　八、解释结果，撰写报告

81　九、更新系统评价

81　第三节　系统综述的报告与撰写

81　一、系统综述报告的结构

81　二、系统综述的报告规范

83　第四节　系统综述的质量评价

87　**第七章　临床实践指南的评价与应用**

87　第一节　临床实践指南概述

87　一、临床实践指南的定义

87　二、临床实践指南的形成背景

88　三、临床实践指南的作用

89　四、证据与临床实践指南

89　第二节　临床实践指南的制定方法与步骤

89　一、专家共识指南制定法

90　二、循证临床实践指南制定法

91　第三节　临床实践指南的评价

91　一、评价 CPG 的基本原则

91　二、评价 CPG 的常用工具
93　第四节　临床实践指南的应用
93　一、应用原则
94　二、应用方法

第二篇　临床循证医学实践基础

96　**第八章　疾病病因的循证分析与评价**
96　第一节　病因概述
97　第二节　病因证据的循证步骤
97　一、提出问题
98　二、检索证据
98　三、评价证据
102　四、临床决策

104　**第九章　疾病的循证诊断基础**
104　第一节　循证诊断的意义
105　第二节　诊断试验的基本方法
105　一、确定金标准
105　二、确定研究对象与样本量
105　三、确定观察指标和对比分析方法
106　四、实施诊断试验与盲法收集资料
106　第三节　诊断试验的方法学评价
106　一、真实性
108　二、精确性
108　三、适用性
110　第四节　诊断试验证据的评价步骤
111　一、提出问题
111　二、检索证据
112　三、诊断性研究证据的评价与应用
115　四、临床决策
116　第五节　诊断试验研究的评价工具

119　**第十章　临床循证治疗证据的评价与应用**
119　第一节　概述
119　一、循证治疗的概念
120　二、循证治疗的特点
120　三、循证治疗性证据的作用
120　四、治疗性研究证据设计方法影响治疗性证
　　　　据质量的因素
121　第二节　提出临床问题
121　第三节　检索证据
121　一、选择数据库
122　二、确定检索词
122　三、检索相关数据库

122　第四节　评价证据
123　一、治疗性证据的真实性评价
125　二、治疗性证据的重要性评价
127　三、治疗性证据的适用性评价

131　**第十一章　对疾病预后的循证判断**
131　第一节　疾病预后性研究的方法
133　第二节　疾病预后的循证步骤
133　一、发现预后问题
133　二、寻找证据
133　三、评价证据并决策
136　四、临床决策

138　**第十二章　药物不良反应的循证分析与评价**
138　第一节　基本概念
138　一、药物不良反应的概念
138　二、药物不良反应的分类
139　三、药物不良反应的判定
140　第二节　药物不良反应研究证据的来源
141　第三节　药物不良反应研究证据的评价
141　一、提出问题
141　二、获取证据
142　三、评价证据
144　第四节　药物不良反应研究证据的应用

146　**第十三章　传统医学临床循证实践**
147　第一节　传统医学循证研究的起源与任务
147　一、循证医学理念的引进与传播
147　二、传统医学临床循证研究的目标与任务
148　第二节　传统医学临床循证研究的分类实施
148　一、原始研究
149　二、二次研究
151　三、方法学研究
154　第三节　传统医学临床循证实践实例——针
　　　　灸治疗周围性面神经麻痹
154　一、提出临床问题
154　二、选择数据库
154　三、确定检索词

154　四、检索结果和分析

156　第十四章　疾病预防的循证实践
156　第一节　疾病预防
157　第二节　疾病预防的循证步骤
157　一、提出问题
157　二、寻找证据
158　三、评价证据
161　四、临床决策与后效评价

163　第十五章　临床医疗技术的循证评估思想
163　第一节　概述
163　一、卫生技术评估的概念与特点
164　二、临床医疗技术评估与临床循证医学
164　三、国内外卫生技术评估的发展历史与现状
164　第二节　医疗技术评估的内容和基本方法
164　一、医疗技术评估的内容
165　二、卫生技术评估的方法
165　三、卫生技术评估的步骤
166　第三节　临床医疗技术评估的应用
166　一、医疗技术评估有助于临床医疗实践
167　二、医疗技术评估的结果有助于确定医疗保险的报销范围
167　三、医疗技术评估的结果有助于卫生决策

169　第十六章　临床实践过程中的循证经济观
169　第一节　概述
170　一、临床经济学评价中的基本概念
171　二、临床经济学评价的意义
171　三、常用的临床经济学评价方法
172　第二节　临床经济学评价过程

177　第十七章　临床循证决策分析
177　第一节　概述
177　一、决策与决策分析

178　二、临床决策分析与临床循证决策分析
178　第二节　临床循证决策分析的实施步骤
180　第三节　常用的临床决策分析方法
180　一、决策树分析法
181　二、Markov 模型
182　三、其他分析方法
182　第四节　临床决策分析质量评估

185　第十八章　建立循证临床实践病历
185　第一节　概述
185　一、循证临床实践病历形成背景
186　二、循证临床实践病历作用
186　第二节　循证临床实践病历的建立
186　一、循证证据临床知识库
186　二、临床决策支持系统
187　三、云计算、数据挖掘等技术应用
187　四、立体化电子病历
187　五、医患共建平行病历

189　第十九章　临床循证医学实践的后效评价
189　第一节　概述
189　一、后效评价
189　二、为什么要后效评价
190　三、后效评价的实施
191　第二节　后效评价的常用方法
191　一、自我评价
192　二、效果评价
193　第三节　常见临床循证实践的后效评价
193　一、病因与危险因素循证实践的后效评价
193　二、循证诊断试验的后效评价
194　三、循证治疗实践的后效评价
194　四、疾病预后循证判断的后效评价
194　五、药物不良反应循证实践的后效评价
194　六、临床实践指南应用的后效评价

第三篇　临床循证医学实践指导

196　实践一　如何发现与提出临床实践中的问题
204　实践二　如何查找临床实践中所需要的证据
213　实践三　病因与不良反应证据的评价
218　实践四　诊断性证据的评价
227　实践五　治疗性证据的评价
230　实践六　预后性证据的评价
234　实践七　Review Manager 软件介绍

259　**参考文献**

第一篇　临床循证医学基础

第一章　临床循证医学绪论

学习目标

1. **掌握**　临床循证医学的概念、临床循证医学实践的两种模式、进行临床循证医学实践的基本步骤、实践临床循证医学的原则与三要素。
2. **熟悉**　临床循证医学的研究内容、实践临床循证医学的条件、临床循证医学与传统经验医学的区别。
3. **了解**　临床循证医学的发展历程、临床循证医学的产生背景、临床循证医学的相关学科、学习临床循证医学的意义。
4. 学会在医学课程的学习中以及未来的临床实践中主动运用循证医学的理念，在应用医学证据之前要科学地评价证据。

案例引导

临床案例　患者，男，2010 年 12 月 24 日因视力问题到某眼科医院就诊，经 CT 检查后，诊断其眼部患肿瘤，需手术治疗。27 日做胸片检查，发现右上肺有病变，不排除肺癌，肺门未见增大，建议行胸部 CT 检查。29 日上午，该院医生为患者行左眼内肿物切除术。术后病理学检查发现左眼肿物为转移癌，建议临床作进一步检查。

患者在手术一周后，出院转到其他医院治疗。进一步检查发现患者脑内发生多发性转移。一月后，患者因脑功能衰退、呼吸衰竭合并感染，右上肺中分化腺癌并眼眶、脑转移死亡。

讨论　当胸片检查发现右上肺有病变时，医生是否应该进一步追查原因？术前是否应该对患者进行胸部 CT 检查？术中是否应该对病变组织进行冰冻切片检查？是否应该对患者或家属谈及相关病况，使家属做好心理准备，和平度过情绪激动期。

第一节　临床循证医学概述

一、临床医学中医患关系的现状

在 1996 年英国 BBC 卫生节目主持人 Vernon Coleman 编写的《别让医生杀了你》一书中曾提出以下观点。

1. 每6名住院患者中就有1人的住院其实是由于医疗的失误造成的。医疗失误率高达17%。

2. 有一项调查发现：每93名被确认为心脏病的儿童中，仅17名是真正的心脏病。误诊率高达80%。

3. 至少2/3的化验单是不必要的。仅有1/10的X射线检查是必要的。

4. 仅有15%的医疗手段有确切的科学依据。

5. 平均每10个服药患者中就有4人发生副反应，程度从轻微不适到致命不等。

6. 90%的疾病可以自行痊愈。

1989年Iain Chalmers曾对当时产科使用的226种方法的效果进行了历时十多年的研究，发现仅有20%的方法疗效大于副作用，30%的方法对人体有害或疗效可疑，另外50%的方法其疗效还缺乏高质量证据。

对于医患冲突的原因，许多人会认为是医疗事故。但调查却显示，医疗事故（占0.05%）和医疗差错仅占很少的一部分，大多数源于患者对医疗效果的不满意、对医生出具的治疗方案不信任以及觉得医护人员的态度不好。患者"不信任""不理解"等心理状态与医护人员小心戒备的心理状态，形成了极不和谐的医患关系。

如果临床医生都能够按照循证医学的指导原则进行临床实践，在临床实践的各个环节都能够遵循最佳的证据进行医疗服务，在整个医疗服务过程中时刻注意与患者的充分沟通与协商，多听患者及其家属意见，随时记录医疗服务过程中的证据，医患冲突现象定会明显减少。

美国的许多医院已经建立了专门调解医患纠纷的机构——"伦理委员会"，该机构针对如何治疗、何时停止治疗、采取何种恢复手段等问题，和患者及家属充分沟通，有效地缓解了患者方面的抵触情绪。

二、对于医疗现状的反思

在我国传统观念中，患者将医生视为救命恩人，但许多医疗问题的长期积累使现在的医患关系十分紧张。

医院本来应该以医术服务质量为指标，但现在有些医院都以创收为指标，极大地影响了患者对医生的信任，同时也确实存在个别不学无术、不负责任的医生。如何科学、系统地评价医疗系统的服务质量是摆在我们面前的现实问题。

专家认为，我国医疗资源的不均衡，导致群众看病难、看病贵，再加上分级转诊制度运行不健全，使患者纷纷涌向大医院，同时专科医生的严重缺乏，使得医生长期处于超负荷工作状态，影响医疗服务质量，医生和患者之间容易出现矛盾。如何科学、合理地配置卫生资源，如何科学制定卫生决策，是卫生制度改革应该解决的问题。

三、临床循证医学的基本概念

鉴于上述现状，临床医学需要进行改革以适应当前形势，因此临床循证医学（clinical evidence based medicine）应运而生。

临床循证医学要求临床医学决策应该基于科学的证据之上，临床上所采用的所有医学干预措施都应该接受严格的临床评估，坚决淘汰临床上那些无效的医疗措施，杜绝新的无效措施引入医疗领域。

1996年Sackett与Gray对循证医学的定义是：有意识地、明确地、审慎地利用现有最好的证据制定关于个体患者的诊治方案。实施循证医学意味着医生需要综合参考研究证据、临床经验和患者的意见进行实践等。

临床循证医学则是临床医师基于现有的最佳证据，结合个人的专业技能与临床经验，兼顾现有资源的多寡，参考患者的具体病情、价值取向及经济因素，进行临床医学实践活动的科学。

简而言之，临床循证医学就是关于如何遵循证据进行临床医学实践的学问。

四、临床循证医学的起源

临床循证医学的根是循证医学，而循证医学是由临床流行病学分支发展而来。

1992 年美国医学会杂志（JAMA）上刊登了一篇文章，题目为 "Evidence Based Medicine——A New Approach to Teaching the Practice of Medicine"，标志了循证医学的诞生。

循证医学的早期倡导者多是医学院校的临床流行病学家，他们重视提高临床医生检索、阅读、理解和应用临床流行病学研究证据的能力。受起源影响，循证医学至今未能摆脱临床流行病学的束缚，具有明显的流行病学与卫生统计学烙印，使得临床医学专业本科生对该门学科望而生畏，极大地影响了学习效果及其在临床的应用。为使循证医学更好地、更有针对性地为临床服务，将临床循证医学单独设立，指导医学生着眼具体的临床实践问题，以循证医学的观点与方法解决这些问题，将具有重要意义。

临床循证医学是针对患者个体的医学实践，属于精准医学范畴。它以临床医学为基础，以临床医学研究、信息学、网络技术为支撑，指导临床医生有效从事临床科研和临床实践，是解决临床问题的一种新思维和新方法，对于促进临床医学科研、临床医学教育方式的转变、新药的开发等都有重要的价值和意义。

五、实践临床循证医学的原则与要素

（一）实践临床循证医学的原则

实践临床循证医学需要遵循四个原则。

1. 问题必须来源于临床实际。

2. 临床决策必须参考当前的最佳证据。

3. 对疾病的任何处理都要患者参与，并征求他们的知情、同意与合作。

4. 在实践临床循证医学后，需要关注实践效果的评价，并根据实践结果对使用的证据进行补充、完善，使其逐步改进、止于至善。

（二）临床循证医学实践的三要素

在临床实践过程中，如果某项临床干预措施已经充分证明是无效的，那么，证据可能是决策的决定因素，阻止或取消该类措施的使用是最好的决定。

一项治疗措施经研究充分证明有效，但是价格昂贵，部分患者可能拒绝采纳。这可能是因为他们在经济上负担不起，这是决策中的经济因素。有些人也可能希望把有限的资源用到更需要的地方，而拒绝采纳一项充分证明有效并且不算太昂贵的治疗，这是资源分配中的价值观取向决定因素。有极少数人会坚持使用无效的措施，这时，他们的风俗习惯、宗教信仰等可能成为决策的主导因素。

为使临床医学决策更加科学合理，在决策时就必须兼顾证据、资源和价值取向三方面因素，并在三者间取得平衡，依据实际情况，做出合理决定。

临床循证医学实践有以下三要素（图 1-1）。

1. 高质量的临床证据　作为最佳证据，要求有确定的结论，而且结论具有科学、真实、有效、适用性。

2. 具有多年临床实践经验与熟练技能的临床医师　他们根据患者的临床病理特点、人种人口特征、社会经济状况以及当地医疗卫生服务机构的条件，决定患者的个体化治疗方案。他们决定了最佳临床证据在具体患者身上实现的可能性。

3. 知情并愿意对临床医师根据现有最佳证据提出的疾病诊治方案密切配合的患者　不同患者拥有的资源多寡各异，医生、患者、家庭成员对于同样医疗服务的态度不尽相同。医生应该尽量从患者的角度，去了解他们的患病过程，对疾病的疑惑与恐惧，疾病对机体、身心、家庭等的影响以及对治疗效果的期望等。患者需在充分知情的情况下，主动参与对疾病的诊断过程以及对疾病治疗方法的选择。临床实践过程则应该从患者的利益出发，充分尊重患者的价值观念和愿望。

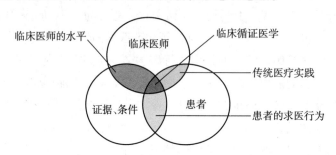

图 1-1　临床循证医学实践的三要素

临床循证医学强调多方面的结合，应用最适宜合理的诊断方法、最安全有效的防治措施以及最精确的预后估计，并结合患者的选择进行医疗决策。缺乏任何一方面，临床医生的决策都可能不全面。

忽视临床经验，机械地应用获得的临床研究证据，有可能被误导；相反，如果临床医生仅依靠自己的经验而忽视最新、最佳的研究证据，也可能将过时甚至有害的方法应用于患者，给患者造成严重损害；要求患者参与临床医疗决策是尊重患者的权利，不同的患者对自身疾病的关心程度、对诊治措施的期望值以及对不良反应的耐受度不尽相同，最终的选择会有差别。

例如，对房室结折返导致的室上性心动过速，可采用传统的药物治疗，也可进行射频消融术，但后者可能出现多种结局：手术成功；手术成功但破坏了房室结，患者需要安置起搏器；手术失败，甚至患者死亡。有的患者会因在发作时非常痛苦，而发作又比较频繁或药物疗效差，即使可能出现严重的不良反应，也宁愿选择手术治疗；也有患者因发作较少，不愿承受严重不良反应，而宁愿继续采用药物治疗。

六、临床循证医学与传统经验医学的区别

临床循证医学与传统经验医学的核心区别有两个。其一是对证据的重视程度不一样。前者会根据证据的质量与相关性不同而对证据区别对待；在传统的临床实践过程中，医生根据自己的临床实践经验、高年资医师的指导，加上从教科书和医学期刊上看到的零散研究报告为依据来处理病例，他们对不同来源的证据一视同仁。其二是患者在医疗过程中的地位不一样，在传统医学中临床医师是临床实践的主导者，患者完全处于从属地位；而在临床循证医学中，患者参与疾病的诊断与治疗决策过程。

传统医学实践模式下，可能导致一些真正有效的治疗方法，却因为不被公众了解而长期未被临床采用；还可能出现一些实际上是无效甚至有害的治疗方法，却因理论上推断可能有效而在临床长期广泛使用。

临床循证医学既重视医生的个人临床技能、医学专业知识和临床经验，又强调参考现有最好的临床研究证据，还要结合患者的具体情况进行临床实践，三者缺一不可。

七、临床循证医学与循证医学

任何知识都是不完备的，随着知识的增加，未知领域在扩大。新知识的产生以怀疑为开端，所以，

只有针对具体临床问题的独立思考、不断怀疑才是医学逐步完善的必经之路，我们鼓励读者勇于怀疑知识与权威，善于独立思考。

目前循证医学发展迅速，已经应用于医学各学科，甚至已经超出了医学范畴。循证医学包括医学证据的生产与应用，两方面具有同等重要的地位，而临床循证医学更加重视医学证据的临床应用，把证据的生产交给专业人员。

循证医学经过数十年的发展已经产生了大量的经过系统评价的证据，临床循证医学强调医生在掌握系统评价证据的基础上直接应用这些证据，应用于临床。临床循证医学注重培养临床医生的临床循证实践能力，重视培养在临床实践过程中发现问题、依靠最佳证据解决问题的能力。临床循证医学更加重视临床应用证据的效果及后效评价。

临床循证医学因为需要而产生，因使用而发展；临床循证医学真实地反映临床情况但还不完善，有很大的发展空间。希望读者以发展的眼光看待本门学科，积极主动地参与其发展过程，而不是仅仅简单地学习一些概念与技能。

八、实践临床循证医学的意义

实践临床循证医学解决临床实际问题，包括发现疾病的病因与危险因素，为清楚地认识疾病、预防疾病提供理论基础；提高疾病的早期诊断能力，提高诊断的准确性，为早期、正确治疗提供保障；建议应用那些有确切疗效的干预措施，为疾病的正确合理治疗提供依据；加强对疾病预后的判断，改善预后结局，提高生存质量；还可以促进临床合理用药及医疗卫生管理的科学化进程。

进入医学实践，淘汰现行无效的措施，充分有效地利用有限的卫生资源，不断改善医疗卫生服务质量与效率，提高人民的健康水平。

第二节　临床循证医学的产生与发展

现代医学在20世纪取得了重大进步，许多影响人类生命的传染病得到了控制，人们对疾病的认识深入到了分子水平，同时获得了大量的研究证据。然而，许多研究质量不一，大量研究结果被束之高阁，没能在临床得到及时应用。随着社会科学以及医学的发展，在20世纪80年代出现了循证医学，循证医学促进了医学研究成果的及时转化，但多数临床医师感到循证医学高深莫测，难以理解与应用。故而，临床循证医学作为循证医学的一个分支，可以促进循证医学理念在临床医学的快速、有效应用。

一、临床循证医学的产生背景

临床循证医学的产生，有以下几方面的原因。

（一）疾病谱发生了改变

从20世纪后半叶开始，严重影响人类健康的疾病已经由传染病与营养不良等单因性疾病转变为心脑血管病、肿瘤、自身免疫性疾病等多因性疾病。疾病谱的转变使得临床医学已经不像以前那样，可以通过单一的检查与治疗来进行了。因此，如何科学地制定有效诊治方案成为医患双方共同关心的话题。

（二）医疗模式转变

20世纪末，医疗模式由"以疾病为中心"的传统模式转向了"以患者为中心"的新模式。医疗服务的目的不再单单是解除病痛、维持生命，还要恢复功能、延年益寿、提高生活质量以及扩大患者的知情选择、卫生服务的公平性等。所以，无论是医务人员、政府部门、保险机构，还是患者，都需要证据以促使自己的决策更加科学、合理。

（三）医疗资源有限且分布不均

在世界范围内，约90%的卫生研究费用被发达国家用于解决世界总人口10%的卫生问题，而仅有10%的卫生研究费用用于解决发展中国家占世界总人口90%的卫生问题。2018年，美国人均卫生支出10624美元，中国的人均卫生支出501美元。在卫生资源的分配上，80%的资源分布在大城市，而其中又有80%的资源主要集中在大医院。充分利用现有资源提高卫生服务的水平与质量，是医疗卫生领域面临的巨大挑战。

（四）医疗卫生费用增长速度过快

随着全球人口增长与老龄化的日益严重，人类的文化素质在不断提高，更加重视个体健康，人们对医疗卫生服务的需求逐渐提高，使得医疗费用的增长速度高于国民生产总值的增长速度，国家的医疗卫生总费用超过了社会经济的承受能力。

高新医疗技术、高档医疗设备、高价药品不断涌现，加剧了有限卫生资源与无限增长的卫生需求之间的矛盾。如何在保持或提高医疗质量的前提下，促进医务人员临床医疗决策的科学性，合理应用现有的有效医学技术，充分发挥有限卫生资源的效率，控制医疗费用的过快上涨，已迫在眉睫。期望临床上使用的医疗卫生措施都是最有效的，杜绝无效医疗措施进入医疗领域，让花费的每分钱都物有所值。

（五）知识更新速度加快

1956年Burwell教授曾说过：医学生在校期间所接受的知识中，有一半将在10年内证明是错误的，而糟糕的是，没有一位教师知道，究竟哪一半是错误的。最新研究发现，可能每隔3年就有70%的知识已过时。

随着时间的流逝，我们的现有知识和临床技能将被淘汰。为及时更新知识、提高临床技能，临床医师需要参加一些继续教育项目，而这些传统的、灌输式的教育项目虽能短时增加临床医师的知识，却不能改变他们的长期临床实践行为，所以继续教育项目难以改变患者的最终结局。因此，如何使医务人员主动更新知识，改变传统的、灌输式的医学教育模式，主动实践终身自我教育，是摆在医学教育面前的课题。

（六）证据生产专业化

在当今知识爆炸的时代，临床医学研究日新月异。据估计，一个内科医师每天需要阅读19篇以上的本专业文献才能基本掌握本学科的新进展。

如何在信息的海洋中系统、全面、快速、有效地获取所需要的医学文献，如何快速阅读并正确评价获取的临床医学文献，将那些设计科学合理、结果真实可靠的文献用于指导临床实践，对临床医生来说是一大考验。

由于专业文献的质量参差不齐，不是任何一个临床医生都具备从中吸取精华、弃其糟粕的能力。需要一批相关领域的专家，对这些研究成果进行系统地科学评价，把其中有价值的成果用精辟的语言，快速呈递给需要它们的临床医生。

（七）网络信息技术实用化

在现代技术革命中，计算机/智能手机、信息学、互联网、数据挖掘技术的飞速发展，为医学信息与证据的发现、采集、筛选、挖掘与加工、使用和传播提供了有效的技术保障。

（八）公民的法律意识增强

随着公民文化素质的提高，维权意识逐步增强，临床医生如果在临床实践中不能做到循证依法行医，就可能受到患者的指控，所以，临床医生需要在临床实践的每一步留有证据，任何医疗措施的采取都有足够的证据，才能更好地保护自己，减少医患纠纷。

二、临床循证医学发展简史

临床循证医学是从循证医学派生出来的一门科学，是把循证医学的基本理论与技能应用于临床领域，指导临床医师进行临床实践，使患者获得最佳的医疗服务。临床循证医学的发展离不开循证医学的发展。

1948 年英国临床医学研究委员会链霉素治疗结核小组，在《英国医学杂志》上刊登了一篇文章，题为"链霉素治疗肺结核的随机对照试验"，从而建立了干预性研究结果评价的金标准方法。该文的发表为临床科学研究提供了先进的科研方法，为产生有效的临床研究证据提供了方法学保证。

美国耶鲁大学的内科学与流行病学教授费恩斯坦（Alvan R. Feinstein），在 1970 年到 1981 年间，以"临床生物统计学"（clinical biostatistics）为题，发表了 57 篇连载论文，将数理统计学与逻辑学导入了临床流行病学。并在 1967 年出版《临床评价》一书。

英国的内科医生和流行病学家科克伦（Archiebald L. Cochrane），在 1972 年的著作《疗效与效益：医疗保健中的随机对照试验》中提出，由于资源有限，应该使用已被明确证明有明显效果的医疗保健措施。当时积累的大量高质量科学研究证据仅仅徘徊于研究者之间，而对临床实践影响甚微，鉴于这种现状，科克伦提出医学界应该系统地总结与传播随机对照试验的证据，并将这些证据用于指导临床实践，提高医疗卫生服务的质量和效率。

1992 年加拿大 McMaster 大学的循证医学工作组在《美国医学会杂志》上，发表了一篇题为"循证医学：指导医学实践的新模式"的文章，这篇文章首次提出循证医学的概念，并提出医生应该掌握检索、阅读、理解和应用研究报告的能力，能够不断地从科学研究中学习新知识。随后，他们又陆续发表了 30 多篇题为"解读医学文献指南"的系列文章，为循证医学的教育提供了基础资源。

1993 年英国成立了科克伦协作网，现在已在世界范围内建立了多个科克伦中心，专门从事系统评价的制作、传播以及人才培训工作。

在萨科特的推动下，1991 年美国内科医师学会出版了名为《美国内科医师学会杂志俱乐部》（ACP Journal Club）的杂志，主要刊载二次文献的摘录，对在数十家国际著名医学杂志上发表的内科临床研究论文，按照一定条件经专业人员筛选后，以结构性摘要的形式加以归纳，再由专家进行评论。这本杂志既重视证据的制作，也重视证据的传播，十分符合诊务繁忙、没有时间系统阅读医学杂志的临床内科医生的需要。1995 年《美国内科医师学会杂志俱乐部》文献摘录的范围从内科发展到临床各学科，当年，美国内科医师学会与英国医学杂志出版集团合作，共同组织与发行改名为《循证医学》的杂志（*Evidence Based Medicine*）。

1997 年萨科特主编的教材《循证医学》被译为多种文字在世界范围传播、推广。

循证医学的发展，使得循证医学在理论、方法上逐步成熟与完善，循证医学的理念逐步细化到各相关领域，如用于公共卫生决策、公共卫生服务、循证卫生保健等。产生了循证公共卫生、循证诊断、循证护理、循证内科、循证外科、循证妇产科学、循证儿科学、循证口腔医学、循证精神卫生、循证急救医学等分支。有些应用领域甚至远远超出医学范围而用于行政决策。

循证医学在二十多年前，由临床流行病学派生、发展而来。如今已在医学领域中得到广泛普及与应用，但由于起源的原因，循证医学具有深刻的流行病学与卫生统计学烙印，虽然经过前辈们的努力，循证医学已经不像刚开始那样让人望而生畏了，但其中的统计学以及科研设计方面的内容仍然让许多临床医生难以理解。

其实，去除循证医学身上披着的流行病学与统计学神秘外衣后所形成的临床循证医学，是相对容易而实用的科学，只要掌握了其基本思想与理念，一般临床医师不难掌握。所以，循证医学应该逐步摆脱流行病学、卫生统计学等的束缚，成为独立的学科——临床循证医学。如果把循证医学的创证工作分离出来交给相关专业人员来做，而一般的临床医师只用学会查证、评价、用证的话，对于循证理念在临床的应用将具有巨大的推动作用。

三、临床循证医学的相关学科

临床循证医学是一门交叉学科，其核心是依据证据进行医学决策，临床医学是基础，其他相关的学科包括临床流行病学、医学信息学、医学统计学、临床医学研究方法学和卫生经济学等是辅助。

（一）临床流行病学

流行病学是科学研究医学实践问题的方法学，也是临床医生正确理解、诠释和使用证据的理论基础。临床流行病学借鉴流行病学、生物统计学、卫生经济学和社会医学的理论和方法，探讨临床医学研究及疾病诊治规律。

临床流行病学为发现与解决临床中存在的问题提供了技术支持，用于指导临床医学科研设计和质量评价。临床流行病学的发展促进了临床研究数量的增加和研究质量的提高，为临床循证医学的发展提供了大量高质量的原始研究证据。

另外，临床流行病学还建立了系统评价各类临床研究证据的原则和方法，使临床医生能够鉴别各类研究证据的真伪，把最佳的研究证据应用于医疗实践，为患者做出最佳医疗决策。

（二）医学信息学

医学信息学为证据的总结、整理、传播和检索提供了基础。过去检索文献，需要到图书馆进行手工检索，极大地限制了检索的速度和效率，所获得的信息又往往滞后。

随着计算机和信息技术的发展，快速、高效的联机检索克服了时空障碍，极大地提高了临床医生获得最新信息的机会。所以，临床循证医学离不开信息科学的发展。

（三）决策学

实践临床循证医学的终点是决策，所以，科学决策的理论和方法是临床循证医学的另一个基础。虽然证据是进行决策需要的基础信息之一，但拥有的资源情况与相关人员的价值取向是影响决策的另外两大因素。此外，为科学合理决策，临床医生还需要掌握经济学和伦理学的一些基本知识。

（四）医学统计学

在现代医学研究中离不开统计学的理论与知识，要读懂医学研究文献需要统计学基础。

另外，随着对相同医学问题研究数量的增加，统计学可以根据情况把这些研究放在一起，通过 Meta 分析增加样本量，为临床循证医学提供一些高质量的二次证据。但在进行 Meta 分析时，对证据的评价极为重要，需要有较强的医学、科研设计、医学统计学、临床流行病学知识，绝不是简单的统计分析。当前，Meta 分析在研究文章发表与临床上的滥用值得引起警惕。

当然，各门临床医学课程、卫生经济学、医学伦理学、心理学、教育学等也与临床循证医学具有不可分割的联系。

第三节　实践临床循证医学需要具备的条件

一、高素质的临床医生

临床医生是实践临床循证医学的主体。临床医生的理论水平、临床专业知识、技能与经验是他们在长期的临床实践过程中获得的，体现在诊断患者的疾病状态、迅速判断干预措施的效益和风险比以及患者的价值观、期望值等方面。

临床循证医学提倡医生将个人的临床实践经验与从外部得到的最好临床证据结合起来，为患者的诊治做出最佳决策。如果忽视临床实践经验，即使得到了最佳证据也可能用错。再好的证据在临床上也要根据患者的临床与病理特点、人种与人口特点、社会经济状况和诊治措施应用的可行性来确定，切忌生搬硬套外部证据。

新的医学模式要求医生牢记治病救人的初心、拥有较高的医德、最新的医学理论水平及专业知识技能，具备一定的临床流行病学、卫生统计学和卫生经济学基础，较强的协作、交流与终身学习能力。他们需要具备批判性思维与查证用证能力，以便随时获取信息、更新知识，跟踪本领域的最新研究进展，从而为患者提供高质量的医疗服务。

二、最佳的临床研究证据

在医学决策过程中需要的一切知识和信息都可以称之为证据，这是实践临床循证医学的物质基础。

少量信息不需要科学研究，但多数信息都必须经过严谨地科学研究方能得到。与医学实践和决策相关的证据是多层次的，来源不同则其可靠性、问题相关性均有区别。

经科学证实以患者为中心的关于疾病病因、诊断、预防、治疗、康复、预后和卫生经济等方面的高质量临床研究证据，是临床循证医学实践的基础。它包括诊断性试验的准确性和精确性、预后指标的预测能力、治疗、康复和预防措施的效果和安全性证据等。

研究证据既包括以患者为研究对象的原始临床研究结果，也包括系统评价与临床证据等二次研究证据，还包括循证临床实践指南、卫生技术评估等转化研究证据，后者属于更高级的证据，是临床循证医学更为倚重的证据。

临床医生需要依据临床流行病学的原则和方法，认真分析和评价所获证据的真实性、可靠性与临床应用价值，然后依据最佳证据指导临床医疗实践，以望取得更好的临床效果。

当前，这些最佳证据的主要来源包括以下几类。

1. 计算机辅助决策系统　该系统整合了医院的信息系统与循证知识库，可以主动向医师提供诊断、治疗、护理、药物以及与患者安全相关的其他重要信息，是今后进行临床循证医学实践的重要证据来源。但目前该系统还不完善。

2. 循证知识库与循证临床指南　可以针对具体的临床问题，快速给出相关的背景知识、专家推荐意见、推荐强度和依据的证据级别。但这些证据的覆盖面还比较窄，有待进一步的完善。

3. 证据摘要　这些证据以摘要的方式提供，条例清楚、容易使用，是对系统评价和原始研究证据的简要总结，是专家对证据的质量与结论的简要点评和推荐意见。但证据分布零散而不系统。

上述三类证据虽然存在许多缺陷，但质量较高，在临床实践中一旦找到这样的证据就可以直接使用，不需要再进行专门评价。

4. 系统评价　是对多个原始研究的系统评价。虽然该类证据数量较多，但报告冗长，不易使用，并且证据的质量参差不齐，需要使用者自己来判断。

5. 原始研究 是原始的单个研究论文。数量庞大，易用性很差，质量完全没有保障，需要进行非常严格地评价。

临床循证医学强调使用当前的最佳证据，即证据具有时效性。临床研究的证据可能否定曾经被普遍接受的临床诊断性试验和治疗方案，同时它也随时可能被更强、更准确、更有效和更安全的新证据取代。

还需要强调的是，在临床决策过程中，证据是必要的，但不是唯一的，临床决策是一个十分复杂的过程，受到许多因素的影响和制约。除了研究证据，患者的价值观、文化程度、宗教信仰、经济状况以及医生的经验，甚至其他一些外部因素如医疗保险、发病的时间与地点、国家的政策与法律、卫生资源的可获得性等因素都可能影响最终的临床决策。

因此，临床决策必须综合考虑多方面的因素。好的证据能够帮助医生做出好的决策，但不能代替医生的作用。

三、知情并配合临床医疗的患者

随着社会科技、经济的发展及人们知识水平的提高，人们对健康的要求提高了，他们不仅关心疾病能否治愈及可能生存时间，更关心自己的生活质量。如对乳腺癌的传统治疗方法是乳癌根除术，但术后患者的身体外形、第二性征受到影响，患者的生存时间虽然延长了，但生活满意度下降了，患者会对这样的治疗方案不满意或难以接受。所以，在临床决策过程中，患者对自身疾病状况的关心程度、期望值大小、对诊治措施的选择等，对于具体制定的医疗方案具有重要影响。

对于诊治方案，每个患者都可能有不同的选择。临床循证医学提倡医生在重视疾病的诊断、治疗的同时，应关注患者的内心世界，从患者的角度了解其对治疗措施的态度与最终效果的期望度。在疾病诊治过程中，医患间形成平等的友好合作关系，形成一个医患诊治联盟，医生取得患者的充分合作，并保证诊治措施的有效实施，使患者获得最佳的治疗和预后效果。

四、必要的医疗设施、环境与条件

实践临床循证医学，必须要有相应的硬件设施，包括相应的医疗设施；国内外高质量的研究证据、专业数据库、杂志期刊或专著；强大的计算机网络；方便、快捷、可靠的信息检索查询系统等。

上述这些是实践临床循证医学的基础，它们的有机结合形成了临床循证医学的整体框架。在实践中由优秀的临床医生把这些因素恰当地结合起来，才能为患者提供价有所值的医疗卫生服务。

第四节　临床循证医学实践的基本步骤

临床循证医学实践共包括五步，能够用五个 A 来概括，即：ask，提出一个临床相关的问题；acquire，获取最佳证据；appraise，对所获证据进行评价；apply，得出结论并将证据运用于实践；assess，证据应用效果的再评价。

一、提出明确的临床问题

医生在临床实践过程中，应勤于思考，善于根据患者的病史、症状、体征以及检查结果发现需要解决的临床问题，并从中优选出亟须解决的问题，如疑难问题、临床所用药物的情况、干预措施的效果、安全性以及有关疾病的预防、诊断、预后、治疗、病因等，确定问题所涉及的研究对象、拟采用的干预措施、可比较的治疗方案、关心的临床结局，又包括这些问题的最佳研究类型等，根据 PICOS 原则构建利于进行查证的循证问题。

二、系统全面地检索、收集证据

证据可以根据其结论分为两类三种：肯定性证据（有效、无效/有害）与非确定性证据。肯定性证据用于指导临床实践，非确定性证据可用于指导科研选题。

当前的最佳证据既可能存在于临床医生的内部证据中（即医生本身的证据储备），更可能存在于外部证据中。后者则需要临床医生根据具体构建的临床循证问题，选择最适宜的数据库，制定合理的检索策略，从中检索当前的最佳证据。

证据是循证医学的基石，遵循证据是实践临床循证医学的根本。但证据的种类与来源不同，对证据的使用也要区别对待。在临床循证医学实践中，如果找到在图 1-2 的证据系统中系统评价的摘要及以上证据，则可直接使用而不需要评价过程。

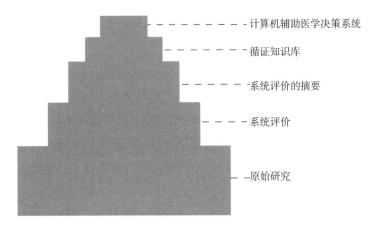

计算机辅助医学决策系统

循证知识库

系统评价的摘要

系统评价

原始研究

图 1-2　临床循证医学的证据系统

在证据系统中，计算机辅助决策系统目前还不完备，有待进一步的发展。循证知识库与循证临床指南是临床循证医学实践中的高级证据与权威临床指南（有些甚至可作为法定的诊治标准）。系统评价证据的摘要，主要来自美国内科学会杂志俱乐部以及循证医学杂志，是专家对证据的质量与结论的简要点评和推荐意见，临床医生可以根据具体情况进行运用。

系统评价与原始研究数据则数量庞大，质量良莠不齐，系统评价以来自 Cochrane 图书馆的证据质量较好，原始研究数据包括 RCT（随机对照试验）、队列研究、病例对照研究、横断面研究、病例报告及专家意见等，在用这些证据解决临床问题前都需要经过严格评价。

对于原始研究，需要明确：动物实验不等于临床证据，根据理论推导的结论不等于临床结果，临床试验不等于 RCT，RCT 不等于可靠证据，更不是临床循证医学。这些基本概念的明确，对于正确评价与使用原始研究证据具有重要意义。

三、通过对证据的严格评价，找出最佳证据

临床医师需要根据临床流行病学和临床循证医学评价文献的原则，参考证据的分级标准，从证据的真实性、可靠性、临床重要性、对于具体患者的适用性，临床措施使用的安全性、实用性、经济性、伦理性等方面，对查寻到的文献资料进行严格评价，但不能对证据盲目相信。同时需要注意，评价不同研究类型的文献需要不同的方法与标准。

四、应用最佳证据，指导临床实践

医生经过综合分析证据，结合临床专业知识，根据所处的医疗环境，与患者充分协商，最终形成对疾病处理的临床决策。

在临床循证医学实践过程中，需要明确研究证据并不能取代医生的临床判断，在文献中谈论的结果只是研究对象对干预措施的"平均效应"，具体病例往往与研究对象之间在年龄、性别、疾病的严重程度、病程的长短、有无合并症、文化背景、社会因素、对医嘱的依从性等方面存在差别，使得证据并不一定适用于每个患者。医务人员必须结合临床专业知识、患者的具体情况、患者的选择等具体情况进行综合考虑，对决策做出适当调整。

五、对证据应用的效果进行后效评价

通过上述四个步骤，使得临床证据得以应用。而对证据在实际临床应用中的效果如何进行评价，对于完善证据具有不可估量的作用。成功的病例固然进一步验证了证据的价值，而对于失败的病例，则应该分析具体原因，找出问题所在，再针对问题进行新的临床循证医学实践。如此循环往复，不断去伪存真，总结经验以提高医疗水平。

在临床实践中通过对现有证据的使用与实践，根据实践结果对证据进行验证或改进，最终使证据止于至善，是临床循证医学的重要目的。

在此阶段，目前临床上做得很不够，所以在本教材中提出建立临床循证医学实践病历库、后效评价数据库，希望改善现状，提高医疗水平。

第五节　临床循证医学对临床、教育、科研等的影响

一、临床循证医学对临床医学的影响

临床循证医学强调在医生个人经验、专业知识和患者参与医疗决策的基础上，结合现有最佳证据为患者做出最佳决策。通过这种医疗实践方式，可以提高临床医务工作者的素质，规范医生的临床实践行为，促进临床决策的科学化与规范化，并促进临床医学的发展。

临床上现在使用的有些诊治方法或手段有可能被临床循证医学实践所肯定或否定，这样可能节约大概20%的医疗资源，使卫生资源的使用更趋合理，医疗费用得到有效控制，使有限的资金用于有效的医疗措施中。

通过实践临床循证医学，临床医生不断提高业务素质，紧跟科学发展的步伐，更加注重改善患者的远期疗效和生活质量。

临床医生通过实践临床循证医学，能进一步明确疾病的病因和发病的危险因素，指导民众预防疾病的发生、防止患者出现并发症、降低已有并发症患者的病死率或病残率。通过提高疾病的早期确诊率，以有效治疗和改善预后。临床循证医学可以帮助临床医生为患者选择最具有临床价值且实用的治疗措施。

最后临床医疗管理者还能够应用最佳研究证据来促进管理决策的科学化。

二、促进医学教育模式的转变

实践临床循证医学可以促进医学教育模式转变。医学教育从传统的、以授课为基础的医学教育模

式，转变为以问题为基础的循证医学教育模式。

医学教育模式的转变有助于医学生积极思维、探索精神以及创新能力的培养，为医学生今后从事临床及科研打下良好基础。

医学教育模式的转变有助于医学生学习医学知识，提高他们的自学能力、横向思维能力、知识的运用能力以及不断更新知识的能力。

医学教育模式的转变有助于医学生成长为一名有素质、有能力的医生，有助于提高他们与患者交流的能力、了解医疗与社会的关系、促进与他人的协作等。医学教育模式的转变有利于学生在将来面对具体患者时，进行临床思维，进行诊断与鉴别诊断，进行临床处理、治疗，回答患者及家属的各种问题。

医学教育模式的转变还可以促进临床医务工作者规范临床行为模式，规范地评价证据，自觉地及时更新知识、提高自身素质，成为终身自我学习者。

在未来的医学教育中，应该加强对医学生团队合作意识、沟通能力、改进医疗质量意识以及医疗风险意识等方面的培养，提高医生识别医疗差错发生的环节。

三、对医学科研的影响

临床循证医学要求我们不断地根据临床具体问题查寻资料，以便全面、系统地了解当前某一领域的研究现状，并从中发现一些未解决的临床问题，作为今后研究的立题依据，为临床科研指引方向。通过实践临床循证医学，医生更容易发现临床中存在的具体问题，并有针对性地进行文献检索，这样能够较准确地找到某医学领域的空白，从而提出有价值的科研课题。这对于把握临床科研方向，促进临床科学研究工作的规范化进程，具有重要意义。

通过实践临床循证医学，临床医生更熟悉科研的过程及不同类型临床研究科研设计的不同。医生通过对所获得的临床研究证据的严格评价，能发现前人在研究某一临床问题时，在设计、实施、资料分析和论文撰写中存在的缺陷，从而避免今后出现同样的错误，这样能促进临床科研方法的规范化、临床科研质量与发表论文水平的提高。

通过实践临床循证医学，国家管理部门对临床试验更加重视。国际范围内许多国家都制定了临床试验注册制度。这可以避免重复选题，从而减少有限科研资金的浪费。

四、为中医药的发展提供了机遇

古往今来，中医一直强调辨证论治，而辨证论治是中医临床治疗学的精华。但中医所说的"证"与临床循证医学的"证"不是同一个概念。中医的辨证往往是以患者的症状、体征、舌象、脉象等一系列指标为依据进行的疾病诊断分析过程。在治疗过程中，也根据这些指标的变化来判断治疗效果。然而，这些指标目前尚缺乏客观规范的标准，个人的经验水平也会导致辨证的不一致。另外，中医对疾病的证候分型仍缺乏统一规范，中医对临床疗效的评价尚存在不足之处。

由此可见，中医诊治疾病并不是没有证据的，只是在疾病的诊治过程中，使用证据的客观性与一致性有待提高，临床干预措施实施的标准化程度以及治疗效果评价的客观性也有待提高。

张锡纯所著的《医学衷中参西录》对后世影响颇大。他虽然没有进行实验室研究，但他充分地利用自己的长期临证实践经验，通过切身体会去寻求知识，是中医循证医学的先驱。虽然因主客观条件的限制，他对西医的认识存在片面性，但他以中医为主体，取西医之长补中医之短的思想值得学习。

中医学重视"整体观"，因人、因地、因时而异的辨证思想，注重个体化治疗，但对于疗效的科学评价却常被有意无意地忽略。临床循证医学重视最终结局的思想与中医一致，相信临床循证医学的引入对于促进中医药的发展会具有积极意义。但是中医的最佳证据获取不易，中医向循证医学的过渡仍然存在困难。接受临床流行病学与卫生统计学的指导，生产大量高质量的中医药数据，应该是未来很长一段时间的工作内容。虽然在当前开展中医药临床研究还有很多挑战，但只有中医药的有效性得到国际医学界的认可，中医药才可能走上加速发展的轨道。

在管理方面，临床循证医学的理念同样可指导临床卫生决策、新药的研发与审批、医疗法律诉讼、医疗卫生技术的准入、医疗保险的科学化等。

第六节 临床循证医学的研究内容与研究方法

一、临床循证医学的研究内容

临床循证医学就是临床医生将最佳的证据与自己的临床技能及具体患者的实际情况结合起来进行临床决策的科学。该定义决定了临床循证医学的核心研究内容：发现现实临床医疗中存在的临床问题；培养具备基本临床技能、紧跟时代步伐、不断自我更新完善、具有终身教育能力并且能够与患者进行有效沟通协调、在医疗服务过程中应用成本收益比最佳的医学证据并实时记录临床实践证据的临床医务工作者；逐步增加、完善临床医学高级证据数据库，特别是应该逐渐形成本土化的临床医学证据系统；研究并促进临床医师主动、有效利用最佳证据的途径；掌握对不同类型的证据从不同方面进行科学、系统评价的方法；研究能够对提出的具体临床问题给出最佳答案的最适研究方法；加快对新近发表出来的原始研究进行系统评价，促进二级证据在临床的使用与后效评估，不断提高证据的级别；提高国民基本卫生知识，为更好地与医疗卫生服务人员合作，更好地为临床循证医学奠定基础。

需要明确的是，临床循证医学的核心在于利用证据进行临床实践，重点在"用"字上，其理论、方法、内容和核心也集中在这个"用"字上。

21世纪医疗卫生服务的原则将是以最低的成本、最高的工作效率，做好应该做的事。这也是临床循证医学追求的目标。

二、临床循证医学的研究方法

临床循证医学的研究方法多种多样，应根据具体的临床问题来选用合适的研究方法。如欲了解医院中存在哪些临床问题，则可以采用访谈、问卷调查等方法；为查询临床问题的答案需要使用医学信息的检索手段；如欲了解具体临床问题的处理效果可采用现况调查研究、回顾性分析、前瞻性研究等观察性与分析性研究方法；对于临床实践数据的分析，需要借助统计分析方法。对于一些临床现象的机制研究还可以采用实验研究方法；对已经发表的原始研究，可以采用文献分析法、定性的系统评价以及定量的meta分析等。

第七节 临床循证医学的实践模式与用证客体患者

一、临床循证医学的实践模式

在临床循证医学实践过程中，根据对遇到的实际临床问题的查证结果，可以将临床循证医学分为两种实践模式。

1. 有证时的查证、用证模式 对临床问题的查询，找到相关证据，对证据进行严格、科学的评价，根据评价结果，结合实际情况进行证据的临床应用。高等级的证据可以直接在临床应用，而低等级的证据却需要进行证据的质量评价，依据评价结果结合临床实际进行使用。

这种临床实践模式多为临床工作的医务人员以及医疗管理和卫生政策的制定者使用，是临床医学生必须掌握的临床循证医学实践模式。

2. 无证时的创证、用证模式　如果通过对临床问题的查询，没有找到相关证据，那么就需要针对该问题选题、立项、研究，根据研究结果产生、提供证据，然后依据获得的证据指导临床实践。

作为证据的提供者，可能参与原始的临床研究工作，也可能参与文献的收集与评价工作。这部分工作多由临床流行病学家、各专业有科研能力的临床医师、医学统计学家、医学信息工作者等完成。他们根据具体的临床问题，从全球医学研究文献中去收集、分析、评价相关资料，经过综合分析形成证据，供临床医师使用。

如果在全球医学研究文献中也没有找到相关资料，那么，该临床问题可能还没有学者进行研究，如果相关问题具有临床价值，就可以针对该问题进行选题，立项专门研究。通过研究产生最原始的基础证据。

在证据产生之后，需要广泛传播这些证据，使其在临床尽早应用。

这是临床医学生在有余力的情况下进一步学习、熟悉临床循证医学的实践模式。也是临床医学专业硕士应该掌握的临床循证医学实践模式。

二、临床循证医学用证过程中患者/家庭的全面参与

在针对个体患者的临床决策中，如何有效地将患者的具体病情、价值观以及意愿结合在一起，更有效地实行个体化治疗，将会成为改善医患关系、缓解医患矛盾、创建和谐社会的有利武器。

理论上医生若严格按照临床循证医学的实践步骤，对临床问题进行科学地检索、严格地评价，结合患者具体情况做出的决策，应该能够产生满意的医疗结局。但事实果真如此吗？

要在复杂的临床问题以及众多的影响因素下，做出令人满意的决策并非易事。

患者作为医疗决策的受体，同时也是医疗服务的购买者，患者的满意度是评价医疗决策效果的主体。如何让患者满意、提高患者的依从性，将成为未来一段时间临床工作的主要内容之一。

首先，患者的知识水平与知识结构千差万别，为患者提供证据并让他们完全知情、理性选择，是一件具有很强挑战性的工作。其次，患者会因其经历、种族、信仰、家庭条件等而使价值观、选择偏好以及对风险的态度有差异，他们的决定还可能因为具体的情景而发生改变。患者与亲属之间的价值观也可能不一样，患者与医生的价值观更是不同。再者，随着患者维权意识的增强，患者希望在治疗中从被动变主动。医生需要提供所有相关信息，由患者来决定参与医疗决策的程度。最后，在临床实践中医生应尽可能为患者提供有关治疗费用、干预措施、并发症及每种治疗方案可能产生的后果等方面的信息，了解患者对治疗和潜在后果方面的价值观与可接受程度，引导患者理性选择临床决策。给患者以更多的人文关怀，增强患者的信心，提高患者对医生的信任度，有助于医患双方的全面合作。

在临床实践中，尊重患者的选择和价值取向，基于医患双方共同商量的原则，让患者了解每项医疗活动的目的、意义、风险后做出理性的符合自己需求的自愿选择，将是未来临床医疗的主导模式。

鉴于我国的传统儒家文化，重视家庭利益，患者的全面参与有可能受到家庭影响，在医疗决策过程中家庭也起着重要的作用，所以，使家庭与患者共同全面参与决策可能更符合我国实际情况。在家庭与患者决策发生冲突时，若不危及患者生命，可优先考虑正常成年患者的选择，并允许家庭的合理干预；在危及患者生命时，应优先选择有利于患者生命健康的治疗方案。

患者有权拒绝其不能接受的治疗方式而选择其自认为合适的诊疗方式，但是，患者在特定情况下做出的决定可能会导致病情转归机会的丧失，进而有导致死亡的危险。此时，作为医生要认识到医疗的目

的是救死扶伤，而非避免纠纷。医生应该在合法、合情、合理的情况下，坚持有利于患者根本利益的决策。此为医生的特殊干涉权，在2002年颁布的《医疗事故处理条例》中明确列出了医生免责的6种情况。

若患者的选择与社会利益发生冲突时，要优先考虑社会利益。

三、关于临床循证医学实践过程中患者的安全

医疗风险无处不在，新疗法、新技术的引进、医生的判断决策能力、复杂多变的临床情况、各种压力的存在等都可能导致医疗差错发生。在临床循证医学实践过程中，要时刻警惕医疗不当对患者的伤害，确保患者安全。

医疗机构基础设施与设备的完善度、药品的质量、院内感染的控制力、医生的个人技术、医院管理科学化程度等，都可能影响医疗效果。在临床医疗护理过程中，要注重安全设计、聘用高素质的医疗卫生服务人员、规范操作、使用合格的医疗用品，以避免医疗差错的发生。

第八节　如何学习与实践临床循证医学

循证医学最直接的优点是将医学教育与临床实践融为一体，为新一代的临床医生和医学生提出了更高希望和要求。但医学生怎样才能更好地学习临床循证医学呢？

（一）转变观念、与时俱进、创新思维、学会如何实践临床循证医学

科学知识日新月异，要求临床医生必须掌握证据收集、评价以及决策分析等方面的技能，不断地从科学研究中及时更新自己的知识，形成终身学习的良好职业习惯。

临床循证医学的学习应该越早越好，尽早树立临床循证的理念，指导以后的医学课程学习。学习临床循证医学虽然只有不到一个学期的时间，但实践临床循证医学却是终身的。医学知识、理论、技术和方法的学习是终身的，作为一个临床医生必须自觉成为一名终身自我学习者，培养在临床实践中敏锐发现和解决具体问题的能力，树立正确、科学的医学观，为今后规范临床实践打下坚实基础。

正确理解临床技能及经验在临床循证医学中的作用，从思想上认识到经验医学的缺陷和临床循证医学的优势，明确现代医学模式是在经验医学的同时强调临床循证。

（二）夯实基础医学、临床医学、科研设计、临床流行病学、医学统计学等临床循证医学的相关专业基石

深刻地理解和掌握病理、生理等基础医学知识，有助于对临床观察到的现象及相关证据做出合理解释。注重基础学科的学习，培养基础知识的临床运用能力，以临床问题为中心，将解剖、生理、病理、临床学科等联系在一起学习，达到相互渗透、融会贯通的目的。

临床流行病学是进行临床科研设计、测量与评价的基础，快速有效地查寻相关文献资料，正确阅读、评价医学文献是实践临床循证医学的基本功。基本临床技能、计算机和英语水平，为实践临床循证医学奠定良好的技术基础。

（三）注重交流技巧、提高沟通能力是实践临床循证医学的保障

沟通能力的培养在循证医学实践中非常重要。在相互平等、共同参与的医患关系中，医生有意识地将医学知识传授给患者，使患者懂得自己为什么会患病和应当如何治疗及预防，可有效改善医患关系，提高医疗效果。

（四）发展临床循证医学证据的本土化是临床循证医学发展的根本

许多临床证据是在非华人群体中完成的，其结果是否适用于我国，有待验证。要想真正在我国实施

临床循证医学，就要以临床循证医学的理念为基础，根据我国医学的现状，针对我国患者的具体情况，采用具有我国特色的临床干预措施或西方国家产生的证据，对我国当前医疗中存在的具体问题进行研究，形成具有中国特色的临床循证医学证据体系，使其真正在我国扎根、发芽、开花、结果，不断成长、壮大。

（五）及时解决在临床循证医学实践中遇到的问题

在临床循证医学实践过程中，临床医生将能够及时发现临床上存在的问题，根据遇到的具体问题进行有针对性的研究，医疗卫生系统应该形成促进证据产生的机制，有导向地投入研究资源，从而提供更多、更好的证据，使临床医生在临床决策时有据可依、有证可循。但是，由于我国临床循证工作基础比较薄弱，在临床实践过程中，可能会存在下列问题。

1. 这种临床实践方式历史较短，多数医生没有相关的知识、技能与经验，临床医生可能需要花费一定的时间来学习。同样由于这样的原因，他们还缺乏有经验医生的指导。

2. 在以前的临床实践中，临床医生主宰医疗活动，而如今却需要患者的全面参与，部分临床医生可能需要一定的时间来适应。

3. 患者作为医疗服务的购买者、医疗措施的承受者以及医疗效果的享用者，对于自己的疾病应该采取什么样的治疗方案，应该具有参与权、选择权以及最终决定权。这种临床医疗实践方式与医疗现状还有差距，有待改进。患者的医疗保健素养有待提高。

答案解析

目标检测

一、名词解释

1. 临床循证医学

2. 最佳证据

二、简答题

1. 临床循证医学的实践步骤。

2. 临床循证医学实践的三要素、四原则。

3. 临床循证医学对于改变医疗领域中医患关系的紧张形势可以做些什么？

4. 简述临床循证医学产生的必要性与必然性。

5. 临床循证医学对于改变医疗领域中医患关系的紧张形势可以做些什么？

（韩光亮）

书网融合……

本章小结

第二章　发现与提出临床实践中的问题

📓学习目标

1. **掌握**　提出临床实践问题的方法和问题构建的基本结构。
2. **熟悉**　临床循证问题的类型。
3. **了解**　提出临床问题的重要性和临床问题的来源。
4. 学会基于临床实践和研究发现和提出问题；具备将临床问题结构化的能力。

　　问题是科学研究的出发点，没有问题就不会有分析、解决问题的思想、方法和认识。发现与提出临床实践中的问题是循证医学的第一步。临床医生对患者的诊断与治疗就是在发现问题、提出问题、探寻方案、解决问题中得以实现。基于问题的理念是科学合理地开展循证临床实践的重要原则。作为一名合格的临床医生，既要承担具体的临床实践任务，也要懂得临床研究方法。不论何种角色，临床医生都需要掌握如何提出一个既科学合理、又有重要意义的临床问题，并转化构建为一个可以回答的科学问题的技巧。因此，临床医生必须充分认识到发现与提出问题的重要性，掌握提出临床问题的技巧，并有意识地锻炼这方面的能力，以利于提高自己的循证临床实践技能。

⇒案例引导

　　临床案例　患者，女，68岁，脑卒中后，右侧肢体活动障碍，肌力减弱。患者行走、进食、洗澡和穿衣均有困难。既往有高血压病史20余年，现服用钙离子通道拮抗剂和小剂量利尿剂控制，效果良好。目前基本生命体征平稳。主管医生建议患者转到卒中单元进一步治疗。而患者家属希望继续留在普通病房治疗，并想了解卒中单元治疗有何益处？

　　讨论　从具体复杂的临床情境中需要抽提出结构化的临床问题，才能够进行证据检索、评价等步骤，最终基于循证实践解决临床问题。

第一节　概　述

一、临床问题的共性与特殊性

　　什么是问题？不同学者有不同的观点。但从问题的结构出发，多数研究者认为所有问题具有一定的共性。包括三个部分：①给定状态，即问题的初始状态，一组有关问题条件的描述；②目标状态，即预计要达到的目标；③解决问题的障碍，解决问题的正确方法一般不是显而易见的，需要一定的努力方能达到。

　　临床实践中的问题有以下自身特殊性。①数量多：临床医生从接诊患者开始，听取病史、检查、初步诊断、拟定治疗方案，在每个诊疗环节都会出现各式各样的问题。不仅临床医生会面对许多问题，患者也会提出许多问题。②复杂性：临床实践是面对复杂的人体。临床问题初始阶段都结构不完整，需要临床医生根据自己的专业知识进行完善。临床问题的解决需要医生、患者、证据共同参与。③重要性：

问题虽有大小之分，但临床问题以个体的生命为实践对象，如急性脑卒中患者是否需要快速溶栓，脑出血后是否需要开颅手术，何种手术方式患者受益最大等。这些临床问题关系到个体安危。④多样性：患病个体或群体具有自然、社会的双重属性。同一问题，由于价值观、经济观、文化观的不同导致解决问题的目标和方法有所不同。⑤多变性：社会与时代的变迁，科学与技术的发展，同样的临床问题在不同环境下面对不同的要求。因此，循证医学实践中，临床医生需要更人性化地看待临床问题，抓住问题本质，有效剖析问题结构，从而为问题的圆满解决创造有利条件。

二、发现与提出临床问题的重要性

临床医生实践循证医学的模式有两种：其一为研究者，开展临床研究，创造高质量研究证据，为临床实践提供证据支持；其二为应用者，运用现有的高质量研究证据，从中提取有价值的证据解决具体的临床问题。因此，提出一个良好问题，并用正确的方法回答这个问题，是提高临床医生实践水平和研究质量的关键环节。临床循证实践起始于患者，并以解决患者的问题为落脚点。临床医生应该关注患者的临床问题，以科学方法为指导，多探寻、多思考，从实践中发现与提出临床问题。

发现与提出一个构建良好的临床问题有助于临床医生加强证据价值的挖掘，把证据的检索、评估和运用作为着力点；瞄准实践目的，使得目标更为清晰，内容更有针对性；帮助形成在回答问题时可以采用的一种实用模式；善于剖析临床诊治问题，暴露疑点、难点，抓住主要矛盾，以利于开展临床医生间的讨论和交流；在临床带教和查房时，学生更容易懂得教学内容和重点，对临床问题的理解更透彻；提高临床医生发现、提出和解决临床问题的能力，培养医生终身自我教育的能力，提升循证实践的水平，践行优质的知识转化。

三、发现与提出临床问题的前提

（一）对患者的高度责任心

只有对患者具有高度责任心，关心、同情患者的医生，才会以患者为中心去考虑问题，才会在与患者的交流和观察中发现并提出更多的临床问题，才可能选择最优的治疗方案帮助患者获得最好的预后。

（二）丰富的专业基础知识和扎实的临床技能

临床中遇到的问题涉及面广且复杂多样，因此提出适当临床问题的前提是医生具备系统扎实的医学专业知识，同时具备诊治患者的能力。只有详细了解病史，全面认真查体，正确判定重要的阳性和阴性体征，合理解释与疾病有关的实验室和辅助检查结果，才能提出科学合理、急切需要解决的问题。

（三）较强的临床综合分析、思维和判断能力

运用已掌握的医学理论知识和临床经验，结合患者临床资料进行综合分析、逻辑推理，从错综复杂的线索中去伪存真、去粗取精，找出主要矛盾，并加以解决的临床思维过程，是找出临床问题并做出决策的必备条件。

（四）相关的医学研究方法学及社会、心理学知识

随着医学研究方法学的不断发展与完善，越来越多的临床医生已经认识到许多疾病不仅与疾病的特征有关，而且与患者的心理、精神因素也关系密切。只有具备相关的医学研究方法学和社会、心理学知识，临床医生才更有可能与各种患者顺利沟通，全面、及时发现患者在躯体及心理上存在的问题，并努力帮助患者解决问题，这样提出的问题才更具体和完善。

四、临床问题筛选的基本标准

筛选临床问题需要满足四个基本标准，包括重要性、可行性、创新性和符合伦理道德标准。

（一）重要性

选题的重要性主要从研究需求的大小和来源、研究结果可能导致的变化或带来的效益等方面衡量。临床问题包括：拟开展研究的疾病是否属于常见病和多发病，问题的解决是否惠及较大的患病群体；研究结果是否能在一定程度上改善临床实践方法；是否能增添新的知识并具有一定的科学和社会影响力；能否推广或转化成具有自主知识产权的相关产品。

（二）可行性

可行性指是指具有实施并完成研究项目的必要条件，即对研究项目能否按计划进行并取得预期成果的评估。研究项目必须与自己具有的理论水平、技术能力、经费状况、研究条件等相适应，在自己管理和调控的范围内能够满足科学研究的需要，按期完成研究工作。临床研究项目可行性评价包括：技术可行性（研究项目需要的技术能力）；经费可行性（研究者可能得到的经费支持强度）；操作可行性（开展的研究项目在具体实施阶段的各环节所需要的条件）；时间进程的可行性（研究者本人和研究团队的时间安排）。

（三）创新性

创新性是指选题必须具有先进性、独创性和新颖性。要选择前人没有解决或没有完全解决的问题，研究的结果应该是前人所不曾有过的成就，即独创、修改和拓延前人研究成果；也可以是新观点、新技术、新产品、新设计、新工艺、新方法等，也可以是理论上的新发现、新见解。临床实践中提出的问题往往不一定是全新的问题，可能是已有人研究过的，如果研究结果尚有争议，可采用新方案、新指标或明显增大样本量等。

（四）符合伦理道德标准

任何临床问题的研究都应符合医学伦理学标准。医学研究的伦理评价应遵照普遍接受的标准，其中包括被国内外广泛接受的《赫尔辛基宣言》和《药物临床试验质量管理规范》（GCP）等。

第二节　临床问题的提出与构建

一、临床问题的类型

一般将临床问题分为两种类型，即背景问题（也称为一般性问题）和前景问题（也称为特殊性问题）。前者可在教科书、医学专著中查找答案；后者是临床问题的主题，在临床实践中解决的多属于前景问题。

（一）背景问题

关于患者及所患疾病的一般性知识问题，可涉及患者所处区域、环境、职业、社会背景、经济状况及与人类健康和疾病相关的生理、心理及社会因素等，如易感者的性别、年龄；既往病史与所患病的关系；发病地点、环境；发病时间及过程；最初的症状、体征和临床表现是什么；所患疾病与地域、环境、职业有什么联系等。概括来说，背景问题是已经存在标准答案的问题，应该作为进一步探索的已知基础而不是临床研究的目标问题。

（二）前景问题

前景问题是临床医生在诊治患者的过程中从专业角度提出的问题，主要涉及疾病诊断、治疗、预后、病因和预防各环节及与治疗有关的生理、心理及社会因素等。诸如诊断与鉴别诊断，不同诊断设施的诊断价值，检查结果的解读，优质证据的选择和利用，干预措施及时机的选择，影响疾病预后的因素，危险因素的暴露，诊治过程中患者的心理状态、期望值、依从性、预后指标及结局判定等。前景问题是尚无明确答案、需要进行探索的问题，也是临床研究需要回答的问题。

二、临床问题的提出

要提出并构建一个既有意义又能回答的临床问题，首先必须充分了解患者的病史，对患者进行全面细致的体格检查，得到充分的实验室及辅助检查资料及掌握患者的临床体征和临床表现，同时结合自己的专业知识、临床经验和技能，保证提出的各种临床问题准确、清晰、完整、有针对性。

（一）背景问题

背景问题是有关患者及所患疾病一般知识问题，包括以下两点。

（1）问题词根（谁、什么、何处、何时、怎样、为何）加动词构成。这些问题一般在临床医生接诊时通过询问病史和体格检查就可得到。如胸痛就必须清楚患者的性别、年龄，疼痛的部位；胸痛的性质，如刀割样、压榨感、隐痛等；何时、何地、何原因发生胸痛；胸痛时患者有无其他症状；胸痛发生的主因和诱因是什么等。

（2）一种疾病或疾病的某一方面，如："水肿的原因是什么""我的尿血是不是急性肾炎"等。

（二）前景问题

临床实践中临床医生会针对疾病的诊断、治疗、预后、预防、病因等各环节提出需要解决的各种临床问题。诊治对象不同，提出的问题也各不相同。

（1）诊断与鉴别诊断　主要针对某项检查的准确性、可靠性、安全性、可接受性及费用等提出问题。如对一名呕血患者，为确定出血的部位和原因，是否做急性胃镜检查，可提出许多临床问题。如"急诊胃镜检查对上消化道出血的敏感度和特异度如何""急诊胃镜检查对患者带来的风险有多大""患者的病情和身体状况能否耐受急诊胃镜检查""急性胃镜检查的诊断结果是否会影响医生对治疗方案的选择""急性胃镜检查过程中能否进行镜下治疗""急性胃镜检查对肝硬化患者和非肝硬化患者有何利弊""有无其他可供选择的诊断措施"等。

（2）干预措施　主要围绕治疗措施的有效性、安全性、临床经济学评价等方面提出问题，如对急性心肌梗死的治疗，提出"如何选择利大于弊的干预措施""是药物治疗还是选择冠状动脉介入术（PCI）""两种疗法各自的有效性、安全性差异有多大""对患者的生存质量有何影响""从效果和成本的角度分析哪种更合理"等问题。

（3）预后　主要对疾病进程、结局预测及影响因素等方面提出问题，针对不同预后内容和指标可提出不同的问题。如对一名较为严重的多发性脑梗死患者，可提出"病情会逐渐加重吗""发生血管性痴呆的可能性有多高""生活质量会逐渐下降吗"等问题。

（4）病因　主要针对怎样识别疾病的病因及发病的危险因素、发病机制等方面提出问题。如对一个糖尿病患者提出的病因问题可能包括："有无家族遗传因素""与哪些环境因素及生活习惯有关""影响糖尿病发生的危险因素和保护因素有哪些"等。

作为临床医生，既需要背景知识又需要前景知识，且两者的比例会随着时间推移而变化（图2-1），这取决于临床医生对该病的经验积累。当经验缺乏时，多在图2-1中A点，如医学院低年级学生，多数问题属于背景问题。随着临床医生的经验增加（如住院医生），怎样正确处理患者的前景问题所占比例逐渐增大，如在B点。当临床医生的经验继续增长处在C点时，则其多数问题将是前景问题。请注意图2-1中斜线的位置，提示临床上永远都既有背景问题又有前景问题，只是不同时期两者的比例不同而已。临床实践要求医生具备并能熟练运用大量的背景知识和前景知识。如果医生具备临床实际需要的知识，就能快速做出决定；若临床医生尚不具备处理临床病情需要的知识，有时会使医生做出不当反应，以掩饰知识的欠缺，或出现过度焦虑、负罪感或羞耻感。积极的反应是承认自己缺乏所需要的信息和知识，并以此激励自身学习，将知识缺乏的消极因素转化为提出问题并找出相应答案的积极因素。

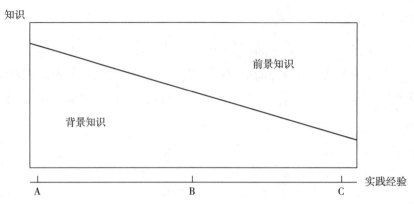

图 2-1 临床问题设计的知识与实践经验的关系

三、临床问题的构建要素

如前所述，临床主要有背景问题和前景问题两类。前景问题的结构主要采用 PICO 模型分析。PICO 模型早在 1995 年由 Richardson 等提出。目前该模型广泛运用于临床医学、康复医学、护理学等，甚至已经引入社会学领域，Cochrane 协作网更是将 PICO 模型作为循证研究的最佳工具。

（一）PICO 模型

P：特定的患病人群/临床问题（population/problem）。

I/E：干预措施/暴露因素（intervention，exposure）。

C：对照措施或另一种可用于比较的干预措施（comparison/control）。

O：结局（outcome）。

图 2-2 显示，问题 1 缺少对照措施和临床结局，治疗是否有效的定义不明确，且患者的类型也不清楚，是缺血性还是出血性的脑卒中，而抗凝剂不能用于出血患者。问题 2 包括了 PICO 各项成分，是一个内容完整、比较清楚的临床问题。

例1: 构建有缺陷的问题

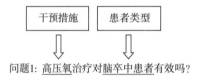

问题1: 高压氧治疗对脑卒中患者有效吗？

例2: 构建良好的问题

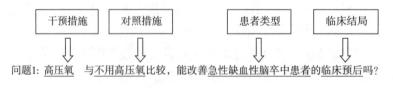

问题1: 高压氧 与不用高压氧比较，能改善急性缺血性脑卒中患者的临床预后吗？

图 2-2 前景问题构建实例及比较

如问题"对老年高血压患者，血管紧张素转换酶抑制剂（ACEI）是否比 β 受体阻滞剂控制血压疗效更好？"将该原始问题根据 PICO 模型构建为：与 β 受体阻滞剂比较，ACEI 控制老年高血压患者血压疗效更好？

P：老年高血压患者。

I/E：ACEI。

C：β受体阻滞剂。

O：血压。

（二）临床问题举例

一些方法学研究在 PICO 要素基础上又增加了一些内容，如"问题类型 T（type of question being asked）""研究设计类型 T（type of study design）"等。有的研究者也用 S（study design）来表示研究设计类型。在具体的临床问题中，T 也可以表示相关结局的测量时点（time point）。如在"对老年高血压患者，血管紧张素转换酶抑制剂（ACEI）是否比 β 受体阻滞剂控制血压疗效更好"这一问题中，研究者可增加 T - 研究类型，指的是 RCT；T - 问题类型，指的是治疗，这样的扩展使该模式的内容有所变化，更符合所要检索问题的目的。如表 2 - 1 所示。

表 2 - 1　实际问题举例分析

问题类型	临床问题举例	患者类型（P）	干预措施（I）	对照措施（C）	结局指标（O）	构建的问题
病因方面	吴某，女，36 岁，妊娠 10 周，初产妇；经查体，体质指数（BMI）34.5。该患者向医生提问："我有可能得妊娠期高血压么?"	高龄初产妇	BMI 值较高		妊娠期高血压	对高龄初产妇，BMI 值较高是否会增加妊娠期高血压的风险
诊断方面	王某，女，68 岁，血红蛋白值 95g/L，平均红细胞容积 80fL。外周血涂片示血红蛋白减少，其余正常，未使用其他造血系统的药物。既往检查结果显示 6 个月前其血红蛋白值为 105g/L，未发现贫血体征。铁蛋白检测值为 40mmol/L。患者希望了解铁蛋白检查结果能否诊断贫血，诊断价值多大？	老年女性小细胞低色素性贫血患者	低铁蛋白		缺铁性贫血	对老年女性小细胞低色素性贫血患者，低铁蛋白能否诊断为缺铁性贫血
治疗方面	张某，男，19 岁，因发热、胸痛、呼吸困难前来某县医院就诊；经检查，拟诊为结核性胸膜炎；接诊医生按常规给予如下治疗：①利福平、异烟肼、链霉素、吡嗪酰胺；②抽胸水；③考虑患者自身情况，给予泼尼松治疗。患者问："用药后多长时间能退烧?"	年轻结核性胸膜炎患者	糖皮质激素类药物治疗	安慰剂	结核性胸膜炎症状，如发热等	对年轻结核性胸膜炎患者，糖皮质激素类药物治疗能否改善结核性胸膜炎症状，如发热
预后方面	李某，男性，70 岁，脑梗死后，窦性心律，除了右侧轻微肌力减低，其余正常。患者只服用阿司匹林且无过敏反应，了解网络媒体有关信息后，担心以后发生癫痫	老年男性缺血性脑卒中患者			癫痫	对老年缺血性脑卒中患者，卒中是否会增加患癫痫的风险

考虑到检索的精确性，有学者提出 PICOS（study/setting）等五要素。如在常规治疗基础上，三甲医院急性心肌梗死住院患者预防性使用利多卡因是否可降低高危患者的死亡风险？可构建问题为有以下几点。

P：急性心肌梗死患者。

I/E：利多卡因。

C：无利多卡因。

O：死亡。

S：三甲医院。

PICO 要素最早用于构建治疗性问题，随后扩展到其他领域和学科。但有学者认为利用 PICO 要素对构建临床问题并不总是能获得满意结果，其更适用于治疗性问题，而不适用于诊断、病因和预后相关问题的构建。近年来随着定性研究兴起，有学者发现 PICO 要素也适用于通过现场观察、体验或访谈收集资料的定性研究。

四、构建临床循证问题的注意点

临床问题来源于临床实践，要善于在观察、怀疑、灵感、幻想、实践工作中设疑提问，形成初始意念。初始意念形成后，需要明确临床问题类型，才能更加精准地构建可回答的、具体的、特定的循证问题，使之结构化。

（一）回答问题的优先次序

临床医生在临床实践中面对的问题多种多样，涵盖诊断、治疗、预后等各个方面，发现问题后，要及时记录，然后运用所学知识和既往临床经验分析、提炼，将不同问题根据重要程度、急需程度排序。这样才能抓住主要矛盾，集中力量为临床诊治服务。

（二）以患者为中心

临床问题的最后落脚点是患者。临床医生要多从患者角度分析问题。因为源于患者的问题才是临床关注的焦点，与疾病的治疗效果密切相关。因此，临床医生应充分考虑患者需求，提高患者参与度。

（三）界定问题的范围

临床问题愈具体，愈具有针对性，解决问题就会更加顺利。确定问题范围时应重点考虑所具备的资源和条件、临床价值和证据质量等方面。倘若临床问题过于抽象，或宽泛，很难把握问题实质，进而为问题的解决制造潜在障碍。

（四）收集临床研究素材

一个好的临床问题可能开启一项极有价值的临床研究项目。尽管大量证据不断涌现，不少临床问题可以通过查找现有证据得到解决，但是有些问题通过查寻后并没有相关证据支持，而需要设计研究项目进行解决。因此，临床问题的出现和解决过程也是临床研究选题的重要来源。

第三节　临床问题的来源

毋庸置疑，临床问题多源于临床实践，但往往又"高于"初始问题。临床医生经过漫长的学历教育，还有毕业后的继续教育，已经具备了处理临床问题的基本知识储备，但是临床实践的复杂性远远超过书本理论。临床医生应该树立知识和经验有限性的观念，保持好奇心，认真观察，善于发现和提出问题。根据问题的性质，临床问题可分为临床实践问题和临床研究问题，主要来源于以下六方面。

（一）诊断学方面

1. 明确不同诊断设备的临床价值　一些昂贵的大型高精尖医用诊疗设备逐渐进入临床，如何确定应用条件成为临床诊断工作者首先要考虑的问题。如诊断肺癌时应考虑哪些患者用 CT 或 MRI 检查就能满足诊断要求？什么情况下应使用 PET－CT？当一种疾病同时有几种可用的诊断设备时，哪种诊断设备的诊断价值更高？哪种诊断方法的性价比更优？否则可能会造成不必要的浪费，也可能造成漏诊或误诊。

2. 了解诊断标准的变化　临床疾病的诊断往往根据正常与异常（有病与无病）的界限来划分。而诊断的界限主要依据人群中某种生理、生化等指标的分布状况来确定。这种界限划分更多地根据统计学结果，加之疾病的发展常为渐进过程，在正常和异常间缺少明确划分的绝对界限。随时间变迁，有些指标的正常水平也在变化，如血红蛋白、白蛋白、血尿酸等。因此，诊断不可能一成不变，不乏需要研究解决的问题。

3. 正确把握误诊和漏诊现象　无论什么样的诊断标准，一定存在正常和异常的重叠部分，导致疾病的误诊和漏诊。疾病的诊断主要基于症状、体征和相关病史，而许多疾病在不同的个体中的表现并非完全一致，即可能出现不典型的临床表现。医生很容易因不熟悉或不认识这些特定现象而发生误诊或漏诊。因此要求医生在临床实践中了解和掌握各类疾病在不同患者中的表现形式与特征变化，不断提出和解决问题，提高发现和控制漏诊及误诊的能力。

4. 疾病的早期诊断方法　目前许多疾病依靠患者的典型临床症状和体征做诊断，但有些疾病在常规诊断后再治疗，患者可能已失去最佳治疗时机。如何在疾病早期准确诊断疾病已成为临床工作者的重要任务之一。但因许多疾病暴露时间、易感时间、器官组织发生变化的时间均不易明确，因此很多疾病很难实现早期诊断。目前一些实验室检验技术和影像学诊断（如分子影像学），被快速用于临床诊治，极大地提升了医生诊断疾病的能力，为一些疾病的早期诊断带来了希望。因此，如何利用不断问世的先进技术和方法研究疾病的早期诊断应该成为诊断领域的长期任务。

5. 探索病因不明疾病和新发疾病　尽管随着医学和相关学科技术领域的不断发展，许多疾病包括传染病和非传染病已建立较完整的疾病诊断体系，但仍有些原因不明疾病的诊断存在一定问题，近年来新的疾病不断出现，包括 SARS、禽流感等。研究病因不明确疾病和新发疾病的诊断方法将是诊断领域研究问题的主要来源之一。

（二）治疗学方面

1. 研究和利用高质量证据　治疗一种疾病的方法和手段可有许多，证据质量的良莠不齐，对疾病的治疗结果影响很大。在临床实践中应尽力获取当前最佳的有效治疗措施或证据，结合患者实际情况和具体医疗环境，做出科学的循证治疗决策，力争取得最佳效果。研究产生新的高质量证据，选择与应用最新、最佳证据指导临床决策，是广大临床工作者的长期任务。

2. 临床实践指南的制定　当前的临床指南有些是根据以往经验指导产生，只有循证指南是在利用、分析和评价最新、最佳证据的基础上，针对某一临床问题提出的具体推荐意见，用以指导医生的诊疗行为。针对不同问题，现在不断产生大量新的证据，促进了临床实践指南的发展。但目前仍有疾病没有相关的指南指导，有的疾病临床指南质量不高。面对未来对于指南的巨大需求，在临床实践中不断研究、更新指南是临床医生的重要工作之一。

3. 新治疗方法评价　新疗法不断产生，包括新药、新仪器、器械装置等，对其应采用可靠的研究方法，如 RCT 评价其临床有效性和安全性，也可针对某一方面的指标进行长期观察研究。这项工作具有长期性和挑战性。

4. 探索新的研究领域　近年来，药物疗效的研究方法不断拓展。在宏观水平上，采用较大样本（覆盖具有代表性的更广大受试人群），根据患者的实际病情和意愿非随机选择治疗措施，开展长期评价，注重有意义的结局，评价干预措施的外部有效性和安全性，以获得更符合临床实际的证据，使研究结果更易转化到临床实践中。在微观水平，药物遗传学、药物基因组学等方法的应用，使得药物的作用机制更加清晰，治疗更有针对性，如非小细胞性肺癌的药物靶向治疗。这些新变化为临床疗效研究提供了新思路、新方法。

（三）预后学方面

1. 清晰了解疾病自然史和临床过程　目前并非对每种疾病的自然史都有很清楚的了解，特别是对一些危害较重的疾病，如恶性肿瘤自然史的主要环节仍模糊不清，对一些新发现疾病的自然史和临床过程也缺乏足够认识，因此对其预后的预测往往不够准确。疾病自然史和临床过程的研究是一项长期而复杂的过程，需要临床工作者不断提出新的问题并努力解决，以指导对临床预后的判断。

2. 影响疾病预后的因素 疾病的预后受多种因素影响，改善预后的前提是了解每种预后因素对预后的影响程度，影响每种疾病预后的因素不同，即便是诊断相同的疾病往往也有明显不同的预后因素。因此，明确影响疾病预后因素的种类和影响大小，对患者的预后判断非常重要。

3. 疾病预后的预测模型 根据患者临床特征和影响预后的主要因素，选择合适的数学原理和方法建立疾病预后的预测模型，可作为临床医生判断患者预后的工具。预测模型的建立过程较为复杂，并随临床对疾病的认识发展而变化。临床医生应时刻关注这方面的发展变化，不断将最新的方法用于临床实践，研究新的疾病预测模型。

（四）病因学方面

疾病病因不仅与疾病诊断有关，而且还直接关系到疾病的治疗和预防。临床医生提出的问题大多存在于疾病自然进程的中后期，但影响疾病发生的因素可能在疾病自然史的早期就已经存在。因此，临床医生学会从患者疾病的早期阶段提出问题，更有利于患者疾病的诊治，此外，临床医生在临床一线最容易收集病例进行病因学研究，对稀有病例、某种疾病的家系收集等更具优势。

（五）安全性方面

一种治疗方法，不论是药物、手术还是放射治疗，都会引起患者不同程度的不良反应。在实施某种治疗措施前必须了解该治疗方法是否存在不良反应和不良反应的强度、频率及处理方法。在临床实践中学会应用效益风险比来选择治疗措施，以保证患者在接受最有效治疗的同时所接受的风险最低。

（六）预防学方面

疾病预防既包括传染病又包括非传染病。临床医生要学会提出疾病预防的问题。对传染病的防治我国已有明确规定，如传染病的上报等，应严格按规章实施。但慢性非传染性疾病，如心脑血管疾病、恶性肿瘤等已成为影响人群健康的主要疾病，给家庭和社会带来巨大负担。在慢性病控制的关键时期，临床医生提出什么样的预防控制慢性病方案，如何将治疗和预防相结合，如何在临床治疗过程中防止出现不良结局也是今后临床医生必须面对的一项重要任务。

综上所述，提出临床问题是开展临床实践活动和临床研究的基础。要提出一个有价值的临床问题，要求临床医生具有扎实的临床专业知识和技能，掌握一定的临床研究方法学，在临床实践中勤于思考，善于总结，积极开展讨论，不断发现和构建好的临床问题。通过证据查询，寻找解决问题的最佳证据或最佳方法，用于临床实践或开展临床研究，不断提高临床实践和科研水平。

第四节 临床问题循证工具

一、askMedline 搜索引擎

2005 年，美国国立卫生院以 PICO 模型为设计结构，推出了 askMedline 搜索引擎。检索入口有两个，非结构式检索（askMedline 检索）和结构式检索（PICO 检索）。前者在 askMedline 检索界面"Enter your question below"对话框中直接输入自由词进行检索；而结构式检索在 PICO 检索界面，根据 PICO 模型分别在对话框 Patient/Problem、Intervention、Comparson 和 Outcome 中输入相关检索词。该搜索引擎能

有效地帮助那些想实践循证医学却工作太忙或者缺乏搜索技巧的临床工作者。打开该搜索引擎的网页，用户可以使用自由词检索，自然语言查询，经浏览问题，可获取相关的 MEDLINE/PubMed 文献的文摘，通过链接可以获取原文及相关信息。

例如：一名 50 岁的男性患者，患有红细胞增多症合并血栓，因为阿司匹林有溶栓作用，临床医生想知道阿司匹林是否对这种病有效，先将临床问题"红细胞增多症合并血栓形成的患者使用低剂量的阿司匹林是否安全有效？"转换成英语——"Is low dose aspirin safe and effective for the prevention of thrombotic complications in patients with polycythaemia vera?"

进入网站：http：//askmedline. nlm. nih. gov/ask/ask. php

通过比较自由词检索与 PICO 检索，发现 PICO 检索所获得的文摘及全文质量更高。随着循证医学的迅速发展，如何更方便、迅速地获取证据，如何获取质量更高的信息，一直是医学图书馆工作者以及临床工作者关注的问题。askMedline，虽然从开发到现在才十几年时间，但其使用价值却备受关注。深入地学习及利用该搜索引擎，将为繁忙的临床工作者提供一个获取临床信息的便捷通道。

信息高速发展的今天，医学证据已经成为重要的临床决策工具，许多医学文献数据库或搜索引擎都开发了类似的临床决策功能。如 Cochrane 图书馆（Cochrane Library）的 Clinical answers（https：//www. cochranelibrary. com/cca）及检索功能中新增的 PICO 检索（https：//www. cochranelibrary. com/en/advanced – search/pico），循证决策引擎 TRIP 中的 PICO 检索（https：//www. tripdatabase. com/）等。这也体现了临床实践对结构化问题的深度使用和融合。国内类似临床决策辅助引擎如医脉通（https：//www. medlive. cn/）在检索时考虑 PICO 不同方面关键词的综合使用，也能够帮助获得更精准的结果。

二、SPIDER 模型

随着循证医学方法学的不断发展，研究者在经典 PICO 模型基础上，开发出针对质性研究的有效方法——SPIDER 工具（图 2－3）。该工具充分考虑了质性研究中样本数量、研究类型、研究设计、实施过程、结局指标等因素，能更加精准地构建出质性研究中所提出的问题。SPIDER 工具能更加适合、更加精准地构建临床质性研究问题，其原因在于：①S（sample）—研究对象样本量。质性研究中样本含量一般较小，资料饱和即可终止研究。因此，"样本（sample）"比"人群（population）"更适合于质性研究。②PI（phenomenon of interest）—欲研究的现象。质性研究中主要研究干预措施，而 PI 研究的现象是质性研究的精髓和根本目的，因此，PI 比 I 更加适合质性研究的问题构建。③D（design）—研究设计。如现象学研究、民族志/人种学研究、扎根理论研究、个案研究、历史研究和行动研究等。限制质性研究的方法，不仅可精确构建和提出质性研究问题，还可加强质性研究检索的准确性。④E（evaluation）—评估，定量研究多采用客观指标作为研究的终点指标，但质性研究更侧重于某些无法测量的主观指标的评价，因此，"评估（evaluation）"比"结局（outcome）"更适用。⑤R（research type）—研究类型，包括质性研究、量性研究和混合型研究 3 种。

为更好地阐述和理解 SPIDER 工具，现举例说明。

例如，为了解老年痴呆患者照顾者的感受，研究者对老年痴呆患者的照顾者进行研究。将该原始研究问题根据 SPIDER 工具构建为：S，某三级甲等医院神经内科门诊就诊的老年痴呆患者的主要照顾者；PI，老年痴呆患者照顾者的感受；D，现象学研究，采用目的抽样法抽样，非结构式访谈的方法收集资料和现象学分析法进行资料分析；E，承受压力和痛苦；从不断的失去中走出；不断调整自己，以适应变化；完全投入照顾之中；在照顾活动中实现自我价值；R，质性研究。

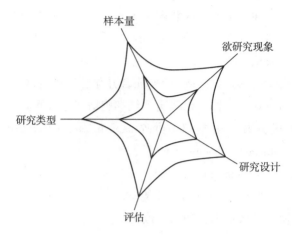

图 2-3　SPIDER 工具模式图

答案解析

目标检测

一、单选题

1. 下列不属于背景问题的是（　　）

　　A. 什么时候会咳血

　　B. 这次发热有多久了

　　C. 双下肢肿胀的原因

　　D. 服用辛伐他汀能否降低血脂

　　E. 腹痛的原因有哪些

2. 下列不属于前景问题的结构是（　　）

　　A. 患者　　　　　　　B. 干预措施　　　　　　　C. 对照措施

　　D. 项目级别　　　　　E. 结局指标

二、多选题

3. 临床问题应该符合的医学伦理学标准包括（　　）

　　A.《赫尔辛基宣言》　　　　　　B.《中华人民共和国药典》

　　C. CONSORT 声明　　　　　　　D. ROB 量表

　　E.《药物临床试验质量管理规范》

4. 干预措施疗效评价的临床问题的构建要素包括（　　）

　　A. P：患病人群　　　B. I：干预措施　　　C. C：对照措施

　　D. O：结局指标　　　E. E：暴露因素

三、判断题

1. 临床问题包括背景问题和前景问题，两者都是应该进行研究的问题。（　　）

2. 只有干预措施的疗效评价问题才属于临床问题的范畴。（　　）

四、名词解释

1. 前景问题

2. 背景问题

3. PICO 模型

五、简答题

请采用 PICO 模型分析：患者，男，50 岁。有心肌梗死病史。患者近 5 年来长期服用索他洛尔治疗期前收缩。患者自行查找网上资料，担心长期服用索他洛尔会导致其他心律失常。

（李　迅　熊　俊）

书网融合……

本章小结

第三章 临床循证医学证据的分类、分级与检索

📋 学习目标

1. **掌握** 证据的分类依据、GRADE 证据分级方式以及证据检索的基本原则和步骤。
2. **熟悉** 临床研究证据分级方式和常用数据库的分类。
3. **了解** 临床循证医学实践所需的常见数据库和选择标准。
4. 学会根据 PICO 原则提取主题词和关键词、构建检索策略。

2000 年，加拿大 McMaster 大学的 David Sackett 等人将临床证据定义为"以患者为研究对象的各种临床研究（包括防治措施、诊断、病因、预后、经济学研究与评价等）所得到的结果和结论"，即证据是由研究得出的结论。循证医学创始人之一 Gordon Guyatt 等，将证据定义为"任何经验性的观察都可以构成潜在的证据，无论其是否被系统或不系统地收集"，即证据来源于各种可查信息。

证据是临床循证医学的核心，全球上万种生物医学期刊每年发表数百万篇医学文献，但结论参差不一、质量良莠不齐，临床工作者需要在有限的时间内，从海量的文献中快速有效地获取所需信息。这就需要医务人员以"救死扶伤的道术、心中有爱的仁术、知识扎实的学术、本领过硬的技术、方法科学的艺术"，熟悉临床证据分类、分级的标准和方法，熟悉临床证据来源数据库的分类、特征和选择标准，具备一定的文献检索能力和证据评价的基本功，获取有效的证据，为患者提供有益的诊疗证据信息。

⇒ 案例引导

　　临床案例 患者，男，78 岁，因"发现肺部包块 8 月"入院。入院前 8 个月的肺部 CT 结果为可疑性腺癌。入院前 20 多天，复查肺部 CT，细针穿刺活检，查头部 CT、腹部 B 超，进行全身骨扫描。根据检查结果诊断为：右下肺周围型腺癌伴纵隔、右锁骨上淋巴结转移（T3N3M0，Ⅲb 期）。

　　对于诊断明确，已丧失手术时机，而一般情况尚好的Ⅲ期非小细胞肺癌患者，目前国内采用放疗、化疗或两者联合，但放化疗方案不尽相同。该患者的主治医师欲查阅最新证据以参考，但面对众多医学数据库无从选择，且无法判断所检索到的证据中哪些证据质量最高、可参考性最强。

　　讨论 主治医师应查阅哪类文献？如何选择数据库及对文献进行分级？

第一节 证据的分类

临床研究证据种类较多，目前国内外尚无公认、统一的分类方法，且不同人群对证据的需求存在差异。研究者可根据目的和要求归类。

一、按研究方法分类

按研究方法，证据可分为原始研究证据和二次研究证据。原始研究证据是指将在受试者中进行的单个有关病因、诊断、预防、治疗和预后等研究所获得的第一手数据，进行统计学处理、分析、总结后得出的结论。根据设计类型可分为观察性研究和实验性研究（表3-1）。

表3-1　原始研究证据的基本设计类型

观察性研究		实验性研究
描述性研究	分析性研究	
病例报告	队列研究	随机对照试验
病例分析	病例对照研究	交叉试验
病例调查		非随机同期对照试验

二次研究证据是通过尽可能全面地收集某一临床问题的全部原始研究证据，经严格评价、整合、分析、总结后所得出的综合结论，是对多个原始研究证据再加工后得到的证据。主要包括系统评价、临床实践指南、临床决策分析、临床证据手册、卫生技术评估、健康教育资料等。

二、按研究问题分类

按临床问题可分为病因临床研究证据、诊断临床研究证据、治疗临床研究证据、预防临床研究证据和预后临床研究证据等。

三、按获取渠道分类

按获取证据的渠道可分为公开发表的临床研究证据、灰色文献、在研的临床研究证据、网上信息。灰色文献（也称零次研究）是指尚未公开出版的文献，包括未公开出版的政府文献、学位论文、会议记录、科技报告、技术档案等。

四、按使用对象分类

按证据的使用者，可将证据分为政策制定者、研究者、卫生保健人员和其他用户四种类型（表3-2）。

表3-2　从使用对象角度的证据分类

	政策制定者	研究者	卫生保健人员	其他用户
代表人群：	政府官员、机构负责人	基础、临床、教学研究者等	临床医生、护士、医学技术人员等	患者、健康人群
证据形式：	法律、法规、报告	原始证据为主（原始研究、方法学研究等）	二次证据为主（指南、摘要、手册等）	科普材料、健康宣传教育材料、大众媒体信息
证据特点：	简明概括、条理清晰	详尽细致、全面系统	方便快捷、针对性强	形象生动、通俗易懂
使用目的：	侧重国计民生，解决重大问题	侧重科学探索，解决研究问题	侧重实际应用，解决专业问题	侧重个人保健，解决自身问题

第二节　证据的分级

证据分级是基于证据的不同水平做出的将干预措施应用于临床实践时确定利大于弊的程度建议，反映某项干预措施是否利大于弊的确定度，为政策制定者、临床工作者和患者提供参考，提供潜在证据与推荐建议之间的透明度。因此证据分级标准的制订非常关键，在创建和推广证据分级标准和推荐意见时，应避免偏倚、多变，减少误导、滥用。

1979 年，加拿大定期体检特别工作组（CTFPHE）的专家首次提出要对医学研究进行质量和推荐分级。此后，多个机构和组织分别对证据质量和推荐强度进行了规范。迄今，医学证据的分级标准有十余种，证据类型序列有两种。

一、证据类型序列

2001 年，美国纽约州立大学南部医学中心推出证据金字塔（The Evidence Pyramid），"图解"医学证据或论述与临床工作的关联程度。虽然它没有等级标准，但包含等级序列，而且非常形象。该序列首次将动物研究和体外研究纳入证据分级系统（图 3-1）。

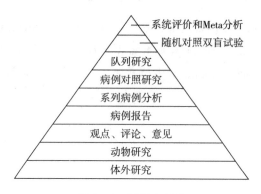

图 3-1　证据金字塔

新西兰临床指南工作组（New Zealand guidelines group，NZGG）也推出了简单、形象的证据之箭。该序列按研究类型将证据从左至右分为 5 个等级（图 3-2）。

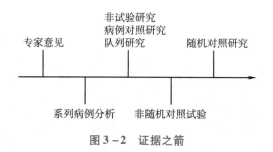

图 3-2　证据之箭

二、证据等级标准

有多个机构和组织对研究证据进行了分级，现介绍几种代表性的等级标准。

（一）CTFPHE 标准

加拿大定期体检特别工作组的标准是最早制定的证据等级标准，包含了 3 个级别（表 3-3），现有的许多标准仍可发现其影响。针对定期体检，该标准认为设计良好的随机对照试验级别最高，专家意见级别最低。

（二）ACCP 标准

1986 年，CTFPHE 成员之一（亦是循证医学创始人）David Sackett，针对 1979 年标准存在的缺陷，提出了证据的五分法（表 3-4），首次对Ⅰ级水平的 RCT 规定了质量，即大样本（Ⅰ、Ⅱ型错误都较低）RCT 优于小样本（Ⅰ、Ⅱ型错误都较高）RCT，且将证据等级与推荐强度一一对应，即高质量证据同时也是强推荐证据，反之亦然。该标准虽然简洁明了，更适于指导临床医生，但却忽视了低级别证据，未区分病例对照研究与队列研究、未纳入专家意见。后来 Gordon Guyatt 及 Deborah Cook 等分别于 1992、1995、1998、2001 和 2006 年对其进行了修改和完善，主要用于指导美国胸内科医师学会（American College of Chest Physicians，ACCP）抗血栓药物的使用。

表 3 – 3　CTFPHE 证据分级标准

证据水平	1979 年版定义	证据水平	1986 年修订版定义
Ⅰ	设计良好的 RCT、Meta 分析或系统评价	Ⅰ	至少包含 1 项合适的 RCT
Ⅱ	设计良好的队列或病例对照研究	Ⅱ – 1	设计良好的非随机的对照试验
		Ⅱ – 2	设计良好的队列或病例对照类研究，最好来自多个中心或研究组
		Ⅱ – 3	在时间和地点上设置了对照的研究，不管是否有干预措施；或重大结果的非对照研究
Ⅲ	非对照研究或专家共识（consensus）	Ⅲ	基于临床研究、描述性研究或专家委员会的报告，或权威专家的意见

表 3 – 4　ACCP 证据分级标准及推荐级别（1986 年版）

证据水平	定义	推荐级别	定义
Ⅰ	有确定结果的大样本 RCT（Ⅰ、Ⅱ型错误都较低）	A	至少 1 项Ⅰ级证据支持
Ⅱ	结果不确定的小样本 RCT（Ⅰ、Ⅱ型错误都较高）	B	至少 1 项Ⅱ级证据支持
Ⅲ	非随机的同期对照试验	C	只有Ⅲ、Ⅳ、Ⅴ级证据支持
Ⅳ	非随机的历史对照试验		
Ⅴ	无对照的系列病例报道		

（三）AHRQ 标准

1992 年，美国卫生研究和质量管理局（Agency for Health Care Research and Quality，AHRQ）在其研究方法中制定了证据等级标准，将随机对照试验的 Meta 分析作为最高级别的证据。该标准精简易懂，随后的许多标准以其为基础进行调整和修改（表 3 – 5）。

表 3 – 5　AHRQ 证据分级标准及推荐级别

证据水平	定义	推荐级别	定义
Ⅰa	随机对照试验的 Meta 分析	A	Ⅰa
Ⅰb	至少 1 项随机对照试验		Ⅰb
Ⅱa	至少 1 项设计良好的非随机对照试验	B	Ⅱa
Ⅱb	至少 1 项设计良好的准试验性研究		Ⅱb
Ⅲ	设计良好的非试验性研究，如对照研究、相关性研究和病例研究		Ⅲ
Ⅳ	专家委员会报告、权威意见或临床经验	C	Ⅳ

（四）SIGN 标准

1996 年，英格兰北部循证指南制定项目（North of England Evidence Based Guidelines Development Project，NEEBGDP）发布了其制定的证据分级标准，将随机对照试验、Meta 分析和系统评价共同作为最高级别的证据，这是继加拿大和美国之后，英国较系统全面发布了自己的分级标准。2001 年，苏格兰院际指南工作网（The Scottish Intercollegiate Guidelines Network，SIGN）在美国 AHCPR 标准（1992

版）的基础上进行了调整和补充，发布了更为详细的证据分级标准（表3-6），该标准简捷、实用。随后，新西兰、荷兰、澳大利亚等其他国家也在临床指南中引入或修订了各自的证据分级标准。

表 3-6 SIGN 证据分级标准（2001 年）

证据水平	定义
1++	RCT 的高质量 Meta 分析、系统评价或偏倚可能性很小的 RCT
1+	RCT 质量较高的 Meta 分析、系统评价或出现偏倚可能性小的 RCT
1-	RCT 的 Meta 分析、系统评价，或出现偏倚可能性大的 RCT
2++	病例对照研究或队列研究的高质量系统评价，或出现混杂、偏倚和机遇可能性很小而反映因果关联可能性大的、高质量病例对照研究或队列研究
2+	出现混杂、偏倚和机遇可能性小而反映因果关联可能性较大的、较高质量的病例对照研究或队列研究
2-	出现混杂、偏倚和机遇可能性大而反映因素关联可能性明显不足的病例对照研究或队列研究
3	非分析性研究，即病例报告、系列病例分析
4	专家意见

（五）牛津循证医学中心标准

临床流行病学和循证医学专家 Bob Phillips、Chris Ball、David Sackett 等人于1998 年共同制定了新的分级标准，2001 年5 月正式发表于英国牛津循证医学中心网站。

该标准最为全面和复杂。它不仅包含研究或论述的类型，还根据证据应用的领域，分别制定了不同的证据等级标准（治疗、预后、诊断、鉴别诊断和经济学、决策分析等），而且在评等分级时，还涉及许多影响证据质量的其他因素。其关于治疗、预防、病因和危害方面的标准如表3-7 所示。

表 3-7 牛津证据分级标准

证据水平	定义
1a	齐性的随机对照试验的系统性综述
1b	窄可信区间的单个随机对照试验
1c	未治疗时，所有患者均死亡；而治疗后某些患者生还；或未治疗时某些患者死亡，而治疗后患者均未死亡
2a	齐性的队列研究的系统性综述
2b	单个的队列研究，或低质量的随机对照试验（脱试或失访大于20%）
2c	"结局"研究（outcome research），或病因研究（ecological study）
3a	齐性的病例对照研究的系统性综述
3b	单个的病例对照研究
4	系列病例分析，或低质量的队列或病例对研究
5	未经明晰地严格评价的，或基于生理学、"归同"研究（bench research）或"第一原则"（"first principles"，临床经验）的专家意见

20 世纪90 年代，循证医学迅猛发展，Cochrane 协作网可全球参与，证据分级逐渐成熟，标志着一个以证据为基础的新医学时代的到来。以上分级标准的共同特点是：针对临床、运用指南、传播广泛、影响权威、推荐意见的强度与证据级别对应。但最大的不足是内容复杂、应用局限、标准各异。

（六）GRADE 标准及应用

针对上述众多标准的不足，包括 WHO 在内的 19 个国家和国际组织共同创立了"推荐分级的评价、制定与评估"（Grading of Recommendations Assessment，Development and Evaluation，GRADE）工作组，该工作组是由临床指南专家、循证医学专家、各个标准的主要制定者以及证据研究者等构成。该工作组制定了一套国际统一的证据质量分级和推荐强度系统（表3-8）。这是第一个从使用者角度制定的综合性证据分级和推荐强度标准，且方便使用、易于理解。该标准科学合理、过程透明、适用性强，目前已有包括 WHO 和 Cochrane 协作网在内的 28 个国际组织、协会采纳了 GRADE 标准，成为证据发展史上的里程碑事件。

表 3-8　GRADE 证据分级及推荐强度

证据水平	具体描述	推荐级别	具体描述
高	未来研究几乎不可能改变现有疗效评价结果的可信度	强	明确显示干预措施利大于弊或弊大于利
中	未来研究可能对现有疗效评估有重要影响，可能改变评价结果的可信度	弱	利弊不确定或无论质量高低的证据均显示利弊相当
低	未来研究很有可能对现有疗效评估有重要影响，改变评估结果可信度的可能性较大		
极低	任何疗效的评估都很不确定		

1. GRADE 系统的特点优势　①由一个具有广泛代表性的国际指南制定小组制定；②明确界定了证据质量和推荐强度；③清楚评价了不同治疗方案的重要结局；④对不同级别证据的升级与降级有明确、综合的标准；⑤从证据到推荐全过程透明；⑥明确承认价值观和意愿；⑦就推荐意见的强弱，分别从临床医生、患者、政策制定者角度作了明确实用的诠释；⑧适用于制作系统评价、卫生技术评估及指南。GRADE 系统清楚阐述了证据质量和推荐强度的定义，即：证据质量指在多大程度上能够确信疗效评估的正确性；而推荐强度指在多大程度上能够确信遵守推荐意见利大于弊。

2. 影响证据质量的因素　GRADE 系统分级方法和早期的质量分级系统一样，源于研究设计类型的不同。一般来说，推荐不同治疗方案而非推荐预后或诊断试验准确性问题时，随机对照试验的证据级别优于观察性研究；设计严谨的观察性研究提供的证据级别高于非对照病例研究。GRADE 证据质量分级方法中，影响证据质量的因素有 8 个，其中 5 个因素可降低证据质量（表 3-9），3 个因素可促进证据质量的提升（表 3-10）。

表 3-9　可能降低证据质量的因素

因素	阐释
研究的局限性	包括隐蔽分组缺失、盲法缺失（特别是结局指标为主观性指标且对其评估极易受偏倚影响时）、失访过多、未进行意向性分析、未观察到疗效就过早终止试验或未报道结果（通常是未观察到疗效的一些研究）
研究结果不一致	不同研究间大相径庭的疗效评估（异质性或结果的差异）意味着各种疗法的疗效确实存在差异。差异可能源于人群（如药物对重症人群的疗效可能相对显著）、干预措施（如较高药物剂量会使疗效更显著）或结局指标（如随时间推移疗效降低）。当结果存在异质性而研究者未能意识到并未给出合理解释时，证据质量亦降低
间接证据	第一类：如欲比较两种活性药物的疗效时，若无两药直接比较的随机对照试验，但两药均与同一安慰剂比较的随机对照试验中，可进行两药疗效的间接比较。但其证据质量比两药直接比较的随机对照试验低 第二类：间接证据包括人群、干预措施、对照措施、预期结局及相关研究中类似的因素
精确度不够	当研究纳入的患者和观察事件相对较少而置信区间较宽时，将降低该研究的证据质量
发表偏倚	若阴性结果的研究不能发表会减弱证据质量，典型情况是公开的证据仅限于少数试验且这些试验全部由企业赞助，此时不得不质疑存在偏倚

表 3-10　可能提升证据质量的因素

因素	阐释
效应值很大	当方法学严谨的观察性研究显示疗效显著或非常显著且结果一致时，将提高其证据质量
可能的混杂因素会降低疗效	例如研究证据显示营利性医院患者死亡率低于非营利性医院。但通常营利性医院卫生资源更多、就诊患者社会经济状况普遍较好、病情较轻。考虑到这些混杂因素，若得出营利性医院疗效更好，其证据强度将降低
剂量-效应关系	药物剂量及其效应大小间有明显关联

3. 影响推荐强度的因素　推荐强度反映通过某项干预措施的实施是否增大有利方面或者降低不利方面的确定程度。有利方面包括降低发病率和病死率、提高生活质量、降低医疗负担和减少资源消耗；不利方面包括增加发病率和病死率、降低生活质量或增加资源消耗等。GRADE 系统只有强弱两级推荐，为方便使用GRADE 还为证据质量和推荐强度提供了首选的符号描述法，也提供了首选的数字/字母描述法（表3-11）。

表3-11　证据质量与推荐强度的表达方式

证据质量	表达方式	推荐强度	表达方式
高	++++ 或 A	支持使用某项干预措施的强推荐	↑↑ 或 1
中	+++ 或 B	支持使用某项干预措施的弱推荐	↑? 或 2
低	++ 或 C	反对使用某项干预措施的弱推荐	↓? 或 2
极低	+ 或 D	反对使用某项干预措施的强推荐	↓↓ 或 1

推荐强弱对于不同使用者，如患者、临床医生或者政策制定者，其含义存在差异（表3-12）。

表3-12　证据强弱推荐含义

使用者	强推荐的含义	弱推荐的含义
患者	多数患者会采纳推荐方案，只有少数不会；此时若未予推荐，则应说明	大多数患者会采纳推荐方案，但仍有不少患者不采用
临床医生	多数患者应该接受该推荐方案	应认识到不同患者有各自适合的方案，帮助患者做出体现其价值观和意愿的决定
政策制定者	该推荐方案在大多数情况下会被采纳	制定政策需要实质性讨论，并需要众多利益相关者参与

影响推荐强度的因素有4个方面（表3-13）。

表3-13　影响推荐强度的因素

因素	阐释	例子（强推荐）	例子（弱推荐）
证据质量	证据质量越高，越适合强推荐；证据质量越低，越适合弱推荐	许多高质量随机试验证明吸入类固醇药物治疗哮喘的疗效确切	仅个别案例验证了胸膜剥脱术在气胸治疗中的实用性
利弊平衡	利弊间的差别越大，越适合强推荐；差别越小，越适合弱推荐	阿司匹林用于降低心肌梗死病死率，且毒性低、使用方便、成本小	华法林治疗心房颤动低危患者同时轻度降低卒中概率，但增加出血风险
价值观和意愿	价值观和意愿差异越大，或不确定性越大，越适合弱推荐	淋巴瘤年轻患者更重视化疗延寿的作用而非其毒副作用	淋巴瘤老年患者可能更重视化疗的毒副作用而非其延寿的作用
成本	一项干预措施的花费越高，即消耗的资源越多，越不适合强推荐	预防缺血性脑卒中患者卒中复发，阿司匹林成本低	预防缺血性脑卒中患者卒中复发，氯吡格雷成本高，比阿司匹林单用成本-效果差

4. GRADE 系统在诊断性试验中的应用　GRADE 认为诊断性试验应该包括确定患者、诊断性干预措施、对照措施和目标结局四个方面。工作小组对某个试验是否推荐，取决于真（假）阳性、真（假）阴性结果对患者重要结局指标的影响以及试验可能导致的并发症；另一些影响推荐强度的因素则包括证据质量、患者价值观的不确定性、对试验和患者重要结局指标的期望值及试验成本等。

5. GRADE 系统在系统评价中的应用　系统评价的目的之一是通过全面的检索和严格的评价尽可能减少误差，为读者提供科学的参考依据。然而研究者在制作系统评价时主要对纳入的单个文献进行质量评价，并对同质研究进行合并。在解读合并效应结果时，没有综合考虑总的证据质量，下结论时则可能存在一定偏颇和误导。

比如某系统评价的临床问题是：对于肺癌患者进行化疗，甲化疗药物对于安慰剂乙药，其降低病死率的效果如何。作者共纳入 6 项符合标准的随机对照试验，每项研究随机序列号的产生、分配方案的隐藏、盲法报告均充分和规范，也无失访，作者用 Meta 分析的方法合并结果。合并后发现差异有统计学意义，于是作者根据结果，很可能得出"高质量 RCTs 的 Meta 分析结果显示，甲药物用于某肺癌患者的化疗优于对照药物"的结论，部分读者可能直接参考该结论而用于临床实践。

但进一步分析，发现存在一些可能影响结论可靠性的因素：①纳入的 6 项随机对照试验效应大小和方向如果存在不同程度的差异，即研究间异质性较大，则结论的可靠性会因此而降低；②如果 6 个试验样本量都较小，总样本量不符合最佳信息量的要求，合并效应量的可信区间较宽，则对结论的信心会因为精确性而降低；③纳入的随机对照试验如果全部或部分是由厂家赞助的，则对结论的信心会降低；④该系统评价关注的主要结局指标是病死率，但纳入的 6 个随机对照试验如果全部只报道了生存质量的改变，则对结论的信心会因为间接性而降低。所以，在系统评价中应尽量采用 GRADE 分级，否则可能出现：①遗漏除研究的偏倚风险外的其他影响证据的因素；②无法给出总的证据质量级别；③不同的系统评价制作者可能对同一证据质量采用不同的评价标准和表述方式，不利于系统评价结果的传播和利用。

此外，在系统评价中应用 GRADE 分级时应注意：①GRADE 在系统评价和指南中的应用存在差异，需注意区分；②总的证据质量取决于至关重要结局中最低的证据质量；③GRADE 有可能只对一项研究进行质量分级；④RCTs 和观察性研究升降级有所差异；⑤应考虑分级条目权重问题，如随机方法、隐藏分组或盲法等哪项影响最大；⑥升降级的级数无须严格量化，而是应总体考虑后充分描述升降级的原因；⑦可能影响 GRADE 分级结果的因素应在证据概要表和结果总结表的备注中详细说明。

6. GRADE 如何考虑资源的利用问题　资源利用从某种意义上来说，与病死率、发病率及生活质量相同，都是患者的重要结局指标，会直接影响到对患者治疗措施的选择，但又和其他指标存在差异，故容易导致临床医生在制定和实施相关措施时忽略或遗漏。

成本不同于其他保健结局，主要表现在：①保健结局的利弊由患者承担，而保健成本则由整个社会、出资者及患者共同分担；②成本是否应该影响医生对个体患者的治疗决策，不同人的态度不一致；③卫生保健成本在不同地区甚至同一地区可能差异很大，并随时间改变；④当医保支出需要占用其他花费时，对其是否应由卫生系统、公共经费或整个社会来承担，人们的观点大相径庭；⑤与资源利用相关的问题具有高度的政治性，可能导致指南小组的利益冲突。

GRADE 全面描述和分析以上因素，并在推荐时将其考虑在内。针对该指标，GRADE 提出了几个需要注意的方面：①需要区分资源利用和成本的概念；②应该详细说明不同处理措施的资源消耗；③应注意资源利用在不同时间和区域的差异；④考虑资源利用问题时要有全局思想，并尽可能做到系统化、透明化。

7. GRADE 网格的应用　基于对个体化治疗需要多样化的认识，近年要求制定出理想的推荐意见（相关领域专家、方法学家、一线临床医生和患者代表），指南制定小组的规模因此扩大。确保所有参与者都有机会发表意见并影响讨论结果，确保评审透明，处理分歧达成共识。

指南工作小组发明了 GRADE 网格（表 3-14），简明地列出了推荐涉及的五种可能选择，并规定推荐或反对某一干预措施（与具体的替代措施相比），需要至少 50% 的参与者认可，如果低于 20% 则选择替代措施；某个推荐意见被列为强推荐而非弱推荐，需要至少 70% 的参与者认可。实际应用时，首先要对解决的临床问题明确定义并列出相应证据；其次分析、评价、讨论各方负责人认为存在潜在分歧的来源，再匿名投票；如成员认为该措施"可能利大于弊"，则在其相应的格子作标记；最后将投票结果列成图表，向小组公布结果。

GRADE 网格确保了所有参与者都有机会发表意见，使评审过程更加透明，能快速高效地解决分歧并尽早得出结果。

表 3 – 14　GRADE 网格

	等级分数				
	1	2	0	−2	−1
干预措施的利弊权衡	明显利大于弊	可能利大于弊	利弊相当或不确定	可能弊大于利	明显弊大于利
推荐意见	强："一定做"	弱："可能做"	无明确推荐意见	弱："可能不做"	强："一定不做"

第三节　证据的来源与检索

实践循证医学必须寻找证据，熟悉证据来源和检索技巧是临床医生在临床决策中实践循证医学的重要素质之一。目前临床医生可使用的数据库较多，检索途径和方法多种多样，但只有针对临床需要进行检索策略的设计，才能确定什么是当前最相关的数据库和基本相关的数据库。为有效获取证据，对证据的检索可分类、分步骤进行，先检索对临床工作最有指导价值、最相关的数据库，当检索结果不能满足需要时再检索基本相关数据库。

一、临床循证医学证据的来源

国外部分医学图书馆将证据来源分为两类：背景资源和前景资源。背景资源如传统教科书、书目数据库中的叙述性文献综述；前景资源包括二次研究和原始研究。

关于证据的来源，研究者 Haynes RB 等于 2009 年提出了一个研究证据的"6S"模型，该模型将研究证据分为六个层次。

（1）Studies　指原始研究，该层是基础。

（2）Synopses of studies　指那些出现在循证医学杂志中的对原始研究和系统评价进行简洁描述的文献。

（3）Syntheses　指系统评价。

（4）Synopses of syntheses　指系统评价的摘要及评论。

（5）Summaries　指综合证据。为某个特定健康问题提供全面的证据，如"clinical evidence"即为此类证据。

（6）System　指能将患者个体的信息与来自研究证据的适用信息相匹配的计算机决策服务系统，即将患者电子病案中的特征与当前可得的最好证据进行自动链接，并能提示一些关键信息。

该模型中"system"层次的证据非常少，包括的临床范围也很有限，链接到的也可能不是当前最好的证据，因此 Haynes RB 等认为在最佳证据整合到电子病历前，可从其他模型获取研究证据。

证据来源的分类多种多样，但大同小异。本节将证据资源分为六类，并对其中的常用资源作简要介绍。

（一）循证医学临床证据数据库

1. Cochrane 图书馆　Cochrane 图书馆是国际 Cochrane 协作网的主要产品，1996 年由英国牛津 Update Software 公司以光盘或网络形式发行，2010 年前光盘内容每季更新，2010 年以后每月更新。

Cochrane 图书馆的 Cochrane 系统评价资料库（Cochrane Database of Systematic Review，CDSR）是公认获取高质量临床证据的重要来源之一。如果从 CDSR 中查不到所需的 Cochrane 系统评价，可从 Cochrane图书馆中的疗效评价文摘库（Database of Abstract of Review of Effectiveness，DARE）中检索已发表的按规定格式制作的详细结构式文摘。从网络可免费获得 Cochrane 系统评价摘要。对 Cochrane 图书馆光盘的检索应同时使用主题词和自由词检索。Cochrane 图书馆主要包括以下几个部分。

（1）Cochrane 系统评价资料库（CDSR）　Cochrane 系统评价资料库分为两个部分。

①系统评价全文资料库（completed review）　收集了由 Cochrane 系统评价各专业组完成的系统评价全文。对已发表的系统评价，评价者根据系统评价专业组的要求，并根据读者建议和评价以及新的临床研究资料，在规定时间范围内更新系统评价的内容，包括：标题、背景、目的、筛选研究文献的标准、检索策略、评价方法、对研究内容的描述、方法学方面的质量、结果、小结和分析、讨论、评价者的结论、致谢、参考文献以及评价员的信息等。

②研究方案（protocols）　收集了 Cochrane 系统评价各专业组的评价者在 Cochrane 协作网注册的研究方案，介绍拟进行的系统评价。至少包括以下内容：标题、作者及作者联系地址、研究背景、研究目的、研究对象选择标准、检索策略和研究方法等。

（2）疗效评价文摘库（DARE）　疗效评价文摘库也分为两部分。

①系统评价质量评估文摘库（Abstract of Quality Assessed Systematic Review）　英国国家保健服务（NHS）评价与传播中心（Centre for Review and Dissemination，CRD）对已发表的系统评价收集、整理，对其方法学质量进行再评价，并按该中心规定的格式做出详细的结构式文摘，每月更新一次。文摘除基本内容外，还包括作者目的、干预措施类型、研究设计、检索策略、结果评价、作者结论以及中心研究人员对该系统评价所做的结论等。

②其他学术性综述（other review）　仅有题录及 CRD 对这些综述整理的描述及检索用的主题词。

（3）Cochrane 临床对照试验注册资料库（Cochrane controlled trials register，CCTR）　由 Cochrane 协作网临床对照试验注册中心管理，向 Cochrane 协作网系统评价专业组和其他制作系统评价的研究者提供信息。信息来自 Cochrane 协作网各中心、专业组及志愿者等，他们通过手工检索和计算机检索，从医学杂志、会议论文集和其他来源收集随机对照试验或对照临床试验文献，并按规定的格式送到 Cochrane 协作网的对照试验资料库注册中心。

（4）Cochrane 协作网方法学评价数据库（Cochrane Database of Methodology Review）　包括两个部分：一是完整的评价，格式类似于 Cochrane 系统评价，也有研究背景、目的、文献纳入与排除标准、研究设计、检索策略、方法学质量、结果评价、评价者结论等内容；二是研究方案，有研究背景、目的、文献纳入与排除标准、检索策略、研究方法和参考文献等。

（5）Cochrane 协作网方法学文献注册数据库（Cochrane Methodology register）　收录卫生保健方面的方法学文献（包括论文与书籍）。

（6）Cochrane 协作网信息（About the Cochrane Collaboration）　收录了 Cochrane 协作网、协作网各专业组、网络和中心等相关内容。

（7）Cochrane 图书馆卫生技术评估数据库（Health Technology Assessment Database，HTA）　收录国际卫生技术评估网络成员单位和其他卫生技术评价机构提供的结构式摘要。

（8）英国国家卫生保健服务卫生经济评价数据库（NHS Economic Evaluation Database，NHS EED）　按一定规范、系统收录相关数据库和杂志中卫生保健干预措施的经济学评价记录。

2. PubMed 及其收录的数据库　PubMed 是由美国国立医学图书馆开发，检索免费。主要收录有 Medline、PreMedline 及 Record supplied by Publisher 三个数据库；Medline 收录自 1949 年以来包括基础和临床等各个领域、覆盖超过 5000 余种期刊，涵盖超过 60 多种语言，多达 2000 万条记录，是全球最大的医学文摘数据库之一。临床查询包括临床研究查询、系统评价查询及医学遗传学查询三个方面；在临床研究查询中，可以使用内置过滤器针对病因、诊断、治疗、预后及临床指导等 5 个方面进行检索，还允许检索者使用高敏感性或高特异性两种检索策略来提高检索的全面性和准确性。此外，PubMed 拥有完备的检索系统，可借助其完善的检索语法发挥强大的检索能力。

3. Embase 数据库　收录 1974 年以来超过千万条记录，还收录 Medline 中的部分数据，主要收录药学及药理学等方面的研究。Embase 数据库收录范围涵盖全球 70 多个国家超过 7000 种期刊，每天更新。该数据库有较为完善的检索系统，用户可通过其检索语法提高检索效率，也可通过其内置的强大检索过滤器实施字段检索、药物检索、疾病检索等；有强大的 "limits" 选项供用户选择；可单独检索其收录的 Embase 数据库或 Medline 数据库，也可两者同时检索；具有易用、友好的人机界面。

4. Ovid 数据库　该数据库由美国 Ovid Technologies 公司开发，现为全球最大的数据库出版公司之一，提供大量的一次文献、二次文献摘要及全文收费服务，在生物医学方面整合了包括 Medline、Embase、循证医学评价、National Guideline Clearinghouse（NGC）等多个数据库，可实现使用同一检索平台对不同数据库的同时检索。

5. DynaMed 循证医学数据库　其整合使用 CDSR 和其他循证医学资源，帮助临床医生解决各种临床问题，可针对多个临床方面进行检索，提供证据的级别水平，可在 EBSCO 平台付费使用。

6. 中国生物医学文献数据库（CBM）　由中国医学科学院医学信息研究所开发研制，有光盘版和网络版，付费使用。网络版收录我国 1978 年以来 1600 多种生物医学期刊、汇编和会议论文题录，已超过 350 万条，收录范围涉及基础医学、临床医学、口腔医学、预防医学、药学以及中医中药学等多个生物医学学科领域，是收录中文文献题录最全的数据库之一。

循证医学临床证据数据库见表 3 - 15。

表 3 - 15　循证医学临床证据数据库

数据库	特点	是否收费
Cochrane 图书馆 http：//www.cochranelibrary.com/	是循证医学的重要资料库。是目前得到日益广泛关注和重视的最全面的系统评价资料库；是卫生保健疗效可靠证据最好的和唯一的来源	否
PubMed 数据库 http：//www.ncbi.nlm.nih.gov/pubmed/	检索免费，是全球最大的医学文摘数据库之一	否
Embase 数据库 http：//www.embase.com/	收录药学及药理学等研究及 Medline 中部分数据；每天更新；具有 Emtree 词检索功能	是
Ovid 数据库 http：//ovidsp.ovid.com/	全球最大的数据库平台之一，整合了 Medline、Embase 等多个数据库，可用同一检索平台对不同数据库同时检索	是
DynaMed 循证医学数据库 http：//www.dynamed.com/home/	整合使用 CDSR 和其他循证医学资源，可针对多个临床方面进行检索并提供该证据的级别水平	是
CBM 数据库 http：//www.sinomed.ac.cn/zh/	是收录中文文献题录最全的数据库之一	是

（二）循证医学综合网站

1. Cochrane 协作网　是英国著名流行病学家、内科医生 A. Cochrane 在英国国家卫生服务部资助下，与其学生 I. Chalmer 博士于 1993 年成立的国际性非营利组织。通过制作、保存、传播及更新医学各领域的系统评价，为临床治疗实践和医疗卫生决策提供可靠的科学依据，主要包括干预性试验和诊断学试验两方面的系统评价。Cochrane 协作网避免重复，减少偏倚，保证质量，随时更新。Cochrane 协作网下设有 16 个方法学小组、53 个系统评价专业协作组，涉及 17 个领域，涵盖绝大部分医学及医学相关领域学科。

2. 其他循证医学综合网站。　见表 3 – 16

表 3 – 16　部分临床循证医学综合网站一览表

网站	国家	特点	是否收费
Netting the evidence http：//www. nettingtheevidence. org. uk	英国	收集循证医学相关信息最多的导航网站之一	否
Medical Matrix http：//www. medmatrix. org/reg/login. asp	美国	设详细分类目录，方便检索	是，试用免费
Cancer Net http：//www. cancernet. nci. nih. gov	美国	癌症研究所资料库	是
CRD http：//www. york. ac. uk/inst/crd	加拿大	包含 Cochrane 图书馆 DARE、NHSEED、HTA 3 个数据库	是
CADTH http：//www. cadth. ca	加拿大	检索有关卫生技术及药物的循证医学资料，检索选项丰富，易于使用	是

（三）循证医学临床指南网站

1. 国家技术情报指导网（National Guideline Clearinghouse，NGC）　收录各学科指南超过 2000 份，内容每周更新，是收录循证医学临床实践指南最丰富的网站之一。http：//www. guideline. gov

2. 加拿大情报网（CMA Infobase，Canadian Clinical Practice Guidelines Online）　由加拿大各级医学会、医学专业团体及政府机构共同参与建立的循证指南数据库。收录面较广，收录指南超过 1700 个。http：//www. cma. ca/cpgs/index. asp

3. 苏格兰院际指南网络（Scottish Intercollegiate Guidelines Network）　收录各学科指南全文 101 份，可按学科浏览，有许多的临床指南开发和评价资料以及相关站点的链接。http：//www. sign. ac. uk

4. 新西兰临床指南网站（New Zealand Guidelines Group，NZGG）　于 1996 年由新西兰国家卫生委员会创立，收录指南全文 75 份，按学科分类，方便浏览。http：//nzgg. org. nz

5. 指南研究与评价的评审工具（Appraising Guidelines Research and Evaluation，AGREE）　为目前国际指南质量评价的基础工具。http：//www. agreecolaboration. org

6. 英国国家健康与临床卓越研究院指南（Appraising Guidelines Research and Evaluation，AGREE）　http：//www. nice. org. uk

7. 加拿大临床实践指南（Clinical Practice Guidelines，CPGs）　http：//www. cma. ca/index. cfm/ci_id/54316/la_id/1/htm

8. 循证医学指南（Evidence – Based Medicine Guidelines，EBMG）　http：//www. ebmg. wiley. com/ebmg/ltk. koti

9. 临床实践指南（Clinical Practice Guidelines）　http：//www. rcjournal. com/cpgs

10. 指南国际网络（Guidelines International Network，GIN）　http：//www. g – i – n. net

11. ScHARR 循证实践指南网络版　http：//www. shef. ac. uk/scharr/ir/netting

12. NCCN 指南（National Comprehensive Cancer Network，NCCN）　http：//www. nccn – china. org/

13. 国家卫生图书馆（National Library for Health）　http：//www. library. nhs. uk/Default. aspx

以上网站均可检索证据、指南等，能将结果按临床问题和文献类型分类显示，并可免费获得摘要。

（四）循证医学教学网站

1. 加拿大医疗卫生循证网络　包含如何实践循证医学的生动实例及其他一些循证医学相关资源，供访问者免费浏览。http：//www. cche. net

2. 美国杜克大学图书馆循证医学中心 包含提出问题、文献检索和评价证据等实践循证医学基本步骤。http：//www. mclibrary. duke. edu/subject/ebm？tab = contenes

3. 纽约医学图书馆循证医学资源中心 有学习及实践循证医学的相关资料，提供部分期刊文献题录，还包括 SumSearch、PubMed Clinical Queries 及 DARE 等数据库的链接。http：//www. ebmny. org/re-source. html

4. 循证医学中心 可免费下载循证医学资料。http：//www. cebm. net

5. 美国 Rochester 大学医学中心 有循证医学的内容，提供站外的大量高质量循证医学信息及资源。http：//www. urmc. rochester. edu/

6. 兰州大学循证医学中心 较为全面地收录循证医学学习与实践的资料，包括循证研究、循证实践、教学培训、学习园地、资料下载、学术讲座及会议信息等。http：//www. ebm. lau. edu. cn

（五）循证医学相关期刊

表 3 – 17 以循证医学为主要内容的期刊一览表

杂志名称	特点	网址
新英格兰医学杂志	全球影响力最大的医学杂志之一，许多大型多中心随机对照试验及高质量的系统评价均发表于此（刊载文章部分免费）	http：//www. content. nejm. org/
美国医学会杂志	刊登较多系统评价和 Meta 分析论文，质量高（部分文章可免费获取全文）	http：//www. jama. ama – assn. org
英国医学期刊	显示各类资源，可分类浏览（可免费获得该期刊大部分全文）	http：//www. bmj. com
柳叶刀	免费提供部分文章全文	http：//www. thelancet. com
美国内科医师杂志俱乐部	提供重要的循证医学证据及有临床实践价值的评论	http：//www. acpjc. org
子弹网	使用循证医学方法，提供有关疾病尤其是治疗的科学依据	http：//www. jr2. ox. uk/bandolier
中国循证医学杂志	中国循证医学中心主办，全文获取免费	http：//www. cjebm. org. cn
循证医学杂志	广东省循证医学研究中心等单位主办（部分全文免费）	http：//www. jebm. cn

⊕ **知识链接**

临证循证医学证据的网络资源分类

随着信息技术和循证医学的发展，临床循证医学证据相关的网络资源日益丰富，大致可分为卫生技术评估、临床实验、补充与替代医学几类，下面列举如下。

卫生技术评估：世界卫生组织卫生证据网络、国际卫生技术评估网络、国际新兴健康技术信息网络、卫生技术评估手册、美国国立医学图书馆卫生技术评估、英国国家卫生技术评估协调中心、加拿大临床评价研究所、新西兰卫生技术评估网、中国卫生技术评估数据库、补充健康服务研究与技术评估中心。

临床实验：中国临床试验注册中心、Clinical trials、Current Controlled Trials、Clinical Study Results、National Research Register、Trials Central。

补充与替代医学：The Alternative Medicine Homepage、National Center for Complementary and Alternative Medicine、The Research Council for Complementary Medicine、Complementary and Alternative Medicine Special list Library、Complementary and Alternative Medicine New Zealand。

二、临床循证医学证据的检索

临床循证医学证据检索主要有两个目的：一是供临床医生使用，检索当前的最佳证据来指导临床决策；二是临床科研的立项依据，检索当前全部相关内容的研究，对当前所有某项干预措施治疗某病的研究进行检索，尽量保证检全。目的不同，检索侧重点也存在差异，如何获取临床循证医学所需的研究证据，需对检索相关知识有所了解。

（一）检索词和检索途径

选择正确的检索词是获取证据的必要步骤，检索词是表达信息需求和检索内容的基本元素，检索词选择恰当与否直接影响检索结果。在日常检索中，运用较多的检索方式是主题词检索和关键词检索。

1. 主题词和主题词检索　主题词又称叙词，来自主题词表，医学主题词多采用美国国立医学图书馆编制的《医学主题词表》（Medical Subject Headings，简称 MeSH），能非常准确地定位相关文献。主题词表中采用的词语有严格的规范，可将多个相同概论、名词术语、同义词等用唯一的术语来表达；通过参照系统将某些非主题词指向主题词；通过主题词表达的树状结构或主题词等级索引等揭示主题词之间的相互关系以便于查找主题词；通过主题词检索的组配规则，如主题词与主题词的交叉组配或主题词与副主题词的限定组配，使检索更准确。

许多数据库都用主题词来标引收录的文献，标引的过程可将文献作者、标引人员和检索人员的自然语言统一为规范化的受控文献检索语言，对于明确词义、扩大或缩小检索范围、提高文献检索的查全率和查准率有重要作用。例如，acupuncture 是一个主题词，needle therapy 是一个关键词，但前者可涵盖后者。

2. 关键词和关键词检索　关键词检索通常又称为自由词检索或文本词检索。关键词是指出现在文献中的具有检索意义，并能表达信息实质内容的名词和术语。在文献中不受词表约束、能被检索的有意义名词和术语也称自由词。如选择的检索系统没有主题词检索或主题词检索功能不完善，或需要检索的临床问题没有适当的主题词，或一些医药科技领域中新出现的专业术语尚未被医学主题词检索系统收录时，宜采用关键词检索，以减少漏检。

采用关键词检索时需要注意以下几点。

（1）筛选同义词　在文献中同一病症或同一干预措施可能有不同的提法，如 heart attack 和 myocardial infarction，physiotherapy 或 physical therapy 等。

（2）词形变化　有的自由词可能有不同的词尾或词的单复数形式变化，如 diet、diets 或 dietary，man 或 men 等。

（3）词汇拼写差异　有的自由词可能存在拼写差异，如 center/centre，behaviour/behavior。

（4）缩写词　不少医学词汇取首字母作为缩写词，如 RCT、EBM 等。

综上所述，主题词检索和关键词检索各有特点，检索时最好是既采用主题词检索，也采用关键词检索，以尽量避免漏检。

（二）检索步骤

1. 对信息需求进行分析和整理　当临床工作者在医疗实践中提出了一个具有临床意义的问题，应对该临床问题的信息需求进行分析和整理，可按 PICO 原则分解。

可将本章开篇案例的问题按 PICO 原则分解如下。

P：丧失手术时机的Ⅲ期非小细胞肺癌患者。

I：放疗化疗相结合。

C：单纯化疗或单纯放疗。

O：死亡率、患者生活质量。

2. 选择合适的数据库　临床证据检索可参照循证医学证据结构"5S"模型（图 3 – 3）选择适当的数据库。该模型由加拿大 McMaster 大学临床流行病学与生物统计学教授 R. Brian Haynes 提出，置于"5S"模型最顶层的是系统（systems），通常是指整合有临床实践指南的计算机决策支持系统，可根据个体患者的特征（如电子病历）链接相关证据，系统根据个体患者的特征自动链接至当前与该患者具体情况相关的最佳证据，并提醒或告知医护人员治疗的关键所在，因而对临床实践具有重大的指导意义；第二层是综合证据（summaries），即循证教科书中关于某种健康状况各方面的摘要、综述或研究，循证教科书中的总结相对于单个摘要、综述或原始研究甚至它们的总和而言，都更具优势；第三层是摘要（synopses），如单个研究或系统评价的简短描述；第四层是综述（synthesis）即系统评价，如 Cochrane 系统评价；最底层研究（study）是原始研究，如 PubMed 数据库中的原始研究。

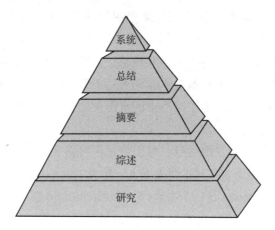

图 3 – 3　循证医学证据结构"5S 模型"

前文提及的循证医学证据按研究方法可分为原始研究、二次研究，在检索临床证据时通常按照此分类方法选择相应数据库。原始研究证据包括 RCT、病例对照研究、队列研究等各种临床原始研究，其主要来源有 Pubmed、Embase、CBM。二次研究证据包括系统评价、指南等，其主要来源有：①数据库，如 Cochrane 图书馆、OVID 开发的 EBM Reviews、临床证据数据库等；②期刊，如 ACP Journal Club、Evidence – Based Medicine、Evidence – Based Nursing、Bandolier 等；③指南，如 NGC、NICE、CMA Info-base。根据所提临床问题的类型和现有的条件，先检索最相关的数据库，如检索的结果不能满足需要再检索基本相关的数据库。

例如：针对治疗问题对数据库进行选择时，应首先检索 Cochrane 系统评价数据库。如检索结果不能满足需要，再检索其他的二次研究资源，如 Evidence – based medicine、ACP Journal Club 等。如果检索结果仍难以回答所提出的临床问题，常需检索收录记录多、更新快或专业更密切的其他数据库，如 PubMed/Medline、Embase、CBM 等。

上述病例中，研究者针对问题选择了 Cochrane 图书馆、Trip database 网站、Clinical evidence 三个数据库进行检索。

3. 选择恰当的检索词和检索途径　选择数据库后，需针对已分解的临床问题，思考和选择检索词。最好列出一组与临床问题有关的词，这些词应包括主题词和关键词。由于研究的内容可能涉及特殊的人群、干预措施或研究结果，但研究内容的主题概念在数据库中的检索用词常标引得不够完善，没有列入主题词表，因此用词表检索很难令人满意。为提高检全率，我们在检索的时候需要尽可能知道与检索对象相关的所有关键词。如果原文的标题、摘要和关键词部分都未提及就易导致漏检，尽量用主题词检索，能非常准确地定位相关文献。但仍然存在缺陷，如人工标引错误、漏标等。所以通常可采用主题词和关键词相结合的方式检索。

如上述病例，制订检索词：unresectable stage Ⅲ non‑small cell lung cancer、chemotherapy、radiation treatment、treatment、radiotherapy。

4. 制定检索策略并检索　针对所选数据库，制定出适用于该数据库的检索策略。制定检索策略时需确定检索的敏感性和特异性，如想提高检索敏感性，可扩大检索范围，提高相关文献被检出的比例，提高查全率；如需提高检索特异性，可缩小检索范围，排除非相关文献被检出的比例，提高查准率。检索者可根据检索目的和检索要求不断调整检索策略的敏感性和特异性。

5. 判断或评估检索结果是否能够回答所提的临床问题　整理收集到的、符合纳入条件的文献，遵循阅读文献规则去粗取精，逐步筛选，再对合格文献进行严格评价。要根据临床问题的性质，如病因、诊断、治疗、预后或经济评价等，分别应用临床流行病学/循证医学的科学评价标准，从真实性、重要性及实用性等方面评价，以选择真正的最佳研究证据，并在临床诊疗决策时参考这些研究证据。

6. 必要时对数据库进行再检索或检索其他数据库，并在检索过程中不断修改和完善检索策略　为使用证据，应更多地检索一些二次研究资源。要对临床研究证据进行系统评价，除检索已发表文献数据库外，还应检索在研的临床研究数据库。不同数据库检索术语、检索词表及检索功能有差异，在检索过程中需仔细选择检索词，不断修改和完善检索策略，调整检索策略式的敏感性或特异性，制定出能满足检索需求的检索策略。

（三）计算机检索系统的选择

检索系统是指把有用的信息按照便于检索与利用的方式存储在特定的设备上，并在用户需要时检出所需信息的集合体。检索系统随着存储设备的发展而演变，并由此产生多种检索系统，计算机检索系统是其中之一。由于信息加工和传播技术的不断发展和实用化，目前可供实践循证医学使用的计算机检索系统日益增多，检索者有必要对一些常用的检索系统的基本特点加以了解，以根据不同的检索目的优选检索系统。

1. 循证医学证据检索系统与其他医学信息检索系统的选择　Cochrane 图书馆与 OVID 循证医学数据库虽各有特点，但共有的特征是既有网络版也有光盘版，均能通过一个统一的用户界面同时查询多个与循证医学证据密切相关的数据库，这些数据库既有二次研究资源的全文，也有临床研究原始文献的摘要或题录。在检索功能上除具有一般检索工具所具备的逻辑检索、位置检索、关键词检索等之外，还可采用医学主题词检索。Cochrane 图书馆与 OVID 数据库具有其他医学信息检索系统所不具备的特征，有条件的单位或个人在获取循证医学证据时可优选这两个数据库。

2. 书目文献型检索系统与全文检索系统的选择　文献检索是信息检索的核心部分，是循证医学证据检索的重要内容之一。文献检索根据检索内容不同可分为书目检索和全文检索，对应检索方式的不同其数据库又分为书目数据库（如 Medline、Embase、CBM）和全文数据库（如 CNKI、VIP、万方）。检索者可通过阅读书目数据库的内容特征，如题目、摘要、关键词等，决定文献的取舍。

与全文数据库相比，书目数据库产生较早，收录的信息量大，检索功能更完善，检索时可先检索书目数据库，然后再决定是否去检索全文数据库。

3. 与循证医学有关的多元集成型搜索引擎与书目数据库和专题数据库的选择　随着循证医学的兴起和发展，现已有与循证医学有关的多元集成型搜索引擎，其中最为常见的是"SUMsearch"和"TRIP"。

循证医学多元集成型搜索引擎在一定程度上满足了检索者方便、快捷地获得多个网络资源信息的需求，对于快速获得循证医学相关证据以解决临床问题十分有用。书目数据库和专题数据库提供比多元集成型搜索引擎更丰富的检索途径与检索功能，并且有的检索系统还提供全文或可链接到全文，因此在需要进行较为全面和仔细检索时应选书目数据库和专题数据库，以免漏检。

目标检测

答案解析

一、名词解释

1. 原始研究证据

2. 二次研究证据

3. 灰色文献（也称零次研究）

4. 证据分级

5. 推荐强度

二、简答题

1. 临床证据分类、分级的意义是什么?

2. 根据 GRADE 系统，研究证据可分为哪些等级和推荐强度?

3. 临床证据检索有哪些步骤?

4. 本章节提到常见的二次研究数据库有哪些?

（郭崇政　李雨璘）

书网融合……

本章小结

第四章 临床循证医学证据中使用的统计指标

📖 学习目标

1. 掌握 常用统计学指标在临床循证医学证据中的正确使用和结果解释；Meta 分析的基本概念与结果判读。

2. 熟悉 Meta 分析的统计目的和主要分析步骤。

3. 了解 Meta 分析中异质性检验、固定效应模型与随机效应模型的用途及正确应用。

4. 学会理解和准确应用循证研究中常见的统计指标；具备正确阅读系统评价和 Meta 分析文献的能力。

⇒ 案例引导

临床案例 某作者为比较 smooth implant 与 textured implant 两种不同隆胸埋置剂预防纤维包膜痉挛的效果，对纳入的 7 篇研究按要求进行了 Meta 分析，合并效应量结果为 $OR=0.19$（95% CI：$0.07 \sim 0.52$）。作者由此得出结论：采用随机效应模型合并的 OR 值为 0.19，提示采用 smooth 埋置剂隆胸后发生纤维包膜痉挛的可能性是 textured 埋置剂的 5 倍。细读该研究后发现，文中 smooth 埋置剂组纤维包膜痉挛发生率为 34.1%，不属于罕见事件。该文将 OR 错误解释为 RR，夸大了研究效应，显然该作者把 OR 值当作 RR 进行了解释。改用 RR 为合并效应量进行 Meta 分析，结果合并 RR 值为 0.29（95% CI：$0.13 \sim 0.64$），证实原文作者错误解释 OR 含义而夸大了研究效应。

讨论 如何准确应用 OR 和 RR，其意义分别是什么？

上述案例说明，不管是证据的创造者还是证据的使用者，都应在应用和解读临床循证医学证据中的统计学指标时，保持谨慎。要求熟悉和了解临床循证医学中常用的统计指标。

医学统计内容主要包括统计描述和统计推断两类。统计描述是利用统计指标、统计图表，反映数据资料基本特征，以便准确、全面了解数据资料包含的信息。临床循证医学系统评价中的统计描述指标，计数资料主要有 RR（相对危险度）、OR（比值比）和 RD（率差）等；计量资料主要有均数、标准差、MD（均数差）和 SMD（标准化均数差）。统计推断是利用样本提供的信息对总体进行估计或推断，主要包括参数估计和假设检验两大内容。参数估计是利用样本指标估计总体参数，常用可信区间来估计，如均数的可信区间、率的可信区间；假设检验是利用两个或多个样本提供的信息比较两个或多个总体之间有无差别，如 t 检验、卡方检验等。临床循证医学证据中常用的统计推断有 RR、OR、MD 等的可信区间和 Meta 分析。

第一节 分类资料的统计指标

在临床循证医学的证据中除有效率、死亡率、患病率、发病率等常用率的指标外，相对危险度

（relative risk，*RR*）、相对危险度降低率（relative risk reduction，*RRR*）、绝对危险度降低率（absolute risk reduction，*ARR*）、比值比（odds ratio，*OR*）、减少 1 例不利结果需要治疗的患者数（number needed to treat，*NNT*）、多出现 1 例不利结果需要观察的人数（number needed to harm，*NNH*）等指标也是循证医学中富有特色的描述指标。

　　总体指标的可信区间是按预先给定的概率（1 - α，常取 95% 或 99%）去估计未知总体参数（如总体均数、总体率、总体 *RR* 或总体 *OR* 等）可能范围的，这个范围被称为所估计参数值的可信区间。如 95% 可信区间，是指该区间有 95% 的可能性包含了被估计的参数，还有 5% 的可能性不包含被估计的参数。可信区间是以置信上、下限为界的一个区间。置信限（confidence limit，*CL*）只是可信区间的上、下界值。可信区间的计算主要与标准误有关，标准误愈小，抽样误差愈小，可信区间的范围就愈窄，用样本指标估计总体参数的可靠性就愈好；反之，用样本指标估计总体参数的可靠性就愈差。可信区间有两个主要的用途：用于估计总体参数和用于假设检验。

⊕ 知识链接

统计学、医学统计学、循证医学中的三者之间统计的关系

　　统计学是研究数据的收集、整理、分析与推断的科学；医学统计学是运用统计学原理和方法研究生物医学资料的搜索、整理、分析和推断的一门学科，更多的是从临床研究的"创证"角度出发；循证医学中常用的统计学方法，更多的是从临床"用证"角度出发，是使用现在已存在的最佳证据指导临床实践。

一、*OR* 及其可信区间

　　OR 即比值比（odds ratio，*OR*），也叫机会比、优势比，是一组中某事件比值与另一组中该事件比值之比，是测量疾病与暴露联系强度的一个重要指标。回顾性研究（如病例对照研究）往往无法得到某事件的发生率（如发病率），也就无法计算出 *RR*。但当该发生率很低时（如发生率≤5%），可以计算出 *RR* 的一个近似值，即比值比。整理 *OR* 的数据表格见表 4 - 1。

表 4 - 1　*OR* 计算的四格表

组别	暴露	非暴露	合计
病例组	a	b	n_1
对照组	c	d	n_2
合计	m_1	m_2	T

$Odds_1$ 是病例组暴露率 π 和非暴露率 $1 - \pi_1$ 的比值，即：

$$Odds_1 = \frac{\pi_1}{1 - \pi_1} = \frac{a/(a+b)}{b/(a+b)}$$

$Odds_2$ 是对照组暴露率 π_2 和非暴露率 $1 - \pi_2$ 的比值，即：

$$Odds_2 = \frac{\pi_2}{1 - \pi_2} = \frac{c/(c+d)}{d/(c+d)}$$

以上这两个比值比之比即为比值比，即：

$$OR = \frac{Odds_1}{Odds_2} = \frac{\pi_1/(1 - \pi_1)}{\pi_2/(1 - \pi_2)} = \frac{ad}{bc}$$

OR 的可信区间需要采用自然对数进行转换，其 ln*OR* 的标准误 $SE_{\ln OR}$ 按下列公式计算：

$$SE_{\ln OR} = \sqrt{\frac{1}{a} + \frac{1}{b} + \frac{1}{c} + \frac{1}{d}}$$

$\ln OR$ 的可信区间为：$\ln OR \pm u_a SE_{\ln OR}$

OR 的可信区间为：$\exp(\ln OR \pm u_a SE_{\ln OR})$

二、RR 及其可信区间

相对危险度（relative risk，RR）是前瞻性研究（如队列研究）中较常用的指标，它是试验组（暴露组）某事件的发生率与对照组（非暴露组）某事件的发生率之比，用于说明试验组某事件的发生率是对照组的多少倍，也常用来表示暴露与疾病联系的强度及其在病因学上的意义大小。RR 计算的四格表见表 4 – 2。

表 4 – 2 *RR* 计算的四格表

组别	发病	未发病	合计
试验组	a	b	n_1
对照组	c	d	n_2
合计	m_1	m_2	T

当 $RR = 1$ 时，表示试验因素与疾病无关，$RR \neq 1$ 表示试验因素对疾病有影响。

若某事件的发生率是病死率、患病率等指标时，当 $RR < 1$ 时，试验组事件发生率小于对照组事件发生率，表示试验组所使用的试验因素与对照组相比可以减少其病死率、患病率等，该试验因素是疾病的有益因素，且 RR 越小，试验因素对疾病的有益作用就越大；当 $RR > 1$ 时，试验组事件发生率大于对照组事件发生率，表示试验组所使用的试验因素与对照组相比可以增加其病死率、患病率等，该试验因素是疾病的有害因素，且 RR 越大，试验因素对疾病的不利影响就越大。

若某事件的发生率是有效率、治愈率等指标时，当 $RR < 1$ 时，试验组事件发生率小于对照组事件发生率，表示试验组所使用的试验因素与对照组相比可以减少其有效率、治愈率等，该试验因素是疾病的有害因素，且 RR 越小，试验因素对疾病的有害作用就越大；当 $RR > 1$ 时，试验组事件发生率大于对照组事件发生率，表示试验组所使用的试验因素与对照组相比可以增加其有效率、治愈率等，该试验因素是疾病的有益因素，且 RR 越大，试验因素对疾病的有益影响就越大。

RR 的可信区间，也采用自然对数进行转换，即先求 RR 的自然对数值 $\ln RR$ 和 $\ln RR$ 的标准误 $SE_{\ln RR}$，其计算公式如下：

$$SE_{\ln RR} = \sqrt{\frac{1}{a} - \frac{1}{a+b} + \frac{1}{c} - \frac{1}{c+d}}$$

$\ln RR$ 的 95% 可信区间为：$\ln RR \pm 1.96 SE_{\ln RR}$

RR 的 95% 可信区间为：$[\exp(\ln RR - 1.96 SE_{\ln RR}), \exp(\ln RR + 1.96 SE_{\ln RR})]$

由于 $RR = 1$ 时为试验因素与疾病无关，故其可信区间不包含 1 时表示有统计学意义；反之，若其可信区间包含 1 则为无统计学意义。

三、RD 及其可信区间

率差（rate difference，RD），也称归因危险度（attribute risk，AR）、绝对风险降低率（absolute risk reduction，ARR），在疾病的病因、治疗及预后试验中，常用来比较干预组和对照组结局事件发生概率的绝对差值。其大小可反映试验效应的大小，其可信区间可用于推断两个率有无差别。当率差为 0 时，两组间某事件的发生率无差别；当率差的可信区间不包含 0 时，则两率有差别；反之，两率差的可信区间包含 0，则无统计学意义。

两率差的可信区间由下式计算（p_1 为试验组事件发生率，p_2 为对照组事件发生率）。

两率差的可信区间：$(p_1 - p_2) \pm u_\alpha S_{p_1 - p_2} = (p - u_\alpha S_{p_1 - p_2}, \ p + u_\alpha S_{p_1 - p_2})$

两率差的标准误：$S_{p_1 - p_2} = \sqrt{= \dfrac{p_1(1 - p_1)}{n_1} + \dfrac{p_2(1 - p_2)}{n_2}}$

四、*EER*、*CER* 及可信区间

率（rate）可细分为 *EER* 和 *CER* 两类，*EER* 即试验组事件发生率（experimental event rate，*EER*），是采用某些防治措施后该病的发生率。*CER* 即对照组事件发生率（control event rate，*CER*），是不采取防治措施的该病发生率。

率的可信区间可用于估计总体率，计算总体率的可信区间需要考虑样本率（p）的大小。当 n 足够大（如 $n > 100$），样本率 p 与 $1 - p$ 均不太小，且 np 与 $n(1 - p)$ 均大于 5 时，可用正态近似法求总体率的可信区间。

率的可信区间：$p \pm u_\alpha S_p = (p - u_\alpha S_p, \ p + u_\alpha S_p)$

率的标准误：$S_p = \sqrt{p(1 - p)/n}$

五、*RRR* 及其可信区间

相对危险度降低率（relative risk reduction，*RRR*），其代表某试验因素使事件发生或减少的相对量。

计算公式为：
$$RRR = \dfrac{\mid CER - EER \mid}{CER} = 1 - RR$$

RRR 反映的是试验组与对照组某病发生率减少的相对量，无法衡量减少的绝对量，如：试验人群中某病的发生率为 41%（*EER* = 41%），而对照组人群的发生率为 50%（*CER* = 50%），其 $RRR = \mid CER - EER \mid / CER = \mid 50\% - 41\% \mid / 50\% = 18\%$。但若另一研究中对照组疾病发生率为 0.00050%，试验组疾病发生率为 0.00041%，其 *RRR* 仍为 18%。后述的 *RRI* 和 *RBI* 也存在同样的问题。

由于 $RRI = 1 - RR$，故 *RRR* 的可信区间可由 $1 - RR$ 的可信区间得到。

六、*RRI* 及其可信区间

RRI 为相对危险度增加率（relative risk increase，*RRI*），其计算公式为：
$$RRI = \mid EER - CER \mid / CER$$

当 $EER > CER$ 时，*RRI* 反映了试验组某事件的发生率比对照组增加的相对量。该指标同样无法衡量发生率增加的绝对量。

其可信区间的计算与 *RRR* 相同。

七、*RBI*

相对效益增加率（relative benefit increase，*RBI*），反映了试验因素导致效益增加的相对量。*EER* 为试验组中某有益结果的发生率，*CER* 为对照组某有益结果的发生率，*RBI* 可按下式计算：
$$RBI = \mid EER - CER \mid / CER$$
该指标可反映采用试验因素处理后，患者有益结果增加的百分比。

八、*ARR* 及其可信区间

当率差（*RD*）是某疗效事件发生率的差值（如病死率的差值），且 $EER < CER$ 时，即为绝对危险

度降低率，反映试验组比对照组某事件发生率减少的绝对量，临床意义简单和明确，其计算公式为：

$$ARR = |EER - CER|$$

但当其值很小时，将难以判定其临床意义。如试验人群中某病的发生率为 0.00041%，而对照组人群的发生率为 0.00050%，其 $ARR = CER - EER = 0.00050\% - 0.00041\% = 0.00009\%$，其意义很难解释。若用 ARR 的倒数（$1/ARR$）在临床上更容易解释，见后述指标 NNT。

ARR 可用于度量试验组使用某干预措施后，某事件发生率比对照组减少的绝对量，它的标准误和可信区间计算与 RD 相同。

ARR 的标准误：$S_{ARR} = \sqrt{\dfrac{p_1(1-p_1)}{n_1} + \dfrac{p_2(1-p_2)}{n_2}}$

ARR 的可信区间：$ARR \pm u_\alpha S_{ARR} = (ARR - u_\alpha S_{ARR}, \ ARR + u_\alpha S_{ARR})$

九、ARI 及其可信区间

当率差（RD）是某不良事件发生率的差值（如肝功能异常率），且 $EER > CER$ 时，即为绝对危险度增加率（absolute risk increase，ARI）。

ARI 可用于度量试验组使用某试验因素后其不利结果（如：死亡、复发、无效等）的发生率比对照组增加的绝对量：$ARI = |EER - CER|$。

ARI 的可信区间计算与 RD 相同。

十、ABI

绝对效益增加率（absolute benefit increase，ABI），即试验组中某有益结果发生率 EER 与对照组某有益结果发生率 CER 的差值，有益结果有治愈、显效、有效等，其计算公式为：$ABI = |EER - CER|$。

该指标可反映采用试验因素处理后，患者的有益结果增加的绝对值。

十一、NNT 及其可信区间

NNT 是指多减少 1 例不利结果所需要治疗的患者数（number needed to treat，NNT），其含义为：对患者采用某种防治措施后，试验组比对照组多防止 1 例不利结果需要防治的病例数。其计算公式为：

$$NNT = 1/|EER - CER| = 1/ARR$$

从公式可见，NNT 的值越小，该防治效果越好，其临床意义也越大。

如现有一种防治措施的 $ARR = 19\%$，那么 $NNT = 1/19\% \approx 5$，即只需防治 5 个病例，就可以得到 1 例额外的有利结果。另有一种防治措施的 $NNT = 1/0.00019\% = 526316$，即需要防治五十多万病例，才能得到 1 例额外的有利结果。以上就充分显示不同防治措施的效果大小差异及截然不同的临床意义。

需注意的是：NNT 中的对照组通常是安慰剂对照，如果对照组是阳性对照，则同一干预措施的 EER 与不同阳性对照的 CER 所得到的 NNT 间不能比较。

由于无法计算 NNT 的标准误，NNT 的 95% 的可信区间不能直接计算，但可根据 $NNT = 1/ARR$ 推算，故 NNT 的 95% 的可信区间可利用 ARR 的 95% 可信区间来计算。

NNT95% 可信区间的下限：$1/($ARR$ 的上限值)$

NNT95% 可信区间的上限：$1/($ARR$ 的下限值)$

十二、NNH 及其可信区间

NNH 是指多出现 1 例不利结果需要观察的人数（number needed to harm，NNH），与对照组相比较，多出现 1 例不利结果需要暴露的人数。其计算式为：

$$NNH = 1/\left|EER - CER\right| = 1/ARI$$

NNH 值越小，表示该治疗措施引起的不利结果（不良事件或副反应）越大。

NNH 的可信区间可由 ARI 的上下限推算得到。

注意：NNH 中的对照组通常是安慰剂对照。如果对照组是阳性对照，则同一干预措施的 EER 与不同阳性对照组的多个 NNH 间不能比较。

如某治疗措施引起的不良反应发生率为 64%，而对照组出现类似不良反应率为 37%，$ARI = \left|37\% - 64\%\right| = 27\%$，$NNH = 1/27\% \approx 4$，即该治疗措施每处理 4 个病例，就会多出现一例不良反应。

十三、LHH

LHH 即防治措施获益与危害似然比。反映防治措施对受试者带来的获益与危害的比例。其计算公式为：

$$LHH = NNH/NNT$$

当 $LHH < 1$ 时，危害大于获益；当 $LHH > 1$ 时，获益大于危害。

分类资料的常用描述指标汇总见表 4 – 3。

表 4 – 3　分类资料的常用描述指标

指标	指标含义	临床科研用途
OR	比值比、比数比、优势比，是 RR 的估计值，某事件发生率越小，其估计效果越好	病因、防治、预后研究
RR	相对危险度，是试验组与对照组发生率之比，可反映试验因素有无作用及作用大小	病因、防治、预后研究
RD	率差、危险差，即两个率之差值，可反映试验与对照组发生率的绝对差值	病因、防治、预后研究
EER	试验组事件发生率，衡量试验组某事件发生的强度与频率	病因、防治、预后研究
CER	对照组事件发生率，衡量对照组某事件发生的强度与频率	病因、防治、预后研究
RRR	相对危险度降低率，试验组与对照组某病发生率减相对量	病因、防治、预后研究
RRI	相对危险度增加率，试验组与对照组相比某不利结果发生率增加的百分比	病因、防治、预后研究
RBI	相对效益增加率，试验组与对照组相比某有利结果发生率增加的百分比	病因、防治、预后研究
ARR	绝对危险度降低率，试验组与对照组某病发生率增减绝对量	病因、防治、预后研究
ARI	绝对危险度增加率，试验组与对照组相比某不利结果发生率增加的绝对值	病因、防治、预后研究
ABI	绝对效益增加率，试验组与对照组相比某有利结果发生率增加的绝对值	病因、防治、预后研究
NNT	多减少 1 例不利结果需要治疗的患者数	防治研究
NNH	多出现 1 例不利结果需要观察的人数	病因、防治研究
LHH	防治措施获益与危害似然比	防治研究

第二节　数值资料的统计指标

描述数值变量资料的基本特征有集中趋势和离散程度两类指标。集中趋势是反映一组数据的平均水平；离散程度是反映一组数据的变异大小。两类指标联合应用才能全面描述一组数值变量资料的基本特征，是目前统计中应用最重要和最多、最广泛的指标体系。描述数值变量资料平均水平的常用指标有均数、中位数和几何均数等；而描述数值变量资料离散程度的常用指标有标准差、四分位数间距和变异系数等。

一、均数

均数（mean）是算术平均数（arithmetic mean）的简称，用于描述一组同质定量资料的平均水平。其计算公式如下所示。

1. 直接法　将所有的原始观察值直接相加后，再除以观察值的个数 n。

$$\overline{X} = \frac{X_1 + \cdots + X_n}{n} = \frac{\sum X}{n}$$

2. 加权法　当资料中相同观察值较多时，将各相同观察值的个数（即频数 f）与该观察值 X 的乘积相加，以代替原始观察值相加，再除以观察值的总个数。

$$\overline{X} = \frac{f_1 X_1 + \cdots + f_k X_n}{f_1 + \cdots + f_k} = \frac{\sum fX}{\sum f} = \frac{\sum fX}{n}$$

二、几何均数

医学研究中的某些资料如血清抗体滴度、细菌计数、体内某些微量元素含量等，其特点是原始观察值呈正偏态分布，但经过对数转换后呈正态或近似正态分布，或者其观察值数值相差极大，甚至达到不同数量级，此时若计算均数则不能正确描述其集中位置，需采用几何均数（geometic mean）。

1. 直接法　用 n 个观察值的连乘积开 n 次方，即：

$$G = \sqrt[n]{X_1 X_2 X_3 \cdots X_n} \qquad 或 \qquad G = \lg^{-1}\left(\frac{\sum \lg X}{n}\right)$$

2. 加权法　当相同观察值较多时，用下式计算：

$$G = \lg^{-1}\left(\frac{\sum f \lg X}{\sum f}\right) = \lg^{-1}\left(\frac{\sum f \lg X}{n}\right)$$

三、中位数

中位数（median）是一个位置指标，它是将一组观察值按大小顺序排列后位次居中的数值，即在全部观察值中，大于和小于中位数的观察值个数相等。样本中位数用 M 表示。

1. 直接法

当 n 为偶数时：$M = X_{\frac{n+1}{2}}$

当 n 为偶数时：$M = (X_{\left(\frac{n}{2}\right)} + X_{\left(\frac{n}{2}+1\right)})/2$

2. 频数表法

$$M = L_M + \frac{i}{f_M}(n \times 50\% - \sum f_L)$$

式中，L_M 为中位数所在组段下限；i 为组距；f_M 为中位数所在组段的频数；$\sum f_L$ 为中位数所在组段前一组的累积频数。由于中位数的位次居中，故累计频数刚好大于 50% 的组即为中位数所在组。

四、极差

极差（range）也称全距，即全部数据中最大值与最小值之差，用 R 表示。极差大说明变异程度大，反之则说明变异程度小。

五、四分位数间距

将观察值从小到大排列后，处于第 x 百分位置上的数值，用 P_x 表示，而 P_{25}、P_{50}、P_{75} 这 3 个点将观察值等分为四部分，处于 P_{25} 和 P_{75} 分位点上的数值就是四分位数（quartile，简称 Q）。下四分位数即第 25 百分位数，用 Q_L 表示，上四分位数即第 75 百分位数，用 Q_U 表示。四分位数间距（inter-quartile range）为上、下四分位数之间的差值，即 $Q_U - Q_L$。

六、标准差

以离均差（$\overline{X} - \mu$）表示总体中各观察间的变异，因为 $\sum(X - \mu) = 0$，不能达到反映总离散程度的目的，所以采用离均差平方和 $\sum(X - \mu)^2$ 表示总变异程度，如果数据相对于 μ 较集中，则 $\sum(X - \mu)^2$ 较小；如果数据相对于 μ 较分散，则 $\sum(X - \mu)^2$ 较大。但是，观察值越多，$\sum(X - \mu)^2$ 可能越大，为消除观察值个数的影响，对离均差平方和求平均值即得到方差（variance），总体方差用 σ^2 表示，样本方差用 S^2 表示。

方差的单位是观察值单位的平方，在实际工作中使用不方便，为还原单位，将方差开平方即得到标准差（standard deviation）。总体标准差用 S 表示。

1. 直接法

$$\sigma = \sqrt{\frac{\sum(X - \mu)^2}{N}}$$

$$S = \sqrt{\frac{\sum(X - \overline{X})^2}{n-1}} = \sqrt{\frac{\sum X^2 - \frac{(\sum X)^2}{n}}{n-1}}$$

2. 加权法

$$S = \sqrt{\frac{\sum fX^2 - \frac{(\sum fX)^2}{n}}{n-1}}$$

七、加权均数差

加权均数差（weight mean difference，WMD）计算时，需要知道每个原始研究的均数、标准差和样本量。每个原始研究均数差的权重由其效应估计的精确性决定。

八、标准化均数差

多用于各试验使用了不同的测量工具或采用了不同的测量单位的情况，例如同一种疾病设计了不同的评分量表。标准化均数差（standard mean difference，SMD）为均数差值除以平均标准差而得，由于消除了量纲的影响，因而结果可合并。

九、变异系数

不同计量单位的指标，不能直接用标准差比较其离散程度；有时计量单位虽然相同，但若均数相差很大的情况下，数据分布的集中位置相差很远，标准差的数值大小可能受到平均水平的影响，也不宜直接比较。在此情况下，应采用变异系数（coefficient of variation，CV）来比较离散程度。计算方法如下：

$$CV = \frac{S}{\overline{X}} \times 100\%$$

综上所述，均数与标准差联合使用描述正态分布或近似正态分布资料的基本特征；中位数与四分位数间距联合使用描述偏态分布或未知分布资料的基本特征。使用这些指标应注意其适用范围，根据实际资料情况选择使用。如资料若服从正态分布或近似正态分布，可选用均数和标准差描述；资料若不服从正态分布，可选用中位数和四分位数间距描述。目前循证医学中的数值资料统计分析方法主要是建立在正态分布的基础之上，对非正态分布资料的统计分析方法尚在发展和完善中。

十、均数的可信区间

总体均数的可信区间主要用于估计总体均数、样本均数与总体均数比较，计算时可按正态分布原理计算。当样本含量足够大时，其95%的可信区间可按$\bar{X} \pm 1.96S/\sqrt{n}$近似计算，$n$越大近似程度越好（表5-4）。即

95%可信区间的下限为：$\bar{X} - 1.96S/\sqrt{n}$；上限为$\bar{X} + 1.96S/\sqrt{n}$。

如样本含量较小，其95%可信区间可使用$\bar{X} \pm t_{0.05,v}S/\sqrt{n}$计算，即

95%可信区间的下限为：$\bar{X} - t_{0.05,v}S/\sqrt{n}$；上限为$\bar{X} + t_{0.05,v}S/\sqrt{n}$。

十一、两均数差及可信区间

两个均数差的可信区间可用于两个均数的比较，两个均数差等于0时无统计学意义。如果两个均数差的可信区间不包含0，则两个均数差有差别。两个均数差的可信区间由下式计算：

两均数差95%可信区间为：$d \pm t_{0.05,v}SE_d$

95%可信区间的下限为：$d - t_{0.05,v}SE_d$；上限为$d + t_{0.05,v}SE_d$。

上式中d为两均数之差，即$d = |\bar{X}_1 - \bar{X}_2|$，$SE_d$为两均数差值的标准误，其计算公式为：

$$SE_d = \sqrt{\frac{(n_{1-1})S_1^2 + (n_{2-1})S_2^2}{n_1 + n_2 - 2} \times \left(\frac{1}{n_1} + \frac{1}{n_2}\right)}$$

以上所述数值变量的常用描述指标汇总于表4-4。

表4-4　数值变量的常用描述指标

指标	指标含义及作用	适用资料
均数	描述一组数据的平均水平，集中位置	正态分布或近似正态分布
几何均数	描述一组数据的平均水平，集中位置	对数正态分布，等比资料
中位数	描述一组数据的平均水平，集中位置	偏态分布、分布未知、两端无界
极差	描述一组数据的变异大小，离散程度	观察例数相近的数值变量
四分位数间距	描述一组数据的变异大小，离散程度	偏态分布、分布未知、两端无界
标准差	描述一组数据的变异大小，离散程度	正态分布或近似正态分布
加权均数差	用于Meta分析中所有研究具有相同连续性结局变量和测量单位时	主要用于连续变量Meta合并计算
标准化均数差	两组估计均数差值除以平均标准差	主要用于连续变量Meta合并计算
变异系数	描述一组数据的变异大小，离散程度	比较几组资料间的变异大小

第三节　Meta分析中的统计指标

自20世纪60年代起，医学文献中相继出现了对多个同类研究的统计量进行合并的报道。1976年G. V. Glass首先将合并统计量对文献进行综合分析研究的方法称为"Meta - analysis"，即Meta分析，某

些学者也译作荟萃分析、汇总分析、集成分析等。

Meta 分析的定义目前尚未统一，Cochrane 图书馆将 Meta 分析定义为：将系统评价中的多个不同结果的同类研究合并为一个量化指标的统计学方法。而 David Sackett 等将其定义为：运用定量方法汇总多个研究结果的系统评价方法。

医学研究中的传统文献综述一般不进行文献评价，也不考虑文献的质量，通常是平等对待每个研究结果而得出结论。这样必然存在一些问题，如多个研究的质量不相同、各研究的样本含量大小不等。因此很难保证研究结果的真实性、可靠性和科学性，尤其当多个研究的结果不一致时，容易产生困惑或误解。Meta 分析是对多个同类研究结果进行合并汇总的分析方法，能从统计学角度达到增大样本含量，提高检验效能的目的。尤其当多个研究结果不一致或都没有统计学意义时，采用 Meta 分析可得到更加接近真实情况的综合分析结果。

不管是研究者、决策者或是临床医生，如要阅读和使用证据，就要熟悉 Meta 分析的结果表述方法，了解 Meta 分析的结果解释及其临床意义。

Meta 分析的基本内容如下。

（一）合并统计量的选择

Meta 分析需要将多个同类研究的结果合并（或汇总）成某个单一效应量（effect size）或效应尺度（effect magnitude），即用某个合并统计量反映多个同类研究的综合效应。

在进行分析时可按数据类型选择不同的指标。

1. 二分类变量 可选择 OR、RR 或 RD 为效应指标，用于描述多个研究的合并结果。在 Cochrane 系统评价中还常见到 Peto 法的 OR，该法对发生率较小的试验结果进行 Meta 分析可能是最有效且偏倚最小的方法。RR 或 OR 均是相对测量指标，其结果解释与单个研究指标相同，而 RD 是两个率的绝对差值。

2. 数值变量 可选择均数差（MD）、加权均数差（WMD）或标准化均数差（SMD）为合并统计量。MD 以原有的单位真实地反映了试验效应；SMD 可简单地理解为两均数的差值再除以合并标准差的商，它不仅消除了多个研究间的绝对值大小的影响，还消除了多个研究测量单位不同的影响，尤其适用于单位不同或均数相差较大资料的汇总分析，但标准化均数差是一个没有单位的值，因而对 SMD 分析的结果解释要慎重。

3. 等级变量 由于方法学上某些局限性，该类资料在等级较少时一般转化为二分类变量，在等级较多时可以视为连续性变量处理。

4. 计算个体事件发生的次数而获得的频数和率 当获得的频数为小概率事件时，类似泊松分布数据，此时如果有详细的人时记录，可以获得发病密度（率），可以选择 RR 或 RD；当频数为非小概率事件时，可将频数当作连续性变量处理。

5. 时间事件（生存）数据 可选择 OR、RR 或 RD 为效应指标，但最适合时间事件数据分析的方法是通过危险比（hazard ratio，HR）来表示干预效应的生存分析。

（二）异质性检验与模型选择

广义的异质性为：参与者、干预措施和研究间测量结果的差异和多样性，或研究中内在真实性的变异；而狭义上则专指统计学异质性，用来描述研究中效应量的变异程度，除可预见的偶然机会外研究间存在的异质性。

Meta 分析涉及到多项研究结果间的效应合并，但只有那些具有同质的研究才能合并，反之不能。但在实际合并时，由于一些潜在混杂因素的存在，仍出现一些研究不同质的情况，因此，在对各独立研究的结果合并前应进行异质性检验。异质性检验目前多用 χ^2 检验。若异质性检验结果为 $P>0.1$ 时，可认为多个同类研究具有同质性，可选择固定效应模型（fixed effect model）计算合并统计量。经异质性检

验后若 $P \leqslant 0.1$，可认为多个研究结果有异质性。纳入研究的异质性大小可用 I^2 来衡量，其计算公式为：

$$I^2 = \frac{Q - (K - 1)}{Q} \times 100\%$$

式中，Q 为异质性检验的 χ^2 值；K 为纳入 Meta 分析的研究个数。

在 RevMan 中，I^2 可用于衡量多个研究结果间异质程度的大小，用于描述由各个研究所致而非抽样误差所引起的变异（异质性）占总变异的百分比。在 Cochrane 系统评价中，只要 I^2 不大于 50%，其异质性可以接受。

当异质性检验出现 $P \leqslant 0.1$ 时，首先应分析导致异质性的原因，如设计方案、测量方法、用药剂量、用药方法、疗程长短、病情轻重、对照选择等因素是否相同。由这些原因引起的异质性可用亚组分析、Meta 回归等进行分析和处理。若经这些方法分析和处理后，多个同类研究的结果仍然不能解决异质性时，可选择随机效应模型（random effect model）。需特别注意的是，随机效应模型是针对异质性资料的统计处理方法，不能代替导致异质性的原因分析。

目前，随机效应模型多采用 D - L 法（DerSimonian & Laird 法）。即通过增大小样本资料的权重，减少大样本资料的权重来处理资料间的异质性，但这种处理存在着较大风险。小样本资料往往质量较差，偏倚较大；而大样本资料往往质量较好，偏倚较小。因此，经随机效应模型处理的结果可能削弱了质量好的大样本信息，增大了质量差的小样本信息，故对随机效应模型的结论应当慎重和委婉地陈述。

常用 Meta 分析方法见表 4 - 5。

表 4 - 5　常用 Meta 分析方法一览表

资料类型 Type of data	合并统计量 Summary statistic	适用模型 Model	计算方法 Method
二分类变量 Dichotomous	*OR*（odds ratio）	固定效应模型	Peto 法
		固定效应模型	Mantel - Haenszel 法
		随机效应模型	D - L 法
	RR（relative risk）	固定效应模型	Mantel - Haenszel 法
		随机效应模型	D - L 法
	RD（relative difference）	固定效应模型	Mantel - Haenszel 法
		随机效应模型	D - L 法
数值变量 Continuous	*WMD*（weight mean difference）	固定效应模型	倒方差法
		随机效应模型	D - L 法
	SMD（standard mean difference）	固定效应模型	倒方差法
		随机效应模型	D - L 法
个案资料 Individual	*OR*（odds ratio）	固定效应模型	Peto 法

表 4 - 5 中随机效应模型在异质性分析和处理以后，异质性检验仍出现 $P \leqslant 0.05$ 才考虑使用。

（三）合并统计量的检验

无论采用何种方法计算得到的合并统计量，都要检验多个同类研究的合并统计量是否具有统计学意义，常用 $z(u)$ 检验，根据 $z(u)$ 值得到该统计量的概率（P）值。若 $P \leqslant 0.05$，多个研究的合并统计量有统计学意义；若 $P > 0.05$，多个研究的合并统计量没有统计学意义。

可信区间是按一定概率估计总体参数（总体均数、总体率）所在的范围，如：95% 可信区间，是指总体参数在该范围（区间）的可能性为 95%。可信区间有估计总体参数和假设检验两个用途。若要利用样本资料得到总体值（参数）时，常用可信区间进行估计，如均数的可信区间、率和 OR 的可信区间等。可信区间的范围愈窄，用样本指标估计总体参数的可靠性就愈好；反之其可靠性就愈差。可信区间可用于假设检验，95% 可信区间与 $\alpha = 0.05$ 的假设检验等价，99% 可信区间与 $\alpha = 0.01$ 的假设检验等价。

当试验效应指标为 OR 或 RR 时，其值等于 1 时试验效应无效，此时其 95% 可信区间若包含了 1，等价于 $P > 0.05$，即无统计学意义；若其上、下限不包含 1，等价于 $P < 0.05$，即有统计学意义。当试验效应指标为 RD、MD 或 SMD 时，其值等于 0 时试验效应无效，此时其 95% 的可信区间若包含了 0，等价于 $P > 0.05$，即无统计学意义；若其上、下限不包含 0，等价于 $P < 0.05$，即有统计学意义。

（四）漏斗图

漏斗图（funnel plots）最初是用每个研究的处理效应估计值为 x 轴，样本含量大小为 y 轴的简单散点图。处理效应的估计精确性随样本含量的增加而增加，小样本研究的效应估计值分布于图的底部，其分布范围较宽；大样本研究的效应估计值分布范围较窄。当无偏倚时，图形呈对称的倒漏斗状，故称为"漏斗图"。

实际使用时应注意：作 Meta 分析的研究个数较少时不宜做漏斗图，一般推荐作 Meta 分析的研究个数在 10 个以上时才需做漏斗图。

当处理效应是相对危险度（RR）或比值比（OR）时，应该使用这些指标的对数尺度为 x 轴绘制漏斗图，以确保相同效应尺度但方向相反的量（如 0.5 与 2.0）与 1 保持等距。

统计中检验效能的高低不仅受样本量的大小影响，还受某事件的发生数影响。如某一研究样本量为 10 万人，发生某一事件的患者数为 10 人；而另一研究的样本量为 1000 人，发生某一事件的患者数为 100 人，尽管前者样本含量较大，但发生某一事件的患者数较少，出现有统计学意义的可能性也较小。因此，有人建议采用 OR 或 RR 对数值标准误 $SElnRR$ 的倒数作为漏斗图的 x 轴。

漏斗图主要用于观察某个系统评价或 Meta 分析结果是否存在偏倚，如发表偏倚或其他偏倚。如果资料存在偏倚，会出现不对称的漏斗图，不对称越明显，偏倚程度越大。

导致漏斗图不对称的主要原因可能有：选择性偏倚、发表偏倚、语言偏倚、引用偏倚、重复发表偏倚、研究的方法学质量（如设计方法差、分析不当、弄虚作假）、真实的异质性（效应大小依研究而异，在不同的研究间，其干预强度不同或潜在危险因素不同）、机遇、抄袭。

（五）敏感性分析

敏感性分析（sensitivity analysis）是用于评价某个 Meta 分析或系统评价结果是否稳定和可靠。如果敏感性分析对 Meta 分析或系统评价的结果没有本质性改变，其分析结果的可靠性大大增加。如果经敏感性分析产生了不同结论，就意味着对 Meta 分析或系统评价的结果解释或下结论必须谨慎。

通常敏感性分析包括以下几个方面。

1. 改变研究类型（如使用不同测量方法的临界点）的纳入标准、研究对象、干预措施或终点指标。

2. 纳入或排除某些含糊不清的研究，不管它们是否符合纳入标准。

3. 使用某些结果不太确定的研究的估计值重新分析数据。

4. 对缺失数据进行合理的估计后重新分析数据。

5. 使用不同统计方法重新分析数据，如用随机效应模型代替固定效应模型，反之亦然。

（六）亚组分析

根据 Cochrane 系统评价要求，在系统评价的计划书中应尽可能地叙述一些重要的亚组间差异，并尽可能少地使用亚组分析。亚组分析容易导致两种危害，既否认有效处理的"假阴性"结论或得出无效甚至是有害的"假阳性"结论；也容易制造出一些令人容易误解的建议，这些建议若被采纳，将会浪费许多宝贵的资源。因此，亚组分析需要谨慎对待，亚组分析结果的解释需要仔细、慎重和委婉。只有当某个假设已经清楚和毫不含糊地被不同数据证实时，亚组分析结果才可靠。

若某个 Meta 分析或系统评价的结论建立在亚组分析基础上，欲评价某研究是否应该使用亚组分析或亚组间干预效果是否真有差别，或是评价不同设计方案干预效果（如特殊药物与习惯使用的药物）的差异是否真实，可参考以下条目。

1. 组间差异若无间接证据支持，则无须使用亚组分析。

2. 亚组间差异的假设如不是在分析过程中提出的，则无须使用亚组分析。

3. 亚组间差异是否通过研究内而不是研究间的比较提出的。

4. 亚组分析的统计方法有 Breslow – Day 法和回归近似法，但这些方法用于不同研究间的亚组分析也有困难。亚组间差异在不同研究间是否一致。

5. 亚组间差异的大小如果不重要，无管亚组分析结果还是非亚组分析结果，都可以认为无差异。

6. 亚组分析是否为少数的假设检验之一。

7. 亚组间的差异是否具有统计学意义。

目标检测

答案解析

简答题

1. *RR*、*OR* 的意义及用途是什么？

2. 如何判读 Meta 分析结果？

3. 在进行 Meta 分析效应量合并时，什么情况下选择固定效应模型？

（李雨璘）

书网融合……

本章小结

第五章　临床循证医学证据的评价

学习目标

1. **掌握**　评价临床研究证据的基本原则、内容和方法。
2. **熟悉**　评价临床研究证据的理论依据。
3. **了解**　评价临床研究证据的方法归类。
4. 学会证据的评价方法；具备应用恰当工具对证据进行严格评价的批判性思维能力。

⇒ 案例引导

　　临床案例　患者，女，67岁，家庭主妇。每至傍晚，感觉身体似感冒症状，乏力汗出，持续十余年，近2月出现手臂酸痛，颈部僵硬、活动受限，全身酸痛等症状。体征：身体消瘦，面色无光，精神尚可。治疗：对症治疗，贞芪扶正颗粒，每次一包（15g），每日2次，六盒一疗程。服用两个疗程后转好，又服用一疗程，症状俱无。

　　患者问医生能否用贞芪扶正颗粒替代已服用的氯唑沙宗片和盐酸氟桂利嗪胶囊。但该医生未用过此药，准备查阅和评价相关文献后再给患者答案。

　　讨论　从患者的临床需求出发，凝练临床问题后，检索到临床证据后应该对证据的内部真实性、外部真实性进行客观评价，得出结论后方可服务于解决患者的临床问题。

　　随着医学科学技术的飞速发展，每天都有许多医学论文发表，有许多新的研究证据产生。层出不穷而又良莠不齐的临床研究证据，只有经过严格评价，表明其具有真实性、临床重要性和实用性，才能应用于临床实践，以改进临床诊疗决策，提高医疗质量。同时，通过证据的评价与应用，有利于医务人员在短时间内了解和掌握世界上先进的诊疗知识与技能，与时俱进，不断提升专业理论与技术水平。

第一节　原始证据评价的理论依据

　　循证医学证据以资料来源可分为原始研究证据和二次研究证据。原始研究证据是指直接以人（健康、亚健康、患者）为研究对象，对相关问题进行实验或观察研究所获得的第一手数据，经归纳整理、分析总结而形成的研究报告。二次研究证据是指针对某一问题收集原始研究文献，经归纳整理、分析总结而形成的研究报告。因此，证据评价包括对原始研究证据和二次研究证据的评价，评价结果取决于原始研究证据的质量。

一、医学研究的方法

　　原始证据根据研究方法可分为实验性与观察性研究两大类。研究者是否主动对研究对象施加干预因素（也称处理因素或研究因素）是区别实验性与观察性研究的基础。如队列研究属于前瞻性研究，因为其研究因素–暴露因素，不是人为地施加于研究对象身上，因而归为观察性研究类。

　　某全科医生接诊一位 60 多岁的患者，其二十多年不明原因咳嗽，各种检查无线索。该医生没有敷衍推诿，为其预约了下一次治疗后，先后查阅了医疗手册、MEDLINE 医学数据库，通过检索以及对研究类型、质量的客观评价和判别，最终找到 4 项高质量临床证据，从众多慢性咳嗽的原因中逐一排查，最终锁定胃食管反流，尝试对该可疑因素进行处理，患者的咳嗽再没犯过。本事件在 BMJ 杂志上以循证个案报告的形式进行了发表，这个故事也启发了临床工作者，在实践中善于发现问题，通过严谨的方法学技能，认真、客观、审慎地获取证据，评价证据，掌握证据的评价工具，在众多证据中犹如获得一双火眼金睛，本着对患者负责的态度和精神，将自身所学应用在服务患者上。

（一）实验性研究

　　实验性研究（experimental study）是指在人为控制的实验条件下，对研究对象施加处理因素，通过比较其与未处理对照之间的反应差别，回答或解释某一问题或现象，验证科研假说。

　　医学实验研究依其受试对象和场地的不同，可分为动物实验研究、临床研究和预防医学人群现场干预实验研究。

　　后两者因医学伦理和工作条件的限制，人为控制程度不能像动物或其他实验室研究达到理想状态，应尽可能消除干扰因素的影响，常称为临床试验和人群现场干预试验，但其本质特征是人为干预，属于实验研究。

（二）观察性研究

　　观察性研究（observational study）是指不施加任何的处理因素，在自然条件下对研究对象的某种特征进行观察记录的研究方法。

　　观察性研究依其研究方法的不同，可分为分析性研究和描述性研究。其中分析性研究包括队列研究和病例对照研究，描述性研究包括横断面研究和生态比较研究等。

（三）资料分析性研究

　　资料分析性研究（data analysis research）是指通过对现有文献资料的整理分析，发现新知识的创造性活动。

　　资料分析性研究是对现有的文献进行归纳分析，严格说来不属于原始研究。流行病学研究设计原则是循证医学评价原始研究证据设计方案的依据。

　　现将流行病学基本研究方法归纳，可见图 5 - 1。

二、医学实验性研究证据评价的理论依据

（一）实验设计的三要素

　　1. 研究对象　即研究因素的作用对象，常以个体为单位计算。观察单位是指接受一种处理因素的单位，如左右臂各用一种药，算 2 个观察单位。临床试验设计中对研究对象的控制与安排，应注意以下四点。

　　（1）定义明确，准确判定　定义明确是指选择对象要依研究目的，明确研究的目标人群，体现研究成果的临床应用价值。准确判定是指研究一种疾病要有明确的诊断标准、纳入标准和排除标准。诊断标准需用公认具有权威性的标准，但符合诊断标准的不一定能满足临床试验要求，如患者出现并发症、

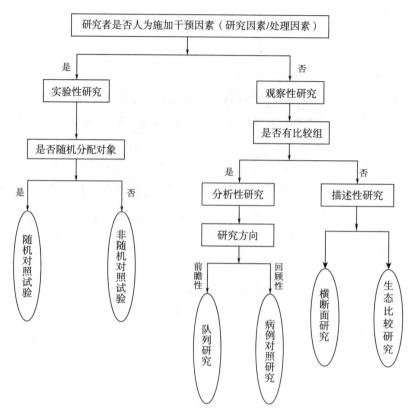

图 5 - 1 原始证据研究方法分类

年龄过高、体质过弱、病情过重等情况均不宜入选。因此要拟定纳入标准和排除标准，以明确研究对象入选与排除的条件。

（2）代表性与样本量 样本的代表性指样本应具备总体的性质或特征，样本的代表性会影响研究结论的推断程度。代表性越高其研究结果的普遍性越大，而样本没有代表性则会导致研究结果失真。如1936年美国总统大选，当时美国《文学文摘》杂志做了一次关于总统大选的民意调查，预测兰登将获胜，罗斯福落选，但结果是罗斯福当选总统。虽然《文学文摘》杂志的民意调查样本数很大，但其样本来源是从电话号簿和汽车登记册中随机抽取的，抽取的样本在质量上与总体特征不吻合。与此同时，盖洛普民意调查所也作了总统大选的调查，在不同阶层的选民中只发了2000份问卷，结果预测成功，罗斯福当选总统。这个例子说明注意样本的代表性很重要。

选择对象的标准确定之后，就应正确估计样本量，以便得出有统计学意义的结论。

（3）依从性、退出、失访与变更治疗措施 这些问题在研究设计阶段应有合理估计，尽量降低偏倚，增加研究结论的科学性。

（4）明确对象来源 研究应说明研究对象的来源，如来自社区人群、门诊还是住院患者。这与对象的代表性和结论的推广应用性关系密切，如来自专科门诊、大型综合医院，可能会产生选择性偏倚。

2. 研究因素 即作用于研究对象使产生某种效应的外加因素或自身因素。外加因素包括物理的、化学的和生物性的；自身因素指体内存在的、能影响自身生理功能或健康的因素。临床试验设计中对研究因素的控制与安排，应注意以下三点。

（1）数量 在多因素情况下，应依主客观条件选择与假说密切、影响效应最强的因素。

（2）质量 研究因素应有明确、细致、具体的规定，使之标准化，并在整个实验过程中保证研究因素的质量始终如一。同一药品或试剂，不同的生产厂家，其内在质量不一致。即使同一厂家的药品，不同批次的内在质量也不能保证一致。如同一厂家不同批次生产的青霉素，临床应用前都要皮试。所以，在临床研究中，西药应使用同一厂家、同一批号的药品；中药应用同一产地、相同加工与保存方法炮制的药品。

（3）强度　外加因素的剂量应适宜，不能过高也不能过低。强度确定后应统一疗程、用法、用量，且在研究过程中不能随意改变。

3. 观察效应　指研究因素作用于研究对象所产生的反应。通常效应用各种指标来表述。临床试验设计中对指标的控制与安排，应注意以下四点。

（1）指标的性质　计量指标比定性指标能更好地反映事物变化的特征和规律。因此，在可能的情况下，应尽量选用计量指标。

（2）指标的数量　指标的数量取决于研究目的。原则上，与假说密切关联的指标一个不能少，无关的指标一个也不要。还要参考研究经费与实验条件来优选。

（3）指标的主客观性　客观性指标比主观性指标误差少，要尽可能选用客观性指标。

（4）指标的真实性与可靠性　真实性指如实反映客观实际情况，可靠性指重复检测的一致性。考察效应指标的真实性通常用灵敏度与特异度，可靠性以符合率评价。

（二）实验设计的四原则

1. 重复　指单个实验的重复量。科学研究结论不能建立在偶然的个别实验上，但多次重复实验得出一致的结论是比较可靠的。反映在实验设计中，就是要求实验应具有一定的样本量，应当满足统计学的基本要求。

实验中常用的样本量估计法有以下几种。

（1）经验法　一种是依统计学原理估计，如计量指标，每组不少于10例，计数指标不少于20例，确定正常值不少于100例。另一种是为了研究成果外推的安全起见，规定的也是大家约定遵从的样本量，如新药的临床试验每组不少于300例，新药的临床疗效验证每组不少于100例，计生研究不少于1000例等。

（2）计算法　依据统计与流行病学原理计算。

（3）查表法　查统计用表。

2. 对照　设立对照原因有二：一是没有对照就不能比较，没有比较就不能鉴别；二是没有对照就不能消除混杂因素的影响，以清楚认识研究因素产生的效应。

实验性研究是为了阐明研究因素与效应之间的关系，通过效应来认识研究因素的本质。但在研究过程中常存在其他非研究因素的影响，通过设立对照就可从实验与对照两组效应指标的数据差别中，鉴别研究因素与非研究因素的影响，从而独立评价研究因素的效应。

实验组的效应 = 研究因素的效应 + 非研究因素的效应

对照组的效应 = 非研究因素的效应

研究因素的效应 = 实验组的效应 - 对照组的效应

实验组的效应减去对照组的效应，即可消除非研究因素的效应，将研究因素的效应独立出来。

（1）设立对照的要求　①组间必须具有可比性；②组间数量应基本一致；③组间处理应基本一致。

（2）常用对照　①自身对照：自身同时对照、自身前后对照、自身交叉对照。②组间对照：组间平行对照、组间相互对照、组间标准对照、组间空白对照、组间复合对照。③无形对照。④历史对照。

3. 随机化　总体是同质的集合，在医学科研中往往是指具有某一特征的人类群体，如正常人是一个群体，全部冠心病患者也是一个群体，统计学上将此类群体称之为"总体"；科学研究的对象通常是一个总体，然而总体的数目庞大，在实际研究中不可能对总体中的每一个体都作一次实验或观察，只能从中取出有限的一部分来进行研究。这种取出的过程称为"抽样"，取出的部分个体称"样本"，用样本反映总体。

抽取的样本是否能够代表总体？对样本进行分组时，各组的条件是否真正均衡？这都是实验设计要首先认真考虑的问题，要消除主、客观因素造成的偏性，必须采取随机化原则。

随机抽样就是在一定范围内的研究总体中，使每一个个体都有均等机会被抽取进入样本之中，抽样决定样本的代表性。

随机分组是实现组间均衡性（即可比性）的一个重要手段。随机化分组使样本中的个体在分组时只受偶然性抽样误差的影响，避免主观和客观偏性的干扰，使各种非研究因素的影响均等地分配到各组中，从而保证组间的可比性。

常用的随机抽样方法有：单纯随机抽样、系统抽样、分层抽样、整群抽样、复合抽样等。

4. 盲法 是消除主观性实验误差的有效手段。在临床医学研究中，受试对象和研究人员两者间的心理影响非常明显。在施加处理因素、测量效应指标以及分析和评价实验结果时，都可能受到受试者和研究者主观因素的影响。特别是在以受试对象的"主观感觉"和以实验者的"主观判断"为实验依据时，这种非研究因素的影响更易发生，从而造成较大的实验误差。盲法试验对于这些误差或偏向的控制能起到很好的作用。

盲法试验有单盲、双盲和三盲。单盲试验－受试者不知道接受的何种处理因素；双盲试验－受试者和研究者都不知道受试对象接受何种处理；三盲试验－受试对象、研究者和数据统计分析者都不知道受试对象接受了何种处理。单盲与双盲试验都是在研究结束后揭盲，三盲试验则要在研究结束数据统计分析结果出来后才能揭盲。

除了上述四项原则外，临床研究还有第五项基本原则：伦理。当将人体作为研究对象时，研究需要遵从《赫尔辛基宣言》，并在知情同意的前提下进行。

三、医学观察性研究评价的理论依据

（一）观察性研究的基本要素分析

观察性研究，又称非实验性研究，或非随机化对比研究。研究者不能人为设置处理因素，受试对象接受何种处理因素或接受处理因素的水平也不由研究者确定，而由环境或自身因素决定。研究环境，如空气质量与人群健康的关系、地方性甲状腺肿等，涉及的研究因素是空气中的有害物质、土壤与水中的碘含量。自身因素，如吸烟致呼吸系统疾病的关系、三酰甘油致动脉硬化等。

观察性研究是在自然条件下对研究对象的某种特征进行观察记录的研究方法，这种特征相当于实验性研究的结局事件，导致这种结局的因素相当于研究因素。所不同的是在观察性研究中，研究因素不是由研究者主动施加给研究对象的，而是客观存在的环境因素（自然、社会）和自身因素（行为、体内某因素的变化），观察效应是由环境和自身因素影响而产生的结局。因而在观察性研究中，研究因素被称为暴露因素。所以观察性研究三要素表现为研究对象、暴露/危险因素和结局事件。如现况调查包含了研究对象与观察效应二个基本要素，分析结果涉及研究因素，可为进一步研究提供线索。生态学研究、病例对照研究和队列研究则从开始就涉及了三个基本要素。

（二）三要素与四原则在观察性研究设计中的应用

观察性研究要客观解释观察效应与暴露因素/危险因素的相互关系，而暴露因素不由研究者自主设置。所以，观察性研究设计中如何控制与安排"三要素和四原则"，与实验性研究设计有所差异（表5-1），研究因素和结局事件不能人为设置，比较组也不能完全人为设置。四原则中更强调重复（即样本量和样本的代表性），但分组不能随机化，盲法应用也有限等。

表 5-1　三要素四原则在实验与观察性研究中的应用比较

项目		实验性研究		观察性研究
三要素	研究对象	定义总体，明确范围 明确诊断、纳入和排除标准	观察对象	定义总体，明确范围 必要时明确纳入与排除标准
	研究因素	已知，人为设置 强调标准化	暴露因素	除队列研究已知外，余均未知 都不能人为设置
	研究效应	未知或预知	结局特征	除队伍研究未知外，余均已知 需明确特征标识，如诊断标准
四原则	重复	样本量满足统计学要求	重复	样本量满足统计学要求
	对照	可人为设置强调可比、数量均衡、处理一致	对照	不可完全人为设置强调可比、数量均衡、观察一致
	随机	随机抽样、随机分配	随机	强调随机抽样不能随机分配
	盲法	强调盲法收集资料	盲法	分析性研究可盲法收集资料

第二节　证据评价的基本原则

　　证据是经过试验或观察取得结论的临床研究成果，依据流行病学和统计学的相关理论来评价、判断证据的质量与可靠程度。评价涉及报告的质量和方法学质量，前者评价研究报告内容是否全面、完整和规范，方法学质量评价研究报告制作过程中混杂与偏倚的有效控制，研究结果是否真实可靠，是证据评价的核心。

　　一项证据只要其真实性好、重要性强又有实用性，就应该将其推广到临床疾病的防治实践中，这样的成果就是循证医学的最佳证据。因此，真实性、重要性和适用性构成了证据评价的三个基本原则。

一、证据的真实性

　　真实性指一项研究成果结论的可靠程度和成果用于目标人群效应的符合程度。前者称之为内部真实性（internal validity），后者称之为外部真实性（external validity）。反映被研究对象和目标人群效应真实状况的程度。例如试验证明卡介苗能预防被研究对象感染结核杆菌发病，当用之于未感染的目标人群时能取得同样的效应。证据本身结论的可靠程度是证据评价的核心，所以一般讲真实性是指内部真实性。

　　评价证据的内部真实性（即原始研究证据的方法学质量评价），先确定证据的研究设计类型，再依三要素四原则评价。重点关注研究设计方案是什么，研究对象的诊断标准、纳入标准和排除标准是否明确，样本量是否足够；组间基线是否可比，干预的措施和方法是否合理、科学有效和安全；选用的终点指标是否正确；有无恰当的对照组，是否随机化分组；有何偏倚存在及采取了什么防治和处理措施、受试者依从性如何；资料收集是否完整，统计整理、分析是否合适，结果是否支持研究结论。这些是涉及证据真实性的关键因素。不同的研究设计所产生的证据，论证强度与水平有很大的差异。

二、证据的重要性

　　如果证据的真实性良好，那么就要考虑证据的临床意义和应用价值。循证医学强调采用客观量化指标来评价研究结果的临床意义。不同的临床问题其评价标准与指标不同。如诊断性研究证据，则以敏感性、特异性和准确性评价；治疗性研究证据，除评价疗效、安全性及成本外，还应报告干预措施的效果和效应值的精确度，如采用相对危险降低率（relative risk reduction，RRR）、绝对危险降低率（absolute risk reduction，ARR）、需治疗多少例才发生一例不良反应（number needed to harm，NNH）和获得一例有利结果需治疗多少例患者（number needed to treat，NNT）等客观指标，同时给出可信区间（confidence interval，CI），以表示估计值的精确度。同时应注意统计学意义与临床意义的价值取舍。另一方面，临床重要性不等于统计学显著性。除了关注效应值是否具有统计学显著差异，更需要考虑这样的差异是否具备临床意义。比如某种降压药将高血压患者的收缩压显著下降了2mmHg，即使差异有非常显著的统计学意义，患者进行了数疗程花费可观的药物治疗，这2mmHg的血压下降是否具备临床意义呢？需要结合患者意愿、获益与风险的权衡、资源、政策等因素综合考虑和评价。

经济学评价应该成为证据评价时重要的指标之一，在不同的医疗政策、社会和资源可及性下，临床决策可能很不相同。因此在评价证据的重要性时，还应该结合经济学考虑，计算其成本 - 效果、成本 - 效益和成本 - 效用，比较分析其可产生的社会效益和经济效益。

三、证据的适用性

证据的适用性不等于外部真实性。适用性包括两个方面：一方面指证据的外部真实性（external validity），即研究结果应用到临床对象后实际效果的符合程度；另一方面指证据的应用条件。因此，评价证据的适用性需关注证据所涉及研究对象与拟应用对象（患者）在人口社会学和临床特征上的差异性（外部真实性）、拟应用对象所处环境是否具备产生证据环境所具备的人力、技术和设施设备条件（应用条件）；分析证据对拟用对象有无实用价值，利弊得失有多大，是否具备应用条件。不可脱离自己的环境技术条件和患者的实际情况，盲目地接受或推行。

第三节　证据评价的基本内容与方法

一、证据评价的基本内容

证据的产生经过了选题、研究设计、资料收集、整理分析和总结报告几个阶段，其中选题与设计是最重要的，它决定了证据的创新性、科学性和应用的价值。评价研究证据时，应依这一思路对研究工作的全过程进行全面的评价。

（一）研究目的

研究目的反映一项研究预期要达到的结果或目标，即科研假说是什么。研究目的表达清晰，目标具体明确，从中可以看出是否具有创新性、是否具有临床重要性。没有创新性就不必去研究，证据也就说不上有价值；没有临床重要性，也就谈不上临床应用价值。

（二）研究设计

研究设计方案决定了一项研究的质量与效率，各种研究设计方案各有优缺点与适用性。需要注意研究的问题和内容与所选用的研究设计方案是否科学（最佳）和可行（适用），是否优于以往类似或者相同问题的研究设计，是否有质量控制措施。

（三）研究对象

目标人群定义是否明确；研究对象有无恰当的诊断标准、纳入标准与排除标准；样本的代表性如何；样本量是否足够；研究对象的抽取和分组是否贯彻了随机化；是否做了基线比较，以保证组间的均衡可比。

（四）结局指标

研究变量有无明确的定义，干预措施是否"标准化"；变量的测量方法是否恰当，精确性如何；结局变量是否明确；是中间性结局还是终点性结局指标，是客观性还是主观性指标；测量指标的判断标准和临床意义是否明确；测量结局变量的方法是否准确；是否采用盲法收集资料。

（五）结果分析

资料是否完整，是否报告了全部对象，应答率和丢失率多高；是否根据研究设计方案和资料的性质选择合适的统计分析方法，计算是否正确；对研究中可能出现的误差、混杂交互作用是否进行分析；统计推理是否恰当。

（六）质量控制

质量控制指在设计、实施和分析过程中，防止或减少偏倚或系统误差的手段。研究过程中可能出现的主要偏倚有哪些？采取了哪些相应的控制措施？所采取的偏倚控制措施效果如何？

（七）结果表达

研究中观察效应有多大；研究结果的表达是否数据准确、客观清晰；是否有量效或剂量反应关系的证据；核心结果的表达是否规范；如为阴性结果，统计学的把握度是否足够？

（八）卫生经济学

干预措施是否采用了成本－效果、成本－效益、成本－效用分析等方法评价其经济效益和社会效益。

（九）研究结论

研究结论是否回答了研究假说；结论是否得到结果的充分支持；研究所获结果在生物学上是否有可靠依据；研究发现与实验室研究所得作用模式是否一致；研究发现与同类研究结果是否一致；研究结论是否可以外推；研究发现是否肯定引起现行临床实践的某种改变。

最后，评价者应全面总结以上各方面的评价结果，提出使用该证据的建设性意见。

二、证据评价的基本方法

评价证据是对某一具体问题通过检索获得的文献进行分析推论。基本过程如下：明确评价证据的目的，依评价目的确定证据的来源，依相关性进行证据（文献）筛选，确定研究证据的类型，最后根据研究证据类型按相关标准评价。

（一）明确评价证据的目的

在评价证据前必须首先明确评价证据是为什么，希望从文献中获得什么样的信息，以指导证据的评价过程。

（二）依评价目的确定证据的来源

评价目的决定目标杂志、数据库和文献的类型。如评价目的是为了解新理论或新技术，可先选原始研究证据（因其最新），再选新近的系统评价/Meta分析报告，最后选综合性文献如临床实践指南；如评价目的是为了解决临床实际问题则正好相反，先选综合性，次选新近的系统评/Meta分析，最后选原始研究证据。例如，要了解β受体阻滞剂在心力衰竭患者中的应用价值，应先查寻有无相关的系统评价或高质量文献综述，因为这类文献浓缩了大量原始文献的信息，特别是系统评价，其严格的方法学评价使文献的结论具有很高的真实性和可信度，可节省读者逐篇阅读和评价原始文献的时间和精力，快速、有效地获取有价值的信息。如果没有相关的系统评价或综述，再查寻和阅读原始文献。

（三）依相关性进行证据（文献）筛选

1. 依据题目和研究目的取舍　题目和研究目的提示证据能回答什么及其临床意义，如果与自己关心的问题和评价目的不相关即放弃。

2. 依研究设计取舍 研究设计决定了证据的内部真实性，从文献的材料与方法/调查方法/观察方法中，可获知证据的研究设计是否科学，不科学放弃。

3. 以患者为中心取舍 研究对象和实施条件与拟用证据的患者特征及其证据的可用条件不一致则放弃。

4. 根据与疾病的相关性取舍（获取信息） 证据的题目和研究目的与评价欲获取的信息不相关，则放弃（表5-2）。

表5-2 证据相关性筛选

条目	描述	相关结果
题目和研究目的	提示了证据能回答什么问题及其临床意义，与自己关心的问题和评价目的是否相关	是→继续；否→停止
研究设计	决定了证据的内部真实性，设计是否科学合理	是→继续；否→停止
以患者为中心	与患者拟解决的问题是否相关，应用条件是可否行	是→继续；否→停止
疾病相关性	证据的题目和研究目的与评价欲获取的信息是否相关	是→继续；否→停止

（四）依研究证据的类型评价

不同的临床问题，其适宜的研究设计方案不同；不同的研究设计方案其技术要领和研究功效也不同。因此，评价研究证据前应根据选入的证据（文献）所研究的问题和所采用的研究设计方案，准确判定其类型，并根据其分类属性采用相应评价标准科学评价。

三、证据评价的注意事项

为确保对证据做出客观、全面的科学评价，评价证据时还应注意以下事项。

（一）方法学评价是基础

正确的研究设计方案是获得真实可靠的研究结果的根本保证。因此，方法学评价是证据评价的基础。

（二）真实性是评价的重点

证据的真实性是核心，是该证据是否采用的基本依据，不具备真实性的证据毫无价值。

（三）选择恰当的评价指标

各研究设计方案分别有相应评价标准或指标。选择评价指标是否恰当，直接影响评价的结果。因此，应根据研究设计类型选择恰当的评价标准或指标。

（四）评价研究的全过程

评价研究证据时应对研究的全过程，包括选题、设计、测量、分析、结果解释等逐项逐条评价，并完整报告评价所获得的全部结果，包括优点和局限性，并做好记录。

（五）评价要实事求是

研究证据来自于对患者或人群的观察/试验，临床研究因无法严格控制各种研究条件，误差（偏倚和随机误差）、混杂难以杜绝。因此，评价研究证据时务必实事求是，本着科学精神发现优点、使用其有利部分，同时客观评价其缺陷，以利于在临床循证医学实践中决定取舍。

（六）正确认识阴性结果

研究者都希望获得肯定的、有效的阳性结果。同时，取得阳性结果的文章容易发表，有机会发表在高影响期刊上，有更高的引用率。其实，否定一项无效甚至有害的干预措施，其贡献不亚于肯定一项确实有效的干预措施。只要设计科学、测量严谨、分析客观、结论正确，阴性结果同样有意义。因此，在针对某一临床问题的研究证据进行评价时，应注意不要遗漏阴性结果的证据。

第四节　临床研究证据评价工具的选择

证据评价工具总体来说分成两大类，一类是方法学质量评价工具，本质上是结合研究设计方法学要点进行研究设计、实施、分析等环节中可能存在的偏倚风险的高低，目前应用比较广泛的系列包括Cochrane开发的偏倚风险评价（risk of bias，RoB）工具、英国牛津大学循证医学中心开发的严格评价工具项目（critical appraisal skill programme，CASP）、纽卡斯尔 - 渥太华观察性研究评价工具（newcastle - ottawa quality assessment，NOS）。另一类评价工具为研究报告规范，相当于从审稿人视角规范一项研究的研究报告如何规范撰写和报告，以保证研究的透明性。不同的研究类型对应不同的报告规范，如随机对照临床试验的报告规范《CONSORT 声明》、观察性研究报告规范《STROBE 声明》、系统综述的报告规范《PRISMA 声明》等。完整的报告规范详情及对应网址可以在 Equator 联盟网站（https：//www. equator - network. org/）上查阅。

评价工具根据记录的方式分为清单类（checklist）和尺度评分类（scale）两种，根据评价的内容可分为报告质量评价和方法学质量评价两种。

国内外有一定影响的各种评价工具有 70 余种，这些工具评价方法各异，标准不一，应用局限，甚至彼此矛盾，应用时应多比较，选择公认度较高的工具为宜。

一、原始研究证据的评价工具

（一）临床试验性研究评价工具

临床试验性研究以随机对照试验为代表，由于随机对照试验采用了随机、对照及盲法收集资料，最大限度地控制了混杂和偏倚对结果的影响，以确保结果的真实性，是一种论证强度较高的设计方案。因而在临床研究中备受推崇，相关文献发表也很多，成为临床证据的重要来源，相应的质量评价方法也较成熟，评价工具也最为多见。其报告质量的评价可借助于统一标准的试验报告（consolidated standards of reporting trials，CONSORT）；方法学质量评价可选择的工具比较多，如公认度较高的 Cochrane 手册中的偏倚风险评价工具、美国卫生研究和质量管理局制定的 AHRQ 标准和 Jadad 评分等。随机对照临床试验最早出现的评价工具是 1981 年的 Chalmers 量表，1993 年由英国牛津大学循证医学中心开发了 CASP 清单，1996 年出现了 Jadad 量表，目前这两种工具也还有应用。2008 年 Cochrane 开发了 RoB 评价工具，这是目前应用最广泛的质量评价工具。RoB 量表自身的发展和优化也很活跃，2016 年 Cochrane 方法学组对 RoB 进行了更新，2018 年进行重大升级并正式发布 RoB 2.0 版本，随后于同年 10 月、2019 年 8 月陆续更新，目前 RoB 2.0 版本已经嵌入 RevMan Web 的 Cochrane 系统综述制作平台。当前 RoB 1.0 版本依然在活跃使用中，包括 6 个评价条目，每个条目风险偏倚包含高（high）、不明确（unclear）、低（low）三个等级，可以通过 Cochrane 官方发布的绿色软件 Review Manager（RevMan）使用，并导出偏倚风险评价图，直观地呈现每一项纳入原始研究的偏倚风险情况。RoB 2.0 版本目前的使用也逐渐增多，2.0 版本内容和条目相比 1.0 复杂很多，包括 5 个模块，每个模块包括若干信号问题对应 5 级备选答案（是、可能是、可能否、否、不可知）和总体偏倚风险的评价。目前最新版本可在官方链接 ht-tps：//www. riskofbias. info/welcome/rob - 2 - 0 - tool 中查阅和下载详细资料，其中除了针对单病例对照试验、平行随机对照试验评价工具，还包括 2021 年 3 月更新的整群随机对照试验、交叉试验评价工具。

该版本提供了含有宏的基于 Excel 的评价表，初始化用户表格后可以方便进行多人评价、自动生成偏倚风险等级、制作偏倚风险评价图并进行双人评价结果核查。

（二）临床观察性研究评价工具

报告质量评价可以选择强化观察性研究流行病学报告（strengthening the reporting of observational studies in epidemiology，STROBE）；方法学质量评价工具比较多，常见的有严格评价技能方案 – CASP 工具（critical appraisal skills programme）和纽卡斯尔渥太华文献质量评价量表 – NOS 评分（the newcastle – ottawa scale）等。

二、二次研究证据评价工具

报告质量评价工具有试验报告统一标准——QUOROM 及其升级版系统评价和荟萃分析首选报告项目 – PRISMA（the preferred reporting items for systematic reviews and meta – analyses）等。PRISMA 是用来规范系统评价的一种标准报告格式，包括 27 个条目，覆盖了系统评价中的摘要、简介、方法与结果等方面内容，可用来与一篇系统评价内容逐一进行比对，考核其报告内容是否完整。

方法学质量评价工具有奥克斯曼 – 亚特概述质量评估问卷（Oxman – Guyatt overview quality assessment questionnaire，OQAQ）、系统评价评估测量工具（a measurement tool to assess systematic review，AMSTAR）和萨克斯质量评估清单（sacks quality assessment checklist，SQAC）等。

适用于制作系统评价、卫生技术评估及指南的证据评价工具，如 GRADE 系统。

用于制作与评价临床指南的评价工具是临床指南研究与评价系统（appraisal of guidelines for research and evaluation，AGREE）的最新修正版 AGREE Ⅱ 。AGREE Ⅱ 详细说明了指南制定与评价的内容及其报告的基本格式。

目标检测

答案解析

一、多选题

1. 试验设计的三要素是指（　　）

    A. 真实性   B. 研究对象   C. 观察效应

    D. 重要性   E. 研究因素

2. 实验设计的四原则是指（　　）

    A. 随机   B. 干预   C. 对照

    D. 盲法   E. 重复

3. 证据评价的三原则是指（　　）

    A. 证据   B. 重要性   C. 适用性

    D. 有效性   E. 真实性

4. 下列不属于临床研究中"随机化"的设计要点包括（　　）

    A. 随机抽样   B. 随机分组   C. 随机隐藏

    D. 安慰剂   E. 空白对照

二、名词解释

1. 实验性研究

2. 观察性研究

3. 证据

三、判断题

1. 对证据质量进行严格评价主要是对其外部真实性进行评价。（　　）

2. 所有的临床研究都可以采用偏倚风险评价量表（ROB）进行评价。（　　）

四、简答题

1. 评价临床研究证据的依据基本理论是什么？

2. 内部真实性与外部真实性的关系？

（李　迅　郭崇政）

书网融合……

本章小结

第六章　系统综述及其评价

📖 **学习目标**

1. **掌握**　系统综述的基本步骤。
2. **熟悉**　系统综述中 Meta 分析、异质性分析、亚组分析、敏感性分析的概念。
3. **了解**　系统综述的意义、系统综述的报告与质量评价。
4. 学会应用系统综述的原理解决医学实践中遇到的临床问题。

⇒ **案例引导**

　　临床案例　绿茶是一种日常饮品，在东方有着悠久的历史，20 世纪中后期，越来越多的基础研究报告了绿茶中含有的茶多酚等物质具有抗癌功效，饮用绿茶能够预防癌症，WHO 也将绿茶列为六大健康饮品之首。在基础实验与动物研究中绿茶成分显示出了抗癌功效，但其在人体中是否有同样的效果？检索绿茶预防癌症的研究，能够找到近百篇临床研究相关文献，研究类型为观察性研究或临床研究，涉及的癌症有多种，每项研究得出的结论也不同。

　　讨论　面对以上检索结果，要回答绿茶是否能够预防癌症的问题，应从哪里入手，如何实施，最后又能得到什么样的结果，人们能从中得到什么帮助？

第一节　系统综述概述

一、系统综述的定义与意义

　　系统综述（systematic review）是针对某一具体的临床问题，全面系统地收集已发表或未发表的相关研究，采用严格评价文献的原则和方法，筛选出符合质量标准的文献，进行定性或定量合成，得出综合结果，并对结果加以解释，得出可靠的结论。在此过程中一方面对每一项纳入系统综述的临床研究方法学质量运用规范统一的标准进行评价，对现有临床研究的数据与可信度进行客观的综合、呈现和评价。另一方面提取所纳入临床研究的数据和资料，对同质的研究进行统计数据上的合并，得出综合的研究结论，为临床决策提供依据。

　　系统综述属于二次研究范畴，也有些学者将其称为系统评价，其中的"评价"一方面指的是对于所研究的干预措施、诊断方法等的综合评价，另一方面也指对所纳入的临床研究的评价。

　　在临床实践和科研的任何领域都可能提出临床相关问题，如病因与危险因素、预防、诊断、治疗、康复等。如果针对某个具体问题进行文献检索能够检索到临床研究，则说明关于这个问题存在证据。如果存在多项临床研究，其研究对象、具体方法以及关注指标又具有同质性，如果运用合适的统计方法将各研究结果合并，相当于增大了研究的样本量，而增强研究结论的效力。因此，要判断一项研究的结论是否可靠、可信，还需要应用批判性思维的原则，对该研究的方法学质量严格评价。政策制定者、临床医生或患者不可能全面阅读和分析每项临床研究，但可通过系统综述将当前所有的临床证据客观呈现出来，为临床决策提供依据。

二、系统综述与传统综述

目前，文献综述包括两种类型，一种是传统的文献综述，又称叙述性的文献综述（narrative review），另一种就是本章讲到的系统综述。两者均是对文献进行回顾性分析和系统总结。

传统的文献综述是作者根据特定目的或兴趣，围绕某一主题对一段时间内的文献资料进行分析研究，归纳整理，结合自己的观点和临床经验进行阐述和评论，总结成文，可为某一领域提供大量新知识和新信息，以便读者在较短时间内了解该专题的研究概况和发展方向，解决临床实践中遇到的问题。在进行文献综述时，文献的检索没有固定的策略，收集文献时常常会选择与自己观点一致的文献，无法避免选择偏倚，筛选出的文献也不对其真实性、可靠性等进行评价，很少对原始文献的设计、研究方法等进行评价，仅仅是对筛选出的文献的归纳总结。不同时间、不同作者撰写的关于同一问题的文献综述可能大相径庭，重复性较差。

系统综述常常是从一个具体的临床问题出发，制定详细的检索策略，全面系统地收集现有的相关研究，对筛选出的文献进行科学评价，对于符合条件的结果还可以进行定量综合，可以较大程度上减少偏倚，并且具有良好的重复性。完成一项系统综述，需要一套严谨规范的研究方法，而系统综述本身属于一项研究，而不仅仅是简单的综述。

三、系统综述与 Meta 分析

系统综述可以是定性的，也可以是定量的。

定性分析是采用描述的方法，将纳入的每个研究的特征和方法学质量评价总结成表格，使研究者能够清楚地了解纳入研究的基本情况以及不同研究间的差异，为后续研究做好准备。定性研究是定量分析前的必要步骤。如果在后续的分析中研究间不具备同质性，便不宜进一步做定量分析，只能对纳入的研究进行定性的描述以及方法学质量评价。

Meta 分析是一种统计分析方法，将多个独立、可以合并的临床研究综合起来进行定量分析。定量的系统综述要求合并的临床研究具备同质性，体现在研究对象、干预措施、对照措施、结局指标以及研究类型五个方面。如果纳入的研究之间异质性较小，进行定量分析时对效应量合并的方法一般为 Meta 分析（Meta analysis）。当各研究间异质性较大时，不建议进行 Meta 分析，即使进行了 Meta 分析，得出的结果也不具备临床意义，没有参考价值。目前，系统综述与 Meta 分析常常混用，但系统评价不一定包含 Meta 分析的过程，而 Meta 分析也不一定就是系统评价。

第二节　系统综述的步骤与方法

系统综述作为一种研究方法，具有一系列规范严谨的方法与步骤。通过确定临床问题、制定系统综述方案、经过文献检索与筛选、资料提取、研究质量评价、资料分析等过程，最后形成系统综述报告。

一、确定系统综述的研究问题

提出一个明确的、结构化的、可回答的问题是系统综述中至关重要的第一步。临床实践各环节都可以产生系统综述的问题，除了最常见的干预措施疗效评价问题外，还有针对病因、预防、诊断、预后等方面的问题。

一个合理的系统综述，涉及的研究对象、设计方案、干预措施和结局指标需要相似。因此，确立题目时应围绕研究问题明确 PICOS 要素，这些要素必须准确、清楚定义。它们对于接下来文献的检索、筛选、评价以及数据的收集、分析和结果的解释均具有重要的意义。

二、系统综述方案的制定

研究问题明确后，需要按照系统综述的方法和流程，制定完整的研究方案。研究方案一经确定，具体实施过程中一般不再修改。因此，系统综述是先有方法计划、后有结果。

系统综述方案应当由以下几部分构成。

（1）题目；

（2）研究背景；

（3）文献检索策略（包括数据库、时间跨度、检索词与检索式等）；

（4）文献的纳入与排除标准；

（5）资料提取表；

（6）纳入文献的方法学质量评价标准；

（7）资料分析的具体方法。

三、文献检索与纳入

（一）文献检索

系统综述中文献检索的原则是尽量全面、避免遗漏。检索文献应确定检索词、制定检索策略和选择数据库。一般以电子数据库系统检索为主，对于电子数据库未收录的文献，需要手工检索。为全面检索，电子数据库不应局限于单一数据库，而应该全面检索能够获取的数据库。系统综述文献检索常用的数据库有 Medline、Embase、Cochrane Library、Cnki 等。有时还要在语言方面考虑，如中医药相关的研究，应该考虑检索中文数据库。

检索式是将检索词按照一定的逻辑关系连接成一个式子，常用的检索逻辑运算符包括 AND（与）、OR（或）与 NOT（非）。

在系统综述文献检索时，通常从研究问题的 P（研究人群或所研究疾病）、I（干预措施）两方面考虑检索词，当需要对检索进一步限定时，可考虑 S（研究类型）。检索不同的数据库，需要根据其规则分别制定检索式，确保在不同的数据库检索到同样效果。

比如检索绿茶预防癌症，应考虑所要研究的临床问题是肿瘤以及所要研究的干预/暴露是绿茶，可以建立如下的检索策略。

#1 cancer

#2 neoplasm

#3 tumo＊r

#4 carcinoma

#5 malignant

#6 #1 OR #2 OR #3 OR #4 OR #5

#7 tea

#8 green tea

#9 Camellia Sinensis

#10 GTE

#11 #7 OR #8 OR #9 OR #10

#12 #6 AND #11

如需要限定研究类型，可以在原有检索策略的基础上添加研究类型的模块。以 Medline 数据库为例，如果想检索基于随机对照试验的研究，可以在检索式中添加如下模块。

#1 randomized controlled trial［pt］

#2 controlled clinical trial［pt］

#3 randomized［tiab］

#4 placebo［tiab］

#5 drug therapy［sh］

#6 randomly［tiab］

#7 trial［tiab］

#8 groups［tiab］

#9 #1 OR #2 OR #3 OR #4 OR #5 OR #6 OR #7 OR #8

#10 animals［mh］NOT humans［mh］

#11 #9 NOT #10

在制定检索策略时，应与专业人员充分沟通，一旦确定了检索策略，一般不轻易更改，在线检索完成后，及时记录、保存。文献检索策略需要考虑检索资源、检索的起止时间、检索词、检索式、检索方式以及文献管理方法。应该妥善、完整地保存检索策略，一来在系统综述撰写和报告时，需要报告检索方法和过程，二来系统综述要求及时更新，在更新检索时检索策略应该保持一致。当检出的文献量较大时，为了有效管理检出的文献，一般需要借助文献管理软件如 Endnote、Reference Manager、Procite 等管理文献，以便于后续文献的筛选等过程的实施。

（二）文献筛选

文献的筛选是通过纳入和排除标准来实现的。一个临床问题的全面检索往往会命中大量文献，需要确立文献的纳入和排除标准，以确定纳入系统综述的临床研究文献。纳入和排除标准通常是从 PICOS 五方面来考虑。

对于以疗效评价为目的的系统综述来说，研究人群通常是患者，而对于观察性研究的系统综述，可以是普通人群。设定纳入标准时需要考虑疾病的诊断标准、年龄、性别、病程等与疾病结局相关的因素。

干预措施是系统综述所要评价疗效与安全性的用药或者疗法，根据临床实际情况，还应该考虑用药方法、剂型、剂量、疗程等。观察性研究中干预措施可能是某种暴露因素。

对照的设定应结合临床问题同时遵循两个原则：第一，对照应该是疗效确定的措施。根据临床研究的不确定性原则，想要评价某种新方法的疗效，只能选择一种确定疗效的方法作为对照，如果将两种疗效不确定的方法进行对比，即使分析出差异，也无法回答待评价的方法究竟是否有效，疗效多大。例如，若要评价针灸治疗抑郁症的疗效与安全性，可以纳入针灸 vs 西药、针灸 vs 安慰剂、针灸 vs 空白对照等，其中西药应该是经过大规模高质量临床试验明确了疗效的药物。第二，干预与对照之间的对比应该体现系统综述想要评价的疗效。例如，研究的问题是针灸与常规西药哪个更能有效控制抑郁，可以纳入针灸 vs 西药、针灸 + 西药1vs 西药1 + 西药2 等，不能纳入针灸 + 中药 vs 西药、针灸 + 西药 vs 中药，或者针灸 + 西药1vs 西药2 + 西药3 等。因此不是仅仅看到治疗组中有针灸，对照组中有西药，就可以纳入研究，而要仔细思考和分析不同疗法组合间本质对比的是什么。

结局指标是评价某疗法或暴露因素的依据，应根据专业知识确定。结局指标可分为主要结局指标和次要结局指标，主要结局指标是对某个疾病来说最能反映疗效的指标，系统综述一般多考虑终点事件结局，如生存、复发、痊愈等。次要结局指标可以有许多，一般考虑终点结局与替代结局。系统综述时，结局指标的选择应尽量考虑临床相关性。例如评价某种药物控制某种肿瘤的效果，研究中可见这样的表述"瘤体缩小 50% 以上，体重增加 5kg 以上，恶心呕吐症状消失，为显效；瘤体缩小 50% 以下，体重增加 5kg 以下，恶心呕吐症状基本消失，为有效；瘤体体积不变，体重未增加，恶心呕吐症状缓解不明显，为无效"。将多种本质上不同的临床结局结合冠以新的分级形式，属于复合结局指标，这种指标虽然体现了不同的临床相关结局，但在研究结果中最终呈现的仅仅是一个合并后的笼统等级，丢失了许多临床原始信息，大大降低了其临床意义，除非该分级结局是国际公认的标准，否则不建议使用。

研究类型在疗效评价的系统综述中，通常纳入随机对照临床试验或非随机对照临床试验（non - randomized controlled trial/controlled clinical trial，CCT）；在病因与危险因素评价的系统综述中，通常纳入队列研究和病例对照研究；在诊断性研究的系统综述中，则纳入诊断性试验。

总之，系统综述的纳入和排除标准完全由研究的问题出发，与研究设定的 PICOS 紧密相联。

排除标准是虽然符合纳入标准但却不适合的研究，而绝非纳入标准的"反义词"。例如，一项研究计划纳入"60 岁以下的患者"，排除标准就不是"60 岁以上的患者"，而应该是"年龄虽在 60 岁以下，但因患有某种合并症、禁忌证而不应当纳入研究的患者"。如果一项研究的纳入标准足够详细，有可能根本不需要排除标准。

文献筛选一般分为以下三步进行。

1. 初筛　根据检出的文献信息，如题目、摘要剔除明显不合格的文献，对不能确定的文献应查出全文再行筛选。

2. 阅读全文　对可能合格的文献资料，应逐一阅读全文，以确定是否合格。

3. 完善信息　如果文中提供的信息不全面、有疑问和有分歧的文献应先纳入，通过与作者联系获得有关信息后再决定取舍。

四、资料提取

（一）资料提取的作用

在资料提取过程中，定位并记录纳入临床研究中的所有相关信息，以便在分析、综合与评价时，直接使用相关的数据和信息，而不需要每次都通读全文重新寻找。同时，将资料提取到专门的表格中，便于核查提取的数据，降低错误风险。

（二）资料提取表的设计

不同题目的系统综述需要提取的数据信息不尽相同，要充分反映研究问题的独特性，但有些基本信息是相同的。一般包括纳入研究的基本信息、纳入判断过程信息、研究设计要素、研究结果数据以及备注。有的资料提取表包含对研究质量的评价。

研究基本信息对文献精确定位，包括文献的题名、作者、发表时间、发表的期刊、期刊年卷期页码等，还应记录文献作者的联系方式，在系统综述中如果发现信息不充分，需要联系作者进行确认和核对。同时，在资料提取表中还要体现资料提取人员、提取时间等相关信息。

纳入判断过程信息指决定某项研究纳入系统综述的依据，体现筛选文献的思维过程。常将纳入标准和排除标准逐条列出，表明哪篇文献符合哪一条纳入标准，哪一篇文献不符合纳入标准，哪篇文献又符合哪条排除标准等。

纳入研究的设计要素包括 PICOS 几大要素。在资料提取表中用简明的语言，将涉及临床研究的信息要素如实、正确地记录下来，不得丢失重要信息。比如提取干预措施的信息时，除了干预措施的名称，还应该提取相应的服药方法、剂量、疗程等。

研究结果数据。常见的结局指标分为定性数据和定量数据。定性数据如有效率、痊愈率等，不仅要提取体现研究文献中报告的事件发生率，还应该收集每组的观察总人数和发生结局事件的人数。例如提取表中不仅要有"痊愈率"，还应包括患者总数以及痊愈的患者数。定量数据常以均值 ± 标准差的形式呈现，此时应收集每组研究人数、均数和标准差或标准误等。如评价两种药物的降压效果，需要纳入每组患者治疗前后血压的均数、标准差和每组观察的病例数。如果是涉及随访的研究还要提取随访时间、失访和退出情况。如果是诊断试验准确度的研究还要提取敏感度、特异度或其他相关指标的原始数据信息。

对临床研究进行质量评价，需要提取研究的方法学要素。具体内容需要根据系统综述采用的评价标准决定。

完成以上部分的资料提取后，如果还有需要特别说明的事项，或者对文献有附加评论，可以在提取表的备注栏体现，为系统综述的分析、判断提供依据。

资料提取表是为提取文献中的明确信息而设计的表格，原则上应该便于录入、核查和保存。一般为电子版，常用微软的 office 软件（Access 数据库、Word 文档、Excel 表格）和 Epidata 软件等。必要时可以留存纸质版，作为研究档案。

（三）资料提取的方法及注意事项

资料提取表是将原始文献中的有用信息提取出来作为系统综述分析、综合、评价原材料的重要环节，不容有错。因此资料提取表的设计、制作和提取需要谨慎细致。系统综述作为严谨的科学研究，为了确保资料提取的准确性，需要两名研究者分别独立提取，之后再将两份提取表核对，发现错误或者有理解不一致的地方，需要两者协商达成共识，或者由第三人仲裁决定。

五、纳入研究的质量评价

原始研究的质量直接影响系统综述结果和结论的可靠性和真实性。评估纳入原始研究在设计、实施和分析过程中防止或减少系统误差和随机误差的程度，以分析和解释纳入研究质量对结果的影响至关重要。研究质量评价包括对其内部真实性和外部真实性的评价。文献质量的评价工具多种多样，不同的研究类型有不同的评价工具。随机对照试验常用的质量评价工具有 Cochrane 协作网建议的偏倚风险评估标准（ROB）和牛津大学建议的 CASP 清单；队列研究与病例对照研究的评价工具为纽卡斯尔渥太华量表（NOS）。诊断性试验、卫生经济学研究、定性研究也都有各自的评价工具。

六、系统综述的资料分析

（一）资料分析类型

广义来说，系统综述的资料分析包括定性分析和定量分析。定性分析包括对原始研究的质量评价、对研究的定性描述、对异质性等现象的定性分析与描述等。定量分析即 Meta 分析以及通过数据分析和计算所呈现的信息，比如发表偏倚等。在此主要介绍定量分析。

（二）效应量的选择

根据临床问题、资料类型及评价目的选择效应量并对其进行定量合成。常用的测量干预措施效果的指标有比值比（odds ratio，OR）、相对危险度（relative ratio，RR）、危险度差值（risk difference，RD）、多减少一例不利结局需要治疗的患者数（number needed to treat，NNT）等作为效应量进行合并。对连续性变量，当采用相同度量衡单位测量结果时选择均数差（mean difference，MD），对于结局指标相同但度量衡单位衡量有差异的多个研究来说，效应量合并前需要标准化，则常选择标准化均数差（standardized mean difference，SMD）呈现。

（三）效应量的合并

在 Meta 分析时，只有 PICOS 各方面同质的研究才可以进行效应量的合并，任何一方面不具有同质性，就只能进行定性的描述。

在数据综合前应先做临床异质性分析。如果异质性比较明显，应选用随机效应模型（random effect model）。例如有 9 项临床试验都观察饮用绿茶对癌前病变患者的干预效果，其中 5 项研究是让患者每天喝五杯绿茶，另 4 项研究是让患者每天吃三次绿茶提取物，两者的干预措施（剂型和方式）不同，但考虑到活性成分和机制相似，欲将两研究合并，则需要采用随机效应模型。当研究间的 PICOS 全都一致，没有临床异质性，也没有统计学异质性，可以选用固定效应模型（fixed effect model）。如图 6-1 所示。

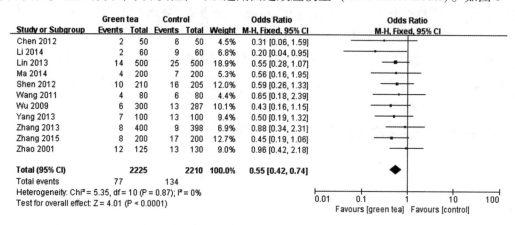

图 6-1　饮用绿茶与癌症发生率关系的 Meta 分析森林图

（四）异质性的处理

异质性一般包括临床异质性与统计学异质性。前者根据临床知识，从研究设计、研究对象、干预与对照、结局指标等方面判断。后者通过观察统计数据，如效应大小、效应方向、样本量等，也可通过统计检验来计算与衡量。

若经卡方检验，p 小于 0.1 时，说明研究间存在统计学异质性。在此基础上借助 I^2 定量估计异质性大小，I^2 越大，异质性越大。一般认为当 I^2 小于 30% 时提示异质性不显著，大于 30%（有学者倾向 50%）则提示有比较明显的异质性，如果合并应该采用随机效应模型。如果 I^2 大于 75%，则显示异质性非常显著，放弃 Meta 分析，否则结果不可靠。如果研究间存在显著的异质性，则应该从多个方面如研究对象特征、干预措施的变异程度等探讨异质性存在的原因，必要时可以进行亚组分析。比如前面提到的绿茶饮品与绿茶提取物，考虑到剂型的差异，可以将直接饮用绿茶的研究归于一个亚组，服用绿茶提取物的归于另一个亚组，分别进行 Meta 分析。

（五）敏感性分析

当一些研究具有某些特性，比如有几项研究的方法学质量偏低、某个研究的样本量特别大时，可以通过敏感性分析来判断这些特性是否影响了研究结论，即通过在 Meta 分析中加入或去除这几项研究，观察 Meta 分析的结论是否一致。

（六）发表偏倚

发表偏倚是系统综述中常见的一类偏倚，由于阳性结果的研究更容易被发表。通过系统检索能检索到的文献中以得出阳性结果的研究居多，依此做出的系统综述结论就可能存在偏性。

系统综述应对发表偏倚进行判断，如果存在发表偏倚，则要在结果中客观报告。常见的发表偏倚检验方法是漏斗图，将各研究结果与样本量散点绘制成漏斗图，观察图形的对称性，判断发表偏倚情况。在没有偏倚存在的情况下，图形呈现对称；当图形不对称时，存在发表偏倚（图 6 - 2）。

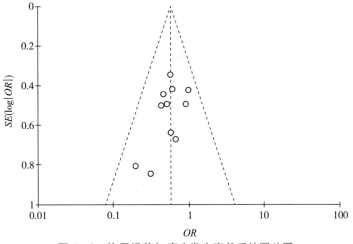

图 6 - 2　饮用绿茶与癌症发生率关系的漏斗图

从图 6 - 2 中可以看出，漏斗图的对称轴位于小于 1 的位置，说明绿茶对癌症的发生是保护因素，从散点可以看出，小样本研究的 OR 值偏向左侧，则该 Meta 分析存在发表偏倚。

七、报告结果

系统综述需要通过数据、图表来呈现研究结果。

首先报告文献检索、筛选的全过程，使用文献筛选流程图报告（图 6 - 3）。

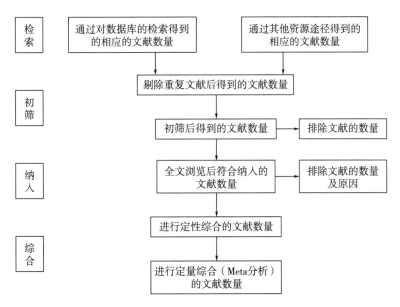

图 6 - 3　系统综述各阶段文献筛选流程图

其次报告研究的基本特征，包括每项纳入研究的研究类型；纳入的患者数和患者情况；干预措施的名称、给药途径、剂量、疗程等；对照措施；结局指标名称等。一般可以通过研究特征表呈现，重点依然是能够代表研究特征的 PICOS 五个要素。

对纳入研究的质量报告，包括评价指标和评价结果。根据采用的评价工具不同，采用表格或者图形的形式进行报告。

如果纳入的研究能够进行 Meta 分析，则一般通过文字与图表结合报告分析结果。Meta 分析的报告需要体现出每项研究的结局指标效应值和显著性、Meta 分析综合效应值、显著性、异质性情况、亚组分析情况、敏感性分析、发表偏倚等，可以通过森林图、证据概要表、漏斗图等呈现。

八、解释结果，撰写报告

系统评价的目的是帮助患者、公众、医生、管理者和决策者进行卫生决策，是提供信息和辅助解释结果，而不是做出推荐意见。因此，清晰陈述研究结果、深入讨论是系统评价的重要部分。解释和报告内容应包括以下几部分。

（一）总结和解释结果

总结和解释 Meta 分析结果时，应同时考虑干预措施的利和弊、结果的点估计值和 95% CI。点估计值主要表示效应值的强度和方向，而 95% CI 则反映效应值的变动范围和精确性，二者结合可提供更全面的信息，有助于解释结果的临床价值。

（二）评价证据的总体质量

Cochrane 协作网采用证据质量和推荐强度分级系统（Grading of Recommendations Assessment, Development and Evaluation, GRADE）分级和评估系统评价的总体质量。GRADE 质量评价系统将系统评价的证据质量分为高、中、低、极低 4 个等级，提出了 5 个降低证据质量的因素和 3 个升高证据质量的因素。

（三）证据的适用性

在确定系统评价结果的应用价值时，如治疗性问题，首先应考虑干预措施对患者的利弊，其次应考虑系统评价纳入研究中的研究对象是否与当前患者情况相似？是否存在生物学、社会文化背景、依从性、基础危险度、病情和价值观等方面的差异。

（四）系统评价的局限性

针对系统评价在文献检索的全面性、纳入研究质量、系统评价方法的可重复性、统计分析方法是否存在发表偏倚等方面的问题，阐述系统评价存在的潜在局限性。

（五）结论

系统评价的结论包括对临床实践和未来研究的意义两部分。在确定这两方面意义时，要考虑证据的质量、干预措施的利弊、患者的价值观和喜好及卫生资源的利用，旨在帮助医务工作者和决策者正确选择和应用，为进一步的研究指明方向。

⊕ **知识链接**

医学生批判性思维能力的培养

培养医学生批判性思维能力已经成为世界各国高等教育的共识，2002 年提出了全球医学教育最基本要求，其中批判性思维能力是其要求具备的 7 项核心能力之一。2016 年我国发布了《本科医学教育标准——临床医学专业》对医学生批判性思维能力提出了要求。

医学教育需要批判性思维。医学是一门实践性极强的学科，它要求学习医学的每一个人都要具备良好的思维方式，而批判性思维正符合医学的学科特点。医生临床的诊断过程实际上就是批判性思维的应用过程。因此，培养医学生批判性思维能力对于培养合格的临床医师具有重要意义。

循证医学的核心是在质疑的基础上做出基于证据的决策，通过解决临床问题提高医学生医学实践的能力，是培养学生批判性思维的一门重要课程。

九、更新系统评价

系统综述的更新是指系统综述发表后，定期收集新的原始研究，按前述步骤重新分析、评价，以及时更新和补充新的信息，完善系统综述。Cochrane 系统综述要求每 2 年更新 1 次，其他杂志发表的系统综述并不要求原作者定期更新。但若发表的系统综述无确切结论，或针对该题目的新研究不断出现时，也可考虑更新系统综述。

第三节 系统综述的报告与撰写

一、系统综述报告的结构

系统综述作为一项前瞻性研究，需要以结构化的方式撰写研究报告。通常包括研究背景、研究方法、研究结果、讨论和结论。结构化的摘要和正文都应该包括以上几个方面。

以干预性研究的系统综述为例，研究背景需要介绍疾病的基本信息和研究目标人群的发病率、造成的负担等、目前的常规治疗方式、所研究干预措施的特点、研究基础、既往研究的发现和已知信息、存在问题等，最后提出研究问题和研究目的。研究方法部分应当介绍检索策略、纳入排除标准、资料提取方法、研究质量评价、数据分析等信息。结果部分应当如实报告研究发现，包括研究过程的描述、文献质量评价、Meta 分析的结果、异质性分析等。讨论是基于研究结果进行的进一步思考，除了研究者根据结果进行的思考，还需要比较既往相似研究的发现和本次系统综述的异同，本研究是否有不同发现。最后用简要语言下结论，总结本研究的发现，同时为临床决策和今后研究提出建议。

二、系统综述的报告规范

近年来，国内外对系统评价报告质量高度重视，发表的文献数量也越来越多。2009 年，由国际著名专家组成的系统综述优先报告的条目小组在多种国际重要期刊上发表了系统综述优先报告条目：Preferred Reporting Items for Systematic Reviews and Meta – Analyses，PRISMA，简称为 PRISMA 声明。这份声明对系统综述类文章报告的 27 个条目及流程图进行了定义和介绍，对相关条目进行了详细的解释和说明，旨在帮助作者改进系统综述的撰写和报告，主要针对随机对照试验的系统综述，也适合作为其他类型研究系统综述报告的基础规范（表 6 – 1）。

表 6 – 1 系统综述或 Meta 分析报告条目清单

项目	编号	条目清单	所在页码
标题	1	明确本研究报告是系统综述、Meta 分析，还是两者兼有	
摘要			
结构式摘要	2	提供结构式摘要，包括背景、目的、资料来源、纳入研究的标准、研究对象和干预措施、研究评价和综合的方法、结果、局限性、结论和主要发现、系统综述的注册号	
前言			
理论基础	3	介绍当前已知的研究理论基础	

续表

项目	编号	条目清单	所在页码
目的	4	以研究对象、干预措施、对照措施、结局指标和研究类型五个方面（participants、interventions、comparisons、outcomes、study design，PICOS）为导向，清晰明确地提出所需要解决的研究问题	
方法			
方案和注册	5	如果已有研究方案，则说明方案内容并给出可获得该方案的途径（如网址），并且提供现有的已注册的研究信息，包括注册编号	
纳入标准	6	将指定的研究特征（如 PICOS 和随访的期限）和报告的特征（如检索年限、语种、发表情况）作为纳入研究的标准，并给出合理的说明	
信息来源	7	针对每次检索及最终检索的结果描述所有文献信息的来源（如资料库文献，与研究作者联系获取相应的文献）	
检索	8	至少说明一个资料库的检索方法，包含所有的检索策略的使用，使得检索结果可以重现	
研究选择	9	说明纳入研究被选择的过程（包括初筛、合格性鉴定及纳入系统综述等步骤，据实还可包括 Meta 分析的过程）	
资料提取	10	描述资料提取的方法（例如预提取表格、独立提取、重复提取）以及任何向报告作者获取或确认资料的过程	
资料条目	11	列出并说明所有资料相关的条目（如 PICOS、资金来源）以及做出的任何推断和简化形式	
单个研究存在的偏倚	12	描述用于评价单个研究偏倚的方法（包括该方法是否用于研究或结局水平）以及在资料综合中该信息如何被利用	
概括效应指标	13	说明主要的综合结局指标，如危险度比值（risk ratio）、均值差（difference in means）	
结果综合	14	描述结果综合的方法，如果进行了 Meta 分析，则说明异质性检验的方法	
研究偏倚	15	详细地评估可能影响数据综合结果的可能存在的偏倚（如发表偏倚，研究中的选择性报告偏倚）	
其他分析	16	对于研究中其他的分析方法进行描述（如敏感性分析或亚组分析、Meta 回归分析），并说明哪些分析是预先制定的	
结果			
研究选择	17	报告初筛的文献数、评价符合纳入的文献数以及最终纳入研究的文献数，同时给出每一步排除文献的原因，最好提供流程图	
研究特征	18	说明每一个被提取资料的文献的特征（如样本含量、PICOS 和随访时间）并提供引文出处	
研究内部偏倚	19	说明每个研究中可能存在偏倚的相关数据，如果条件允许，还需要说明结局测量水平的评估（见条目 12）	
单个研究的结果	20	针对所有结局指标（有效或有害性），说明每个研究的：（a）各干预组结果的简单合并，（b）综合效应值及其可信区间，最好以森林图形式报告	
结果的综合	21	说明每个 Meta 分析的结果，包括可信区间和异质性检验的结果	
研究间偏倚	22	说明对研究间可能存在偏倚的评价结果（见条目 15）	
其他分析	23	如果有，给出其他分析的结果（如敏感性分析或亚组分析、Meta 回归分析，见条目 16）	
讨论			
证据总结	24	总结研究的主要发现，包括每一个主要结局的证据强度；分析它们与主要利益集团的关联性（如医疗保健的提供者、使用者及政策决策者）	
局限性	25	探讨研究层面和结局层面的局限性（如偏倚的风险）以及系统综述的局限性（如检索不全面、报告偏倚等）	
结论	26	对结果的概要性解析，并提出对未来研究的提示	
资金支持			
资金	27	描述本系统综述的资金来源和其他支持（如提供资料）以及资助者在完成系统综述中所起的作用	

第四节　系统综述的质量评价

2007 年发表的 AMSTAR（assessment of multiple systematic reviews），是适用性较好的评估系统综述质量的工具，2017 年 AMSTAR 工作组进行了重新修订，正式发表了第二版 AMSTAR2（表 6 - 2）。本节介绍该评价工具。

表 6 - 2　AMSTAR2 评价清单及说明

条目	内容	评价结果
1	研究问题和纳入标准是否包括 PICO 各要素？ ①作者应该详细描述研究对象、干预措施、对照措施和结局指标，随访时间则根据结局获得的时限进行选择性描述 ②在系统评价中，作者对 PICO 要素描述不全	□是 □否
2	是否报告系统评价研究方法在实施前就已确定，是否报告与计划书不一致的情况？ ①作者陈述系统评价是依据事先写好的研究计划，并根据研究问题、检索策略、纳入/排除标准、偏倚风险评估方法等开展实施 ②在①的基础上，提前注册或发表研究计划，研究计划中包括 Meta 分析数据合成的方法、查找异质性原因的方法、判断与计划书不一致的方法等，同时作者在文中描述了实施过程中与计划书不一致的情况 ③作者未在系统评价中提到计划书的存在，且未检索到计划书，不能根据文中的描述判断研究方法是事先确定的	□部分是 □是 □否
3	作者是否解释了选择系统评价纳入研究设计类型的原因？ ①作者详细解释了只纳入 RCT 干预研究、只纳入非随机干预研究或两种研究类型均纳入的理由 ②作者没有解释纳入何种研究类型的理由	□是 □否
4	作者是否使用了全面的文献检索策略？ ①作者检索至少 2 个与研究问题相关的数据库，并提供检索词和/或检索策略，对检索限制（如语言、时间）予以合理的解释 ②在①基础上，作者还补充检索了纳入研究的参考文献、临床试验或研究注册平台、咨询专家、灰色文献，且在 24 个月内完成系统评价的制作 ③作者仅检索单个数据库，和/或未提供检索词和检索策略，和/或未对语言、时间等限制给予合理的解释	□部分是 □是 □否
5	是否由两人独立完成文献筛选？ ①由至少 2 名研究者独立"背对背"完成文献筛选，如有争议讨论解决；或由 1 位研究者独立完成文献筛选，第二位研究者对纳入研究进行抽样检查，且一致性≥0.8 ②文献筛选由 1 位研究者独立完成，或文中未对文献筛选过程进行描述	□是 □否
6	是否由两人独立完成数据提取？ ①由至少 2 名研究者独立"背对背"完成数据提取，或由 1 位研究者独立完成文献筛选，第二位研究者对提取的数据进行抽样检查、核对，且一致性≥0.8 ②数据提取由 1 位研究者独立完成，或文中未对数据提取过程进行描述	□是 □否
7	是否提供了排除文献的清单及排除理由？ ①作者提供了所有阅读全文进行筛选的相关研究被排除的清单 ②作者提供了所有阅读全文进行筛选的相关研究被排除的清单和排除理由 ③作者未列出进入全文阅读阶段中被排除研究的清单，和/或排除理由	□部分是 □是 □否
8	作者是否足够详细地描述了纳入研究的基本特征？ ①作者描述了研究对象、干预措施、对照措施、结局指标、研究设计类型等基本特征 ②作者详细描述了研究对象、干预/对照措施（包括相关的剂量）、研究设置、结局指标、研究设计、随访时间等基本特征 ③作者未全面描述纳入研究的基本特征	□部分是 □是 □否

续表

条目	内容	评价结果
9	作者是否使用合理工具评估纳入研究文献的偏倚风险？	
	RCT 干预研究	
	①作者选择了合适的偏倚风险评估工具对存在的因未隐藏的分配、结局测量时患者与测评者的非双盲所致的偏倚进行评估	☐部分是
	②在①的基础上，作者选择了合适的偏倚风险评估工具，还对因非真正的随机分配、选择性报告所致的偏倚进行评估	☐是
	③系统评价只纳入了非随机干预研究	☐是
	④作者未对纳入的 RCT 干预研究中存在的偏倚进行评估，或对存在的偏倚评估不当	☐否
	非随机干预研究	
	①作者选择了合适的偏倚风险评估工具对存在混杂因素所致的偏倚、样本的选择偏倚进行评估	☐部分是
	②作者选择了合适的偏倚风险评估工具对存在混杂因素所致的偏倚、样本的选择偏倚、暴露和结局的测量偏倚、对研究结局和数据分析的选择性报告偏倚进行评估	☐是
	③系统评价只纳入了 RCT 干预研究	☐是
	④作者未对纳入的非随机干预研究中存在的偏倚风险进行评估，或对存在的偏倚评估不当	☐否
10	作者是否报告了该系统评价纳入研究的资金来源？	
	①作者报告了纳入研究的资金来源，或文中提示作者查找了这些信息但未报告	☐是
	②作者未查找、关注、报告纳入研究的资金来源信息	☐否
11	如进行了 Meta 分析，作者是否使用适当的统计方法进行结果合并分析？	
	①对于 RCT 干预研究，作者选择合适的效应量、统计方式可以进行数据合成，调查了异质性的来源并且对存在的异质性进行了校正	☐是
	②对于非随机干预研究，作者选择合适的效应量、统计方式可以进行数据合成，调查了异质性的来源并且对存在的异质性进行了校正。同时，作者对经过混杂因素校正的或未校正的结果数据进行分析。在一个系统评价中，当同时纳入 RCT 干预研究和非随机干预研究时，作者通过亚组分析评价各自的效应量	☐是
	③系统评价为定性研究	☐不进行数据合并
	④作者选择了不恰当的统计学方法	☐否
12	如果进行了 Meta 分析，作者是否考虑了纳入研究的偏倚风险对 Meta 分析或其他证据整合的潜在影响？	
	①作者只纳入高质量、低偏倚的 RCT 干预研究	☐是
	②作者纳入不同偏倚风险的 RCT 和/或非随机干预研究，且作者调查了偏倚风险对总效应产生的可能影响	☐是
	③若系统评价为定性研究	☐不进行 Meta 分析
	④作者未调查存在的偏倚风险对总效应的影响	☐否
13	在解释/讨论系统评价结果时，作者是否考虑了纳入研究的偏倚风险？	
	①作者只纳入高质量、低偏倚的 RCT 干预研究	☐是
	②作者纳入不同偏倚风险的 RCT 和/或非随机干预研究，且作者讨论了偏倚风险对结果的影响	☐是
	③作者未调查纳入研究存在的偏倚风险对总效应的影响	☐否
14	作者对系统评价结果中异质性是否给予满意的解释或讨论？	
	①系统评价结果中不存在显著异质性	☐是
	②作者调查了结果中异质性的来源，并讨论了其对研究结果的影响	☐是
	③作者未对结果中异质性的来源进行调查，和/或未讨论其对研究结果的影响	☐否
15	如果进行定量合成，作者是否充分调查了发表偏倚，并讨论了其对研究结果的可能影响？	
	①采用图形或统计学检验发表偏倚，并讨论了发表偏倚的可能性和对结果的影响	☐是
	②作者未检验发表偏倚，和/或讨论其对结果的影响	☐否
16	作者是否报告了任何潜在的利益冲突，包括开展系统评价所接受的任何资助？	
	①作者描述了资金来源，且声明没有利益冲突关系	☐是
	②作者描述了资金来源，且说明如何处理存在的利益冲突关系	☐是
	③作者未描述资金来源，和/或声明利益冲突关系	☐否

答案解析

目标检测

一、单选题

1. Meta 分析在合并各个独立研究结果前应进行 （　　）

    A. 相关性检验　　　　　　B. 异质性检验　　　　　　C. 回归分析

    D. 图示研究　　　　　　　E. 标准化

2. 异质性检验的目的是 （　　）

    A. 评价研究结果的不一致性

    B. 检查各个独立研究的结果是否具有一致性（可合并性）

    C. 评价一定假设条件下所获效应合并值的稳定性

    D. 增加统计学检验效能

    E. 计算假如能使研究结论逆转所需的阴性结果的报告数

3. 发表偏倚是指 （　　）

    A. 有"统计学意义"的研究结果较"无统计学意义"和无效的研究结果被报告和发表的可能性更大

    B. 世界上几个主要的医学文献检索库绝大部分来自发达国家，发展中国家比例很小

    C. 研究者往往根据需要自定一个纳入标准来决定某些研究的纳入与否

    D. 研究结果的筛选过程中筛选者主观意愿的影响而引入的偏倚

    E. 只检索了某种语言的文献资料

4. 如果漏斗图呈明显的不对称，说明 （　　）

    A. Meta 分析统计学检验效能不够

    B. Meta 分析的各个独立研究的同质性差

    C. Meta 分析的合并效应值没有统计学意义

    D. Meta 分析可能存在偏倚

    E. Meta 分析的结果更为可靠

5. Meta 分析中敏感性分析主要用于 （　　）

    A. 控制偏倚　　　　　　　B. 检查偏倚　　　　　　　C. 评价偏倚的大小

    D. 计算偏倚的大小　　　　E. 校正偏倚

二、多选题

1. 进行 Meta 分析时，如果纳入和排除标准制定过严，那么 （　　）

    A. 各独立研究的同质性很好

    B. 符合要求的文献很多

    C. 可能会失去增加统计学功效、定量估计研究效应平均水平的意义

    D. 没有影响

    E. 符合要求的文献可能较少

2. 下列说法正确的是 （　　）

    A. Meta 分析是一种观察性研究

B. Meta 分析一般不对各独立研究中的每个观察对象的原始数据进行分析

C. 报告 Meta 分析结果时，可不考虑研究背景和实际意义

D. Meta 分析的结论推广时应注意分析干预对象特征、干预场所、干预措施以及依从性等方面的差异

E. Meta 分析可能得不出明确的结论

3. 系统评价的基本步骤是（　　）

A. 提出问题，制定研究计划

B. 检索资料和选择符合纳入标准的研究

C. 纳入研究的质量评价和提取纳入文献的数据信息

D. 资料的统计学处理和敏感性分析

E. 形成结果报告

4. 以下哪一项与进行一项系统综述无关（　　）

A. 至少两名研究者独立提取资料

B. 患者资料

C. 联系原文的作者

D. 文献筛选

E. 制定研究方案

5. 可能成为 Meta 分析中合并效应量的指标有（　　）

A. RR   B. OR   C. MD

D. WMD   E. 均数

二、名词解释

1. 系统评价

2. 发表偏倚

3. Meta 分析

（平卫伟）

书网融合……

本章小结

第七章 临床实践指南的评价与应用

📖 学习目标

1. 掌握 临床实践指南的评价原则。
2. 熟悉 临床实践指南的应用与方法。
3. 了解 临床实践指南的作用。
4. 学会临床实践指南的制定方法与步骤。

临床流行病学的发展和应用，促进了临床医学科研的迅速发展，高质量的临床研究成果不断涌现，通过对大量的临床研究成果的归类、分级和评价，形成了一系列质量更高的系统评价研究成果。面对这些研究成果，临床医务人员希望能从中获得对自己和患者真正有益的信息，却苦于没有时间和精力来甄别取舍。他们更希望有人能将这些研究成果整理成可指导临床实践的技术方案，让他们依据患者的病情和医疗条件去选择应用。

⇒ 案例引导

临床案例 患者，男，73 岁，慢性咳嗽、咳痰 12 年，近两年活动后出现气短，偶有踝部水肿。以"慢性支气管炎合并慢性阻塞性肺气肿"收住入院。患者今年已是第三次住院，前两次均以抗感染及对症治疗为主。这次住院后，患者询问有无好的办法使他能恢复得更好，以减少住院次数。

讨论 医生查文献有"慢性支气管炎诊疗指南"和"慢性阻塞性肺疾病诊疗指南"，无"慢性支气管炎合并慢性阻塞性肺气肿诊疗指南"。医生想对患者参考指南施治，应如何做？

第一节 临床实践指南概述

一、临床实践指南的定义

临床实践指南（clinical practice guidelines，CPG）是以临床循证医学为基础，由官方政府机构或学术组织撰写的医疗文件，是针对特定临床问题，经系统研究后制定发布的，用于帮助临床医生和患者做出恰当决策的指导性文件。

指南主要包括两方面内容：一是证据的综合和概括，对证据进行分级；二是证据推荐，对如何将这些证据应用于具体患者提出建议，并注明建议的级别，让读者应用时可以权衡建议的可靠性。

二、临床实践指南的形成背景

（一）临床实践的巨大差异

传统经验医学建立在理论推导或个人经历病例中获得经验的基础上，临床实践证明这些经验不可能全部可靠。Fieldm 和 Lohr m 的研究显示传统临床决策中只有 4% 具有较强的临床研究证据支持；45% 有谨慎的临床研究证据，且医生间有一定的共识；而 51% 的临床决策不但缺乏可靠的证据，即使在医师之间也缺乏共识。20 世纪 80 年代，在美国四个州 16 个社区，颈动脉内膜切除术的使用率差异达到 20 倍；在美国某州的一个社区，儿童扁桃体切除率是 8%，而在另一社区却高达 70%；中外医生间的临床决策差异更大（表 7-1），这些差异已超出了人口、地域、经济、社会等差异所能解释的范围，令人不得不对这些差异的合理性和治疗措施的科学性产生怀疑。

表 7-1　急性缺血性脑卒中治疗实践的中英对比

治疗方法	中国医师（%）	英国医师（%）	治疗方法	中国医师（%）	英国医师（%）
甘油/甘露醇	69	1	低分子右旋糖酐	44	0
中药	66	0	蛇毒	30	0
阿司匹林	54	39	激素	19	<1
钙拮抗剂	53	<1			

（二）卫生资源的不合理利用

有限的卫生资源不能满足对医疗保健无限增长的巨大需求是全球面临的难题。研究表明我国近年医疗费用的平均年增长率约 21%，大大超过国民生产总值的增长率。对大多数中国人来说其收入水平难以支付不断上升的医疗费用，即使美国这样的发达国家也感到医疗保健费用已成为不堪承受的压力，这使得更加明智地使用有限的卫生资源已成为全球共识。

（三）医疗措施的不当使用

近年来，我国临床上存在的过度检查、大处方是医疗措施使用不当的突出表现。抗生素的滥用和误用曾是全球性问题，现今，我国仍未很好地控制抗生素的滥用，人均年消费抗生素量居全球第一位。药物的滥用和误用既增加了副作用和产生耐药性的机会，又增加了政府和患者的经济负担。与此同时，临床上还存在使用不足的问题。如我国 2010 年制定的中国缺血性脑卒中和短暂性脑缺血发作的二级预防指南明确指出糖尿病患者合并高血压时，降血压药物以血管紧张素转换酶抑制剂、血管紧张素 II 受体拮抗剂在降低心脑血管事件方面获益明显，但临床实际用药率不足 50%。

造成上述问题的重要原因是医生基于传统经验行医，而不是尊重科学证据去处理临床问题。使科学证据与临床结合，指导医务人员客观地科学决策，就需要遵循临床循证医学的理论与方法去规范临床工作，即需遵循临床实践指南工作。CPG 是由一批颇具学术造诣的各专业专家共同协作，从庞大的文献中收集、分析、评价后形成的研究成果，体现了相关领域的最佳研究现状，是指导临床医生处理临床问题的工具。

三、临床实践指南的作用

（一）提高医疗质量

循证临床实践指南是对特定临床问题的最佳医疗实践的总结，可给患者提供最合理的治疗，有助于提高医疗质量，改善临床结局。

（二）减小医疗水平的差异

循证临床实践指南是以正式医疗文件的形式，在各医疗机构和临床医师中传播，将规范化医疗与个体化医疗相结合，以改变临床医师的医疗行为，减少不同医疗机构和临床医师间由于素质不同而造成医疗水平的差异。

（三）降低医疗费用

循证临床实践指南在形成过程中都要进行临床经济学成本－效益分析，并由此形成诊断治疗指导意见，成本最小化分析最好。执行指南可降低医疗费用，促进卫生资源的合理高效利用。

（四）有助于继续教育

循证临床实践指南收集了所有相关文献，并对文献中的结论进行了系统评价，集中了新近的最佳临床科研结果，并且不断进行更新，是很好的继续教育教材。

（五）作为医疗质量评估的依据

循证临床实践指南是由政府机构或学术组织撰写的医疗文件，具有一定的权威性，可作为政府主管部门或第三方社会评价服务机构对医疗机构进行医疗质量评估的依据。

（六）可作为医疗保险制定政策的依据

循证临床实践指南针对某一疾病，科学合理地总结了医学研究的成果，可作为医疗保险机构评估和制定医疗保险政策的依据。

四、证据与临床实践指南

原始研究证据和系统评价证据可以客观地提供研究结果及对结果的解释，为临床决策提供依据，对临床实践有重要的参考和指导价值，但一般不提出主观的推荐意见。循证临床实践指南是针对具体的临床问题，经过分析评价已有的研究证据后提出的具体推荐意见，用以指导临床医生的医疗行为。循证临床实践指南是连接证据和临床实践的桥梁，反映了当前最佳临床证据的现状。

临床路径（clinical pathway，CP）以临床循证医学证据和指南为指导，制定的促进临床诊治疾病规范化的管理方法，是针对某一疾病（住院疾病）建立的一套标准化的治疗模式与治疗程序。相对于指南来说，临床路径的内容更简洁、易读，适用于多学科多部门的具体操作，是针对特定疾病的诊疗流程，具有约束性。注重治疗过程中各科室间的协同性，注重治疗的结果，注重时间性。临床路径避免了不同地区、不同医院或不同医师对某一疾病可能采用不同的诊治方案，避免了诊疗的随意性，提高了诊断、治疗、预后和费用等临床执行的可评估性，起到规范医疗行为、减少变相治疗、降低成本、提高质量的作用。

第二节　临床实践指南的制定方法与步骤

循证临床实践指南的制定应当符合国际规范，基于系统全面的文献研究，依据最新研究证据提出推荐建议，用于指导临床实践。编制以临床循证医学为基础的 CPG 是一项艰巨任务，常需在专业学会领导下成立专门工作组，经过 1~2 年才能完成。临床实践指南一般分为专家共识指南和循证临床实践指南两大类。

一、专家共识指南制定法

（一）非正式专家共识指南制定法

指南制定者组织一批专家，就相关临床问题经过一次或多次讨论，将达成的共识形成推荐意见，由专业学会或政府机构发布作为 CPG。这种指南的制定缺乏相关的证据基础，推荐意见易受与会专家的专业、性格、组织、经济和政治等多方面因素的影响，这种指南的可靠性和质量较差。

（二）正式专家共识指南制定法

先邀请相关专家，就某一治疗措施由专家组提供相关研究证据的综述，并形成可能的适应证清单。然后由专家组成员对每个适应证评分（1~9分），以评价其适用性，1分为完全不适用，9分为特别适用，5分为可用或不用。将小组集体评分情况公布，讨论不一致的原因，再次重复评分，最后在讨论的基础上修改评分，得出一致性程度较高的推荐意见作为CGP。这种制定法虽然考虑了研究证据，但未对证据进行严格评价，仍然没有将推荐意见与相关证据的质量明确联系在一起，专家的主观意见仍占主导地位。这种指南的可靠性和质量可疑，在实践中临床医生难以恰当选用。

二、循证临床实践指南制定法

循证临床实践指南已成为制定指南的趋势，是基于严格评价相关证据质量的基础上，将证据质量与推荐意见明确地联系在一起，保证了指南的科学性、公正性和权威性。2003年由12个国家共同制定了如何撰写和评价CPG的"指南"工具——《临床指南研究与评价系统》（appraisal of guidelines for research and evaluation，AGREE），2009年修订发布了第2版，即AGREE Ⅱ。它详细说明了指南制定与评价的具体内容及其报告的基本格式，在国际上得到广泛应用。

虽然不同国家或地区制定循证临床实践指南的过程不完全相同，但总的原则与主要步骤基本一致。

（一）确定问题与范围

指南制定机构首先确定指南拟解决的临床问题、制定指南的必要性、目的和使用范围。确定编写主题、服务对象、编写内容和结构等。

（二）成立指南制定工作组

要求工作组成员来自不同地区的多个学科，一般为15~20人，包括：临床专家、信息专家、临床流行病学家、卫生经济学家、专业编辑人员等。指南制订人员应具备四个核心技能：临床专业技能、卫生保健的实践经验、专业知识技能、严格的评估技能。工作组确定制订指南的规范程序，分工合作，依专业技能可分成评价小组、文献小组、编辑小组等。

（三）文献检索

全面收集世界范围内的相关研究资料。一般先检索已有的临床指南，再检索最新的系统评价证据，其次检索随机对照试验，最后根据提出的问题和获得证据的数量再检索其他类型的临床试验。信息专家负责审查检索结果的质量，经审查合格的文献送交制订指南的专家小组。

（四）评价证据

CPG制定小组明确规定文献的纳入标准和排除标准，并严格采用循证医学的评价标准对相关文献进行科学评价：①不同研究提供的证据是否一致，研究对象的基线特征是否一致，研究内容是否一致；②研究结果是否与实际临床运用时一致；③证据是否直接针对CPG的目标人群；④研究的样本量大小是否符合统计学要求等。

对证据的解释包括：①权衡利弊，说明患者的结局指标能否最大限度地得到改善；②与现有的医疗实践是否有较大差距；③是否会导致大规模的资源重新分配，卫生系统是否会支持改进措施。根据证据的质量对证据进行分级。每一篇文献至少由两名CPG制定小组成员评价，如果存在分歧，应交于第三方仲裁。

（五）提出推荐意见

依据对证据的客观评价结果提出推荐意见，参照证据水平和推荐意见强度对照表，对推荐意见的强度进行标注。当证据充分时，则根据证据提出推荐意见；若没有证据或证据很弱时，可根据专家讨论达成的共识提出推荐意见。

（六）指南的编制与同行评审

依推荐意见编制指南，组织指南制定工作组以外的专家对指南进行评审、试用和修改，最后形成正式指南。

（七）指南的发布与后效评估

当指南正式成文后，可制成各种版本发布，供不同的对象使用。指南可以是摘要性的结论性建议，也可以是针对患者的教育手册。指南发布后，医务人员可根据自己所属的医疗环境及患者的实际情况执行指南；制定专家小组负责推广、培训和指导指南的使用，同时监督和评价指南的执行情况，收集反馈信息。

（八）指南的更新

指南发布 2 年后要进行再评估，根据该领域的最新研究进展以及后效评估的反馈意见，决定是否更新。

第三节　临床实践指南的评价

在指南制定过程中只有合理控制可能存在的各种偏倚，才能制定出高质量的 CPG，确保 CPG 在临床应用中的可靠性。低质量的 CPG 不仅不能指导临床，反而会误导临床医师采取不恰当的医疗决策。因此，对已发表的 CPG，读者应掌握评价质量高低的方法，以便正确选用。

一、评价 CPG 的基本原则

（一）真实性评价

真实性评价主要包括对证据的收集、评价以及如何根据证据的可靠程度提出建议。

1. 文献检索　评价文献检索是否全面、可重复，是否检索了过去 1 年内最新的相关证据，并对证据进行了分析评价等。

2. 推荐建议　评价 CPG 是否对每项推荐建议均标明了相关证据的级别及其文献来源。

（二）重要性评价

在真实性评价的基础上，应考虑该 CPG 是否回答了临床医务人员需要解决的重要问题，分析对患者的临床应用价值。但要注意临床问题的复杂性，任何 CPG 都不可能涵盖所有的临床问题。

（三）适用性评价

适用性评价除考虑对象特征是否基本一致、应用条件是否可行外，还应考虑本地区的疾病负担是否很低，对患者治疗的效度评价是否与 CPG 可比，执行该 CPG 所需的成本是否可接受，将 CPG 应用于患者时是否存在不可克服的困难等。

二、评价 CPG 的常用工具

为了科学客观地评价 CPG，不同的国家和学术团体制定了 20 多种用于评价 CPG 的工具，其中得到广泛应用的是 AGREE Ⅱ（表 7 - 2），包括：评估指南的质量、为新指南的制定提供方法学策略、指南中应包含什么信息以及应当如何报道等内容。每个条目的得分为 1 ~ 4 分，完全符合为 4 分，完全不符合为 1 分，介于两者之间，依评估员的判断给 2 分或 3 分。应由 2~4 名参评人员独立评价 CPG。根据公式将所有参评人员的评分综合，得到标准化百分比。

标准化百分比 = (实际总分 - 最低可能分数)/(最高可能分数 - 最低可能分数) × 100%

评价中 6 个领域的得分完全独立，不能合计为一个总质量得分。可以用各部分的分数比较 CPG，帮助评估员决定是否使用或者推荐该 CPG。

表 7-2   AGREE Ⅱ 评价领域与条目

领域 1. 范围和目的	(1) 明确描述指南的总目的
	(2) 明确描述指南涵盖的临床问题
	(3) 明确描述指南应用的患者
领域 2. 参与人员	(4) 指南制定小组包括来自于所有相关专业小组的个人
	(5) 收集目标人群（患者和公众等）的观点和优先选择
	(6) 明确界定指南的目标使用者
领域 3. 制定的严谨性	(7) 应用系统方法学检索证据
	(8) 清楚描述检索证据的标准
	(9) 清楚描述证据主体的优点和局限性
	(10) 清楚描述形成推荐建议的方法
	(11) 形成推荐建议时考虑对健康的益处、不良反应和危险
	(12) 推荐建议和支持证据之间有明确联系
	(13) 指南发表前已经过外部专家评审
	(14) 提供指南更新的步骤
领域 4. 清晰性	(15) 推荐建议明确，且不含糊
	(16) 明确列出不同的选择
	(17) 重要的推荐建议容易识别
领域 5. 应用性	(18) 在指南中描述应用过程中的促进和阻碍因素
	(19) 在指南中提供如何应用于实践的推荐建议和（或）工具
	(20) 考虑推荐建议应用中可能需要的相关资源
	(21) 指南提供监测和（或）稽查标准
领域 6. 编辑的独立性	(22) 赞助单位的观点不影响指南的内容
	(23) 记录并公开指南制定小组成员的利益冲突

为了满足现阶段中国临床指南评价工作的实际需要，在 AGREE Ⅱ 的框架下，制定中国临床指南评价体系（AGREE - China）。AGREE - China 指南评价标准（表 7-3）包括 5 个领域，共 15 个条目、1 条整体评价。每个条目的评分采用李克特（Likert）等级评分量表方法（0~5 分），根据条目的重要性不同，给予不同的权重。可以计算不同领域的总分，也可以计算整个量表的总分，分数越高，质量越高。

表 7-3   AGREE - China 指南评价标准

评价领域	评价条目和内容	分值	权重
科学性/严谨性	1. 指南制定小组由相关的多学科团队组成	5（完全符合）4 3 2 1 0（完全不符合）	1
	2. 制定指南的背景、目的和应用对象	5（完全符合）4 3 2 1 0（完全不符合）	1
	3. 采用正确、全面的文献检索策略进行证据检索，并提供了全部参考文献列表	5（完全符合）4 3 2 1 0（完全不符合）	2
	4. 对检索到的证据进行质量评价，对证据/证据体进行分级	5（完全符合）4 3 2 1 0（完全不符合）	2
	5. 说明了从证据到形成推荐意见的方法	5（是）4 3 2 1 0（否）	2
	6. 列出了推荐意见的推荐等级	5（完全符合）4 3 2 1 0（完全不符合）	1.5
	7. 发表前经过外部专家的评议	5（完全符合）4 3 2 1 0（完全不符合）	1
	8. 有指南的更新计划	5（是）3 0（否）	0.5
有效性/安全性	9. 推荐方案的有效性：同一临床问题，如有备选方案，列出备选方案；列出效应大小的具体数据	5（完全符合）4 3 2 1 0（完全不符合）	2

续表

评价领域	评价条目和内容	分值	权重
	10. 推荐方案的安全性：推荐意见考虑了不良作用和安全性，列出安全性相关具体数据	5（完全符合）4 3 2 1 0（完全不符合）	2
经济性	11. 推荐意见考虑了卫生经济学问题	5（是）3 0（否）	1
可用性/可行性	12. 指南表达清晰，推荐意见明确不含糊，容易理解	5（完全符合）3 0（完全不符合）	1
	13. 指南容易获得和推广	5（是）4 3 2 1 0（完全不符合）	1.5
	14. 指南检索和评估了中国研究的证据	5（是）3 0（否）	0.5
利益冲突	15. 指南制定过程有"利益冲突声明"	5（是）3 0（否）	1
总分			
您对该指南整体印象		强推荐 弱推荐 不推荐	

第四节 临床实践指南的应用

一、应用原则

（一）时效性原则

应用指南前要先确定指南是否最新。通常 2 年左右，CPG 会随着新的研究成果，对其中各项诊断标准、药物治疗的选择等推荐意见进行修订或新增。如《中国高血压防治指南》2010 年修订版与 2005 年修订版相比，前者在危险因素中去除了"C 反应蛋白"，增加了"糖耐量受损和（或）空腹血糖受损"；靶器官损害中增加"脉搏波波速（PWV）、踝－臂指数（ABI）和肾小球滤过率估算值（eCFR）"；腹型肥胖的腰围修改为男≥90cm，女≥85cm。

（二）指导性原则

临床实践指南是为帮助临床医师处理临床问题而制定的技术指导性意见，是推荐应用而非强制应用，允许根据临床具体情况更改或拒绝采用，避免不分患者具体情况强制地、盲目教条地应用临床指南。

（三）相似性原则

指南中所涉及的临床问题是否为临床需要解决的问题抛砖引玉，患者的社会人口学特征及临床情况是否与指南目标人群相似，本地区（或医院）的医疗条件、医师的技术水平及患者的经济状况是否与指南类似。

（四）可行性原则

认识并克服指南实施过程中可能遇到的来自各方面的障碍：①临床医师对指南中推荐的方法不熟悉或未掌握相应的技术；②患者的经济水平不能完成或使用指南中推荐的方法；③社会因素，如医疗保险制度不予支付等。

（五）尊重患者原则

应用指南时要考虑患者的文化背景、价值观和个人意愿，医师应熟悉患者期望的结果指标与指南中的结果指标，尊重患者的选择。

（六）综合性原则

综合考虑患者的预后、治疗效果、疾病的严重程度、健康状态、经济负担、潜在的不良反应、危险因素、医护人员的技术、医疗条件和患者的选择等多种因素，权衡利弊，帮助患者做出利大于弊的临床决策。

二、应用方法

1. 了解指南制定和评价方法　面对临床指南时应先了解指南的制定方法，评价指南的制定过程是否规范，内容是否真实可靠。

2. 判断推荐意见的可靠性　通过阅读证据级别与对推荐意见强度对照表的解释，了解其意义，以便判断推荐意见的可靠程度。

3. 共性与个性相结合　指南显示的是同类疾病诊治的共性特点，医护人员应在重视疾病共性的同时，注重患者个体间的差异。以指南为基础结合临床经验和患者利益做出科学的决策。

4. 依推荐意见强度确定临床应用　以欧洲 NICE 指南推荐意见来说，如果一种疗法的应用为必须使用级或应该使用级，则基本上可以使用；若为不准使用级，则应另行选择；可以使用级推荐，应注意其证据并不充分，在理由充分时可用或不用；不应使用级推荐则要慎重决策。但总的原则是：如果没有充分理由，就应该参考指南的意见，因为指南是综合大量文献和多人多次讨论的结果，与个人有限的经验相比，其参考价值较大。

⊕ 知识链接

国际实践指南注册平台

国际实践指南注册平台（PREPARE）http：//www. guidelines – registry. cn/旨在促进指南制订的科学性、透明性，促进指南制订者之间的合作，避免指南的重复制订。它既是为指南制订者专门开发的注册和信息查询平台，又是为临床医师、指南制订方法学家和相关人员提供交流的平台，致力于促进指南的传播和实施。截至 2022 年 7 月，注册数量已突破1000。平台分为国际版和国内版，对于中国指南制订者，要求双语注册。对于中国以外的指南制订机构，只需要进行英文注册即可；注册成功后，1~7 个工作日内即可收到平台秘书处发来的确认邮件，以及唯一的注册号。

目标检测

答案解析

一、多选题

1. 下面与指南定义相关的是（　　）

　　A. 临床问题　　　　　　　　　　　　　　B. 系统制定

　　C. 患者与医务人员　　　　　　　　　　　D. 指导性文件

　　E. 治疗费用

2. 指南的作用是（　　）

　　A. 规范医疗行为　　　　　　　　　　　　B. 经济学评估和卫生需求

C. 提高医疗质量　　　　　　　　　　　　D. 降低医疗费用

E. 提高医护人员的地位

3. 关于制定指南，以下内容正确的是（　　）

A. 需要政府批准　　　　　　　　　　　　B. 组成制作小组

C. 明确问题与范畴　　　　　　　　　　　D. 形成系统综述

E. 医生自行决定

4. 指南评价的原则是（　　）

A. 临床实践的需要　　　　　　　　　　　B. 真实性

C. 临床重要性　　　　　　　　　　　　　D. 适用性

E. 患者需要

5. 指南应用的原则是（　　）

A. 时效性　　　　　　　　　　　　　　　B. 参考性

C. 综合性　　　　　　　　　　　　　　　D. 适用性

E. 经济性

二、名词解释

1. 临床实践指南

2. 指导性原则

3. AGREE Ⅱ

4. 临床实践指南制定

三、简答题

1. 临床实践指南的作用是什么？

2. 临床实践指南制作的基本步骤是什么？

3. 临床实践指南评价的基本原则是什么？

4. 临床实践指南的应用原则与方法是什么？

书网融合……

本章小结

第二篇 临床循证医学实践基础

第八章 疾病病因的循证分析与评价

📔 **学习目标**

1. **掌握** 疾病病因证据的真实性、重要性和适用性的评价方法。
2. **熟悉** 疾病病因问题的提出方法和检索策略。
3. **了解** 疾病病因的判断方法。
4. 学会疾病病因证据的检索策略与判断方法；具备独立评价疾病病因证据的能力。

在临床医疗实践中，关于病因的探索和研究，一直是医学研究的重要领域之一。它对于正确认识疾病发生发展的规律，正确进行临床疾病诊断、治疗、预防以及做出正确的医学决策具有重要意义。不同学科研究病因的方法、手段、考虑问题的角度各有不同，甚至对病因概念的理解和判断病因的标准也不一致。如流行病学认为增加疾病发病概率的因素就可以称之为病因，是用概率论和逻辑推理方法研究病因；而临床实践中，任何一种干预措施，无论是手术还是药物，都可能引起严重程度不同的不良反应，但也需要确定因果关系。通过科学研究对临床实践中发现的有关疾病病因进行研究是了解疾病病因的重要方法，同时也可以通过临床循证实践来解决我们临床上遇到的实际问题，快速寻找到最佳答案。

➡️ **案例引导**

临床案例 患者，男，40岁，不抽烟，最近被诊断为肺癌。此人从20~30岁一直从事屋顶维修工作，长期接触石棉材料。

讨论 是否该患者的职业暴露导致了肺癌的发生?

第一节 病因概述

不同学科对病因的定义有不同之处，致病因素、危险因素均有病因的含义。为了便于临床实际研究工作的开展，增加寻找病因的可操作性，有关学者制定了寻找病因指南清单（表8-1）。

表8-1 寻找病因指南清单

不同因素		具体病因
宿主因素	1. 先天的	基因、染色体、性别
	2. 后天的	年龄、发育、营养状况、体格、行为类型、获得性免疫、既往史
环境因素	1. 生物的	病原体、感染动物、媒介昆虫、食入或接触的动植物

续表

2. 化学的	营养素、天然有毒动植物、化学药品、微量元素、重金属
3. 物理的	电离辐射、噪声、振动、气象、地理（位置、地形、地质）
4. 社会的	社会/人口（人口密度、居室、流动、都市化、交通、战争、灾害）、经济（收入、财产）、家庭（构成、婚姻状况、家庭功能）、生活方式、饮食习惯、嗜好兴趣（烟、酒、茶、运动、消遣）、教育文化、医疗保健、职业（种类、场所、条件、福利、劳保设施）、政治、宗教、风俗

探求任何疾病的病因，都不是凭空想象出来的，而是在临床实践过程中发现原因不明的疾病后，一步一步从描述流行病学、分析流行病学、随机对照试验等过程中不断反复研究而逐步确定的。

⊕ **知识链接**

病因模型

病因模型的学习是寻找病因的第一步。1954 年提出三角模型，此模型强调疾病的发生取决于病因（病原体）、机体（宿主）及环境三者之间的作用。在 20 世纪中叶提出轮状模型，强调病因来自于宿主及环境两方面，宿主处于环境包围之中，类似轮状。在 1976 年提出的充分病因－组分病因模型更好地诠释了疾病与病因之间复杂的因果关系。1991 年健康决定因素的生态模型问世，此为轮状模型的进一步发展，其中心仍然为人体，但将病因进行多层次的分类，强调各种因素相互作用对健康的影响。在病因链/病因网模型中，多条病因链的交织组成了病因网，此模型可以提供较为完整的病因因果关系路径。随着医学进一步发展，多病因论更加符合疾病发生的真实规律，相信在未来将会有更加贴合疾病发生的病因模型问世。

第二节 病因证据的循证步骤

疾病病因的研究结果是否能够确定一个或多个因素为某种疾病的病因，其研究的水平和价值大小，需要在对证据进行严格的质量评价之后才能确定。下面介绍本章"案例引导"中的疾病病因临床循证实践的步骤。

一、提出问题

当临床医师提出临床问题或面对患者提出的临床问题时，在检索临床证据前，要先结合自己的临床知识，把该问题转化成为一个可以回答的问题，这样才能找准关键词，方便随后的文献查阅，也有助于明确问题的性质及选择最佳的数据库。

根据构建问题的 PICO 模式，将问题构建如下。

P—40 岁患肺癌的男性。

I—长期职业接触石棉。

C—未职业接触石棉。

O—肺癌的发生。

据此将患者提出的问题转化为可以回答的临床问题：长期职业接触石棉作业的成年男性与未接触者相比发生肺癌的危险性有多大？

二、检索证据

（一）选择数据库

数据库应首选循证知识库，即 Summaries 类数据库，如 UptoDate、Clinical Evidence，其次选非 Summaries 类数据库，如 PubMed 等。

（二）确定关键词

根据本例问题 PICO 要素提炼出检索词包括：lung cancer，asbestos（肺癌，石棉）等。

（三）检索相关数据库

1. 检索循证知识库　首先以检索式"lung cancer AND asbestos"检索 UptoDate，在检索结果中发现有 2 条检索结果，第一条为"Overview of the risk factors，pathology，and clinical manifestations of lung cancer"，摘要中提到"Environmental factors have been associated with an increased risk for developing lung cancer. These include exposure to second – hand smoke，asbestos，radon，metals…"，但是没有具体说明相关性的精确度，需要进一步查询其他证据。第二条为"Asbestosis"，在摘要中提到"The risk of lung cancer associated with combined exposure to asbestos and cigarette smoke appears to be multiplicative. Asbestos exposure in the absence of a smoking history was associated with a 6 – fold relative risk"，其中提到如果不吸烟，仅暴露于石棉其发生肺癌的风险要比不暴露于石棉者大 6 倍。

2. 检索非 Summaries 类数据库　当无法检索循证知识库，或者在其中没有发现相关证据时，还可以检索非 Summaries 类数据库。本文以在 Pubmed 中的 Clinical Queries 工具为例介绍检索过程。采用检索式"lung cancer AND asbestos"进行检索，左侧"Clinical Study Categories"中的"Category"选择"Etiology"，"Scope"可以根据搜索结果来具体选择，如果结果过多，则选"Narrow"，反之，则选"Broad"，本例选择"Narrow"，共检出原始研究 757 篇和系统评价 69 篇。依次阅读这些文献的题目、摘要和全文，可进一步缩小范围。最后找到 1 篇原始研究与本例问题密切相关："Świątkowska B，Szubert Z，Sobala W，Szeszenia – Dąbrowska N. Predictors of lung cancer among former asbestos – exposed workers. Lung Cancer. 2015，89（3）：243 – 8."该研究的结果显示与不暴露于石棉相比，暴露组 $OR = 1.99$；$95\% CI$：$1.22 \sim 3.25$。但该结果不能作为证据直接用于临床实践，还需对其进行质量评价。

三、评价证据

（一）病因证据的真实性评价

证据的真实性评价需根据以下几项内容进行评价。

1. 证据是否采用了论证强度高的研究设计方案　病因研究设计方案按其论证强度从高到低依次为多个 RCT 的系统评价、单个 RCT、队列研究、病例 – 对照研究、描述性研究。

（1）随机对照试验　随机对照试验在临床循证医学中常用于确定某个干预措施的疗效，但是在研究疾病的病因时有两方面的原因限制了 RCT 的应用，一方面是用肯定有害的病因（或病原体），对健康人体进行致病效应观察的随机对照试验违反伦理学原则，是决不允许的，因此常常不可能发现它的临床随机对照试验的证据。另外一方面是由于在研究某些暴露因素的致病效应时，常常需要很大的样本量和较长的观察期，可行性差。如研究吸烟导致肺癌的发生，常常需要 10 年甚至更长时间，若设计为 RCT 来观察，这样长时间的随访几乎是不可能的。若结局事件或结局效应的发生率小于 1%，采用 RCT 难度极大，可行性差，故 RCT 在病因学研究中极为少见，仅仅在病因学研究的特殊类型——不良反应研究中可以见到。因此很难形成论证强度更高的 RCT 的系统评价。

（2）**队列研究** 队列研究在确定因果关系时论证强度较佳且可行性较好，但其作为证据的强度弱于 RCT。在队列研究中被观察人群暴露与否不是随机分配的，而是由被观察人群或医师自行决定或自然形成的，因此伦理学方面的问题较少。在前瞻性队列研究中，暴露因素自然存在于人群中，研究者无法控制，暴露人群的某种与结局有关的重要特征可能与非暴露组人群不同，存在混杂因素，从而影响结局的真实性。队列中暴露组和非暴露组的基线特征应具有可比性，同时一些研究者不知道或没有记录的重要影响因素也可能造成两组间的不平衡，导致结果差异。

（3）**病例对照研究** 病例对照研究由于其需要的时间短、省钱省力，对患者无害，可以较容易地同时探索多种暴露因素和研究结局间的可能关系的影响，广泛用于病因学研究。但由于该研究方法获得的资料和信息常常是回顾性的，受到较多偏倚的影响如信息偏倚、回忆偏倚等。上述文献中的研究属于病例对照研究，病例组是曾经暴露于石棉作业的工人，确定患有肺癌的 165 人，对照组采用性别和年龄 1：5 匹配在普通人群中选择。考虑到混杂因素的影响，研究者同时测量了吸烟和肺癌的关系，并且进行了交互作用的分析。病例组接触石棉的时间和强度是通过查阅当地的卫生流行病学工作站既往资料获得，避免了由于病例组主观回忆导致的信息偏倚。

（4）**横断面研究** 当发现未知或已知病因在群体中引起某种疾病时，应对有关群体进行普查或抽样调查，以分析评价有关病因对群体造成的危害程度，但这类研究更容易出现偏倚。在这类研究中暴露和结局同时存在，所面临的问题是难以确定暴露与结局的时间顺序，无法获得恰当的因果关系的推论。

关于研究类型和对象选择等信息，通常可在文章中发现。各种病因学研究的论证强度总结见表 8-2。

表 8-2 各种病因学研究的论证强度

设计	开始点	结果评价	优势	缺点	论证强度
随机对照试验	暴露状态	结局事件	可比性好	可行性差	++++
队列研究	暴露状态	结局事件	多为前瞻性，设有同期对照	影响内部真实性	+++
病例-对照研究	结局事件	暴露状态	克服研究时间延迟，样本需要较少	影响内部真实性	++
横断面研究	暴露状态/结局事件	结局事件/暴露状态	方法简单易行	影响内部真实性	+
病例研究/报告	结局事件	暴露状态	方法简单易行	影响内部真实性	+

2. 试验组和对照组的暴露因素、结局测量方法是否一致 如果在研究中不同暴露组间暴露因素和结局事件采用了一致的测量方法，则该研究结果可信。对病例对照研究而言，结局事件已经确定，对病例组和对照组进行回顾性的信息提取，要特别注意病例组和对照组对暴露因素的测量方法是否一致。而对于前瞻性的研究，包括随机对照试验和队列研究，暴露是事先确定的，所以一定要注意对结局事件测量的一致性，如果在测量过程中使用了盲法，则结果的可信度高。

从上述文献来看，在该病例对照研究中，结局事件—肺癌已经确定，对关键因素—石棉的暴露是通过查阅当地的卫生流行病学工作站以往资料获得的，较为客观。如果是通过病例本人来陈述，则难以避免回忆偏倚和信息偏倚。

3. 随访时间是否足够长，是否随访了所有研究对象 随访时间是否合适是影响研究结果真实性的重要因素之一。随访时间太短容易得到假阴性结果，随访时间太长，研究的可行性较差，容易受到混杂因素的影响。例如研究"吸烟是否增加患肺癌的风险"，如仅随访数月，可能会发现吸烟和肺癌无关联，这种关系就可能是因为随访时间过短，吸烟的致病作用还没有表现出来。理想的随访时间应根据疾病的自然史确定。

理想的研究状况是所有研究对象都完成随访，无失访。如果失访的研究对象在某些重要特征方面与随访到的研究对象差别较大，可能对所关注的结局产生影响，即随访偏倚。病例对照研究一般没有失访问题，在 RCT 和队列研究中要考虑失访对象对结局指标的影响。一般随访丢失的病例数要小于总观察病例数的 10%；如果大于 20%，结果的真实性可能较差。

4. 病因证据因果效应的时间先后顺序是否合理 在病因研究中，如果可以明确暴露因素的出现早于结局事件的发生，则研究结果的真实性高；若暴露因素和结局事件同时被调查，确定因果关系要慎重。如高血压患者往往同时有较高的血清胆固醇水平，糖尿病患者常常有心血管疾病，何为先何为后不能轻率下结论。

5. 病因和疾病之间是否有剂量－反应关系 病因和疾病之间是否有剂量－反应关系，是指致病效应与有关危险因素的剂量或暴露的时间是否具有显著的相关性。即当病因可以分级处理时（特征可以量化），观察随着病因级别的变化，疾病在人群中的发病情况是否改变。例如：Doll 和 Hill 按每日吸烟支数将人群分组，进行队列研究，将肺癌死亡率与吸烟量的关系绘成图，发现随着吸烟量的增加，肺癌患者的死亡率增高。在医疗实践中，治疗的疗效和毒副作用在一定范围内往往也存在剂量－反应关系，在治疗剂量时，显示疗效，达到中毒剂量时，则出现中毒反应。当病因或危险因素和疾病之间呈现剂量－反应关系时，结果的真实性较高。当然，有些患者接触某病因也不一定表现出剂量－反应关系，这与人体的发病机制和个体反应特性有关。

6. 病因证据结果是否符合流行病学的规律 病因学研究中符合流行病学规律的表现为：改变和终止可疑的危险因素伴随着结局事件下降或消失；危险因素重新出现或加重时，结局事件再次出现或发生增加。在不良反应研究中，符合流行病学规律表现为终止治疗措施伴随不良反应的减弱或消失，重新开始治疗措施时，不良反应再次出现。如反应停致海豹畸形的事件中，反应停销售高峰时，海豹畸形儿的发生率也高，当停止生产和销售以后，该畸形的发生率显著降低，这就是符合流行病学规律。所以病因证据结果符合流行病学的规律时，其研究的因果关系较为密切。

7. 病因致病的因果关系是否在不同的研究中反映出一致性 如果病因学研究的结果，在不同地区和时间、不同研究者和不同研究设计方案中均获得一致性结论，则该病因学的因果效应较可信。例如吸烟和肺癌的病因学研究，世界上至少有 7 次以上的队列研究、30 次以上的病例对照研究得出相似的结论，说明吸烟和肺癌的因果关系较为真实。

8. 病因致病效应发生的生物学依据是否充分 如果病因学研究揭示的因果关系有生物学合理性，则可增加因果联系的证据，结果的真实性高。如我们检索到的文献中，现有医学知识可以合理揭示石棉对肺组织的致癌效应，则结果的真实性较高。

在上述评价病因学研究证据真实性的指标中前三条是最重要的。如果文献不能满足前三条，说明结果的真实性较差，不能作为指导临床实践的证据，应继续寻找其他文献。

（二）病因证据的重要性评价

所评价的文献满足了真实性评价原则后，需要进一步明确暴露与结局的因果关系是否有足够的强度和精确度，以保证证据的重要性。评价病因研究证据重要性原则有两条：一是病因与疾病之间的因果相关强度有多大？二是因果相关强度的精确性如何？

1. 病因与疾病之间的因果相关强度有多大?

（1）*RR* 或 *OR* 值 对于不同的病因研究设计类型，其测量暴露和结局联系强度的方法不同。在 RCT 和前瞻性队列研究中测量因果相关强度用相对危险度（*RR*），即暴露组的发病率与非暴露组的发病率的比值。病例对照研究中，研究人员是按照是否患有某种疾病选择研究对象，不能计算发病率，只能用比值比（*OR*）来间接估计关联强度。

RR 或 *OR* >1 说明有暴露史的人发生所研究结局事件的危险性增加；若 *RR* 或 *OR* =1，则有暴露史

的人发生所研究结局事件的危险性和没有暴露史的人无差别；若 RR 或 $OR<1$，则有暴露史的人发生所研究结局事件的危险性小于没有暴露史的人。RR 或 OR 距离 1 越远则暴露与结局事件的关联越强。在吸烟和肺癌病因学关系研究中，与不吸烟者相比，每天吸 $1\sim5$ 支烟组 $OR=8.10$，说明每天吸 $1\sim5$ 支烟者发生肺癌的危险性是不吸烟者的 8.10 倍。

（2）多发生一例不良反应需要治疗的患者数　NNH（number needed to harm）是一种对临床医生、患者来说更直观、更易理解的指标，其意思是暴露于某因素的人群，与不暴露于某因素相比多发生 1 例结局所需暴露的人数。在 RCT 和队列研究中可以直接计算 NNH，其值等于暴露组与非暴露组结局事件发生率之差的倒数，即绝对危险度增加率（ARI）的倒数。如一项研究中治疗组癌症发生率为 2.96%，对照组癌症的发生率为 2.07%，则 $ARI=2.96\%-2.07\%=0.89\%$，$NNH=1/0.89\%=112$，意味着每暴露 112 位患者，就会多出现一例不良结局。随机对照试验和队列研究中可以直接计算 NNH，而病例对照研究中不能直接计算发病率，其 NNH 的计算较为复杂，当 $OR<1$ 时，$NNH=[1-PEER(1-OR)]/[PEER(1-PEER)(1-OR)]$；当 $OR>1$ 时，$NNH=[1+PEER(OR-1)]/[PEER(1-PEER)(OR-1)]$。

$$NNH=\frac{1-PEER(1-OR)}{PEER(1-PEER)(1-OR)}$$

上式中的 $PEER$（patient expected event rate）是指患者的预期事件发生率，是指未接受治疗措施患者副作用的发生率（或非暴露人群的疾病发生率），在相同 OR 的情况下，不同的 $PEER$ 可使 NNH 产生很大的波动，$PEER$ 越小，NNH 值越大。所以计算 NNH 时，应尽量准确地估计患者预期事件发生率。

我们检出的文献使用的统计学指标是 OR 值，根据多因素分析结果显示，人体暴露于石棉的时间越长，石棉浓度越高，人体发生肺癌的风险越大：当总暴露指数（暴露时间与暴露浓度的乘积）小于 10 时，$OR=1$；总暴露指数为 $11\sim30$ 时，$OR=1.49$，$95\%CI$：$0.36\sim6.22$；总暴露指数 $\geqslant30$ 时，$OR=5.06$，$95\%CI$：$1.42\sim18.03$。

2. 因果相关强度的精确性如何？　除采用 RR 或 OR 值判断因果关系强度外，还需要采用可信区间评价相关强度的精确度，方法是计算 RR 或 OR 的 95% 可信区间（CI），如果 $95\%CI$ 范围较窄、区间不包含 1.0，则其精确度越高，有统计学意义。我们检出的文献中总暴露指数 $11\sim30$ 时，$OR=1.49$，$95\%CI$：$0.36\sim6.22$，$95\%CI$ 包含 1，没有统计学意义，说明该结论还需要进一步研究；总暴露指数 $\geqslant30$ 时，$OR=5.06$，$95\%CI$：$1.42\sim18.03$，$95\%CI$ 不包含 1，有统计学意义。

（三）病因证据的适用性评价

当对获得的证据进行真实性和重要性评价之后，如果证据具有良好的真实性，又具有重要的临床意义，就应该根据患者的实际情况来探讨病因和危险因素，以帮助解决患者的实际问题，对证据进行适用性评价要从以下几方面进行。

1. 当前患者是否与病因证据研究对象的特征类似　需要从可能影响结局发生的多个方面来评估研究中的对象和当前患者是否相似，包括：人口学特征（性别、年龄、种族等），病理生理学特征（结局事件产生的危险程度、对暴露因素的反应程度等），社会学特征（社会地位、经济收入等）以及观察机构是否相似等。尤其需要关注当前患者接触到的暴露因素和研究中的暴露因素是否有重要不同。若证据中的暴露因素在暴露剂量和持续时间等重要方面都与该患者不符，则证据不适用。

上文我们检出的研究病例来自波兰接触石棉作业的工人，工人年龄在 $20\sim60$ 岁之间，在该工厂工作年限 $2\sim30$ 年之间。我们的病例是在石棉环境中工作了十年的男性，与文献研究中的研究对象相似。

2. 你的患者发生疾病危险性有多大　计算患者发病的可能性与文献报告的可能性的比值（F），然后用文献结果中的 NNH 除以 F，得到患者发生疾病的 NNH。另一种方法是在文献中寻找与你的患者各方面特征比较一致的亚组，参照该亚组的 NNH 来计算患者的发病的风险。但是在这种情况下，由于亚组的样本量常常较少，受各种因素的影响较大，做出结论时一定要慎重。

3. 确定患者的喜好和希望解决的问题 同一种暴露因素可能产生不同的后果，不同的患者会有不同的看法和期望。如虽然已经明确吸烟和肺癌的发生明显相关，一些人仍愿意享受吸烟并愿意接受吸烟带来的不良后果；另一些人却会为了降低肺癌发生的风险，停止吸烟。临床决策中需将患者本人对疾病的期望和个人偏好考虑在内，可以请患者自己评估潜在的不良结局和暴露因素在他们思想中的重要性，也可以调查患者的喜好，提供一系列代表危险性和良好结局的价值尺度，了解患者在何时会改变决定，从而及时做出对患者利大于弊的临床决策。

4. 是否应终止接触危险因素或更改治疗措施 临床医师在做出决策时需要考虑以下三个因素：①因果关系推论的强度；②继续接触暴露因素，患者发生不良结局的风险多大；③如果脱离暴露因素，是否会给患者带来不良结果。如果接触暴露因素的危险明确而且巨大，决策相对明确，应立即脱离暴露因素。对于不良反应因果关系研究来说，即使证据显示暴露因素或治疗措施与疾病或不良反应间的因果相关性不是太强，若存在替代疗法也容易做出决策。例如一项病例对照研究发现，使用阿司匹林和Reye综合征（一种罕见、有时可致死的儿童急性病）有关。尽管证据的强度较弱，使其因果关系受到质疑，但因为疾病的严重性，而且有其他安全有效的药物可以选择，所以更改治疗方案是明智的。

四、临床决策

毋庸置疑，要确定疾病的病因和危险因素，仅仅依靠文献资料中提供的病因和不良事件的因果关系是不够的。一个完整、丰富、合理的医学决策必须包括：医师的临床经验和对患者的临床判断、当前可获得的最佳证据以及患者的价值观，三者缺一不可。

（一）医师的临床经验和判断（内部证据）

医师在做出临床决策前，需通过问诊、体格检查、实验室检查等一系列手段掌握患者基本情况。基于以往行医的经验，对具体患者深入了解其具体病情，掌握足够资料，做出准确的诊断，进而做出正确的临床决策。将临床经验作为决策的三要素之一，可以让医生通过循证实践获得更好更广阔的知识和成长机会。

（二）当前可获得的最佳外部证据

虽然期望每个问题都有与之对应的答案，但是科学发展有自身的发展规律和自限性，常常不一定能找到高质量并符合要求的答案。因此针对一个病因问题，如果没有可用的RCT试验不能说没有证据。相关的队列研究或横断面研究也可以充当当前可获得的最佳证据。

（三）患者的价值观

患者的价值观对于临床决策的效果具有重大影响。在做出临床决策时，应充分考虑患者的喜好、文化层次等。结合患者意愿做出的决策，可行性更高。

针对本章的案例，患者为长期接触石棉作业，确诊为肺癌的中年男性。通过证据的查询，我们只是明确了石棉接触与肺癌的发生是相关的。但是对于患者本身而言，仅仅具有指导意义，可以建议其脱离该作业环境，并采取相应的保护措施。

在查询证据、评价证据并应用证据后，循证临床实践还不算完成。在实施临床决策后，还需要定期观察决策实施后的效果并做出相应评价，根据实施后的效果来检验之前做出的临床决策是否正确，从而不断提高和更新临床医师的专业知识和临床技能，更好地服务于患者。

答案解析

目标检测

一、名词解释

1. 病因

2. *NNH*

二、简答题

1. 评价病因研究证据真实性的原则有哪些?

2. 评价病因研究证据重要性的原则有哪些?

3. 评价病因研究证据适用性的原则有哪些?

（曹世义）

书网融合……

本章小结

第九章　疾病的循证诊断基础

⇒ 案例引导

　　临床案例　一位十二指肠溃疡的患者，胃镜检查已证实溃疡以及幽门螺杆菌阳性，在给与规范抗 Hp 治疗后，问医生 Hp 是否清除。考虑到患者并不一定需要做胃镜，一位医生提出做 ^{13}C 呼气试验，另一位医生认为抗幽门螺杆菌抗体血清学检测更方便更经济。

　　讨论　患者能否采用相对无创的血清学试验检查呢？

第一节　循证诊断的意义

　　疾病的诊断是根据病史、查体、实验室检查、影像及其他检查来明确疾病。明确诊断可以帮助医生做出治疗决策或更准确地判断患者预后。将循证医学的理论和方法运用到诊断过程中，即认真、确切、明智地应用当前最佳证据，为患者做出诊断决策，这就是循证诊断。认真是指临床医务人员在详细询问病史、全面体格检查，结合专业知识和临床经验的基础上得出初步诊断印象，提出诊断性试验问题；确切是指医务人员在临床疾病诊断过程中以当前研究结果所获得的最佳诊断证据，选用诊断依据或诊断标准；明智是指临床医务人员在客观评价某种疾病各种诊断试验的真实性、重要性和适用性的同时，与患者认真沟通，在尊重患者意愿的前提下，提出适合患者的"最佳"诊断性试验项目。

　　诊断性试验（diagnostic test）是诊断疾病的试验方法，这里的"试验"是指从患者获取有关疾病更多信息的方法，包括实验室检查、病史采集、体检结果和影像学检查等。理论上的最佳诊断试验项目，可能由于费用过高、创伤较大或医疗条件限制，而被患者拒绝或不宜实施。这时应考虑在不同条件下（如不同患者经济负担能力、不同医疗条件），可供选择的诊断试验项目中哪一项或几项最适合患者病情，这就需要进行一定条件下"最佳诊断证据"的诊断性试验及其评价，以提供不同条件下最适宜的"最佳诊断证据"。

　　诊断试验主要用于诊断或者排除某种疾病，其他用途还包括：①判断疾病的严重程度；②估计疾病的临床过程、治疗效果及其预后；③筛检无症状的患者；④监测药物不良反应。

　　尽管临床各种常见疾病的诊断标准与诊断措施已先后确立，但随着医学科技的发展，新技术和新方法不断涌现，需要对其进行客观评估：①缺乏诊断"金标准"的新疾病，应开展诊断试验并对其进行评价；②新的诊断方法，如各种新的影像与器械检查、各种分子生物学检测是否优于现有的方法，是否适合在临床开展，其安全性和经济性等都需要评估；③多种诊断试验如何选择、如何合理安排、次序如何确定也需要科学地决策。因此，循证诊断试验研究与评价的意义及其临床重要性是显而易见的。

第二节　诊断试验的基本方法

一项新诊断方法可与金标准比较或两种诊断方法比较其诊断价值，而最佳的研究设计是采用与金标准（gold standard）方法同期盲法比较的诊断试验。其基本步骤如下所述。

一、确定金标准

金标准是用当前对某种疾病公认的、可靠的诊断方法作为比较的标准。临床常用的金标准包括病理学检查（各种活检和尸检结果）、外科手术所见、特殊的影像学检查以及长期的随访患者在临床上获得的肯定结论，或者是其他的一些在临床工作中获得的公认的诊断标准。如对冠心病诊断的金标准是冠脉造影，胆结石的金标准是手术所见，一般诊断肿瘤的金标准是病理活检。

金标准如果选择不当，就会造成"病例组"与"对照组"的划分错误，影响诊断试验的正确评价。然而，有些金标准具有创伤性，或操作技术复杂，或成本费用高，另外试验应遵循科研知情同意及伦理学原则，这些情况客观上增加了金标准应用的难度。因此，开展临床诊断试验时，应结合临床具体情况选择诊断试验的"金标准"。如诊断冠心病的金标准是冠脉血管造影，但造影有一定风险，操作存在一定难度，风险与经济成本较高，而选择无创伤、成本低且技术较为成熟的 CT 成像技术作为相对的金标准可能较易接受。因此，临床诊断试验中的金标准是相对的。但需注意：采用相对的金标准，可能会带来一些偏差，需要采用一定的方法对结果进行校正。

二、确定研究对象与样本量

研究对象包括两组，一组是用金标准对研究疾病诊断为"患病"的病例组；另一组是用金标准对研究疾病证实"无病"的对照组。病例组包括不同情况的患者，如不同年龄、性别、病变程度、病情严重程度等，不同病程阶段，有无并发症；还应包括临床上症状典型和不典型的病例。对照组应选择无该病的其他病例，包括具有与病例组相似的临床表现，容易混淆的其他患者，设置这样的对照才具有鉴别诊断的意义。对照组除初期试验外，通常一般不选择正常人群。这里的病例不是从人群中随机选择的，也不是从门诊患者中随机选择的，而是经过临床初步判断，高度怀疑而选定的。研究对象应是同期进入研究的连续样本或按比例抽取的样本。

按照估计总体率的样本含量计算方法，分别计算"患病"病例组的样本含量 n_1，"无病"对照组的样本含量 n_2。

$$n_1 = \frac{z_\alpha^2 \text{Sen}(1-\text{Sen})}{\delta^2}$$

$$n_2 = \frac{z_\beta^2 \text{Spe}(1-\text{Spe})}{\delta^2}$$

式中，α 为假设检验水准；z_α 为概率 $P=\alpha$ 时，标准正态（z）分布统计量的值；z_β 是概率 $P=\beta$ 时，标准正态（z）分布统计量的值；Sen 为诊断性试验的敏感度；Spe 为特异度；δ 为允许误差。

三、确定观察指标和对比分析方法

（一）观察指标

1. 客观指标　用仪器或试剂测量获得的指标，如体温、血压、血糖浓度、心电图、影像学检查、血尿常规检查等。

2. 主观指标 研究者主观判断或患者主诉而确定的指标，如疼痛、不舒服、失眠等。

3. 半客观指标（半主观指标） 由研究者主观感知判断，如肿物的硬度等。

在上述指标中主观指标很难反映真实情况，半客观指标不同观察者之间常会出现不同的判断，应用时应有严格规定的标准。客观指标很少依赖诊断者或被诊断者的主观判断，因而最可靠。在诊断试验时应尽可能采用客观指标。

（二）分析方法

用四格表将结果进行对比分析，计算有关指标，进行统计学处理（表 9-1）。

表 9-1　诊断性试验评价四格表

诊断试验	金标准（标准诊断）		合计
	有病	无病	
阳性	a（真阳性）	b（假阳性）	$a+b$
阴性	c（假阴性）	d（真阴性）	$c+d$
合计	$a+c$	$b+d$	$N(a+b+c+d)$

四、实施诊断试验与盲法收集资料

诊断试验与金标准的比较应在盲法同步的情况下进行，即试验操作者、结果判断者、报告单填写者均不知道被研究对象是属于病例组还是对照组；如果是在病因、治疗及预后的诊断性试验研究中，应不知道研究对象接受了何种处理措施，否则容易受主观因素影响，使结果发生偏倚。

第三节　诊断试验的方法学评价

循证诊断试验的评价包括方法学评价和临床应用价值评价，其方法学评价应从真实性、精确性和适用性三方面来考虑，其中以评价诊断试验本身的内部真实性最为重要，真实性是精确性与适用性的基础。

一、真实性

真实性是指临床诊断性试验所取得的结果与实际情况相符合的程度。常用以下指标评价。

（一）敏感度与特异度

1. 敏感度（sensitivity，Sen） 又称灵敏度、真阳性率，是指一项诊断试验正确判断患者的能力，病例组中患者被判为有病的比例。敏感度与假阴性率（又称漏诊率）相互弥补，即敏感度 =1 - 假阴性率。敏感度越高，漏诊率就越低，反之亦然。

$$敏感度 = \frac{a}{a+c} \times 100\%$$

2. 漏诊率（false negative rate，Fnr） 又称假阴性率是指在病例组中实际有病的患者被诊断试验判为无病的比例。

$$漏诊率 = 1 - 敏感度 = \frac{c}{a+c} \times 100\%$$

3. 特异度（specificity，Spe） 又称真阴性率，指在一项诊断试验中将实际无病的人判为无病的比例。特异度反映一项诊断试验能正确排除某病的能力。特异度与假阳性率（又称误诊率）相互弥补，即特异度 = 1 - 假阳性率。特异度越高对无病的判断能力越强，误诊的可能性就越小，反之亦然。

$$特异度 = \frac{d}{b+d} \times 100\%$$

4. 误诊率（misdiagnosis rate，MR） 又称假阳性率，指在一项诊断试验中将实际无病的人判为有病的比例。

$$误诊率 = 1 - 特异度 = \frac{b}{b+d} \times 100\%$$

敏感度与特异度比较稳定，受患病率的影响很小，但受选定的诊断标准（临界值）的影响较大。当试验方法和诊断标准固定时，诊断试验的敏感度和特异度是比较恒定的。敏感度和特异度指标是评价诊断性试验优劣的基础。理想的诊断试验应该是敏感度和特异度都达100%，即漏诊率和误诊率均为0，这在临床实践中很少见。常见正常与异常的上下界值有交叉重叠的情况。诊断标准的不同会影响敏感度和特异度，进而影响漏诊率和误诊率的大小。一般来说，敏感度升高，特异度就会下降，反之亦然，呈反比关系。

（二）似然比（likelihood ratio，LR）

1. 阳性似然比（positive likelihood ratio， + LR） 是真阳性率与假阳性率之比。表示结果呈阳性时患病与不患病机会的比值，比值 > 1 有意义，比值越大判断患病的概率越大。

$$阳性似然比 = \frac{a}{a+c} \bigg/ \frac{b}{b+d} \times 100\%$$

2. 阴性似然比（negative likelihood ratio， - LR） 表示错误判断阴性的可能性是正确判断阴性可能性的比值，即假阴性与真阴性之比。此值越大阴性结果与无病的联系越强。

$$阴性似然比 = \frac{c}{a+c} \bigg/ \frac{d}{b+d} \times 100\%$$

在临床实践中若想肯定某项诊断，应选择阳性似然比较高的诊断试验；若想排除某项诊断，应选择阴性似然比较高的诊断试验。似然比在表达结果和比较不同诊断试验的鉴别能力方面具有很好的实用价值。

3. 似然比用于计算诊断概率 诊断概率是指诊断试验结果用于确诊疾病的可能性大小。诊断概率涉及验前概率和验后概率。验前概率通常指人群发病率或患病率，可查文献或由临床医师依专业知识和经验对事件发生概率作出判断。验后概率由验前概率转化后与似然比推算而得。

验前概率（pre - test probability）是患者未做诊断试验或检查前患相应疾病的概率，即患病率。

$$验前概率 = \frac{a+c}{a+b+c+d} \times 100\% \quad （理论计算）$$

验后概率（post - test probability）是患者在做诊断试验或检查后患相应疾病的概率。

可将验前概率转化为验前比值（pre - test odds），即患病与不患病的可能之比。

$$验前比值 = \frac{验前概率}{1 - 验前概率}$$

$$验后比值 = 验前比值 \times 似然比$$

$$验后概率 = \frac{验后比值}{1 + 验后比值} \times 100\%$$

计算试验阳性结果的验后概率用阳性似然比，计算试验阴性结果的验后概率用阴性似然比。在连续进行多个诊断试验时，前一个试验的验后概率或者验后比就当作后一个试验的验前概率或者验前比值。

（三）预测值

预测值（predictive value，PV）又称诊断价值，是指在已知试验结果（阳性或阴性）的条件下，表明有无疾病的概率，说明试验结果为阳性（或阴性）时，有多少概率有病（或无病）。

1. 阳性预测值（positive predictive value，PPV） 是指诊断试验结果阳性的患者中，真正患病的例数所占的比例。阳性预测值越高，诊断价值越高。

$$阳性预测值 = \frac{a}{a+b} \times 100\%$$

2. 阴性预测值（negative predictive value，NPV） 是指诊断试验阴性结果的患者中，真正没有患该病的例数所占的比例。阴性预测值越大越好。

$$阴性预测值 = \frac{d}{c+d} \times 100\%$$

二、精确性

精确性又称可靠性（reliability），是指诊断试验在完全相同条件下，进行重复操作获得相同结果的稳定程度（stability）或一致性（consistency）。

（一）评价精确性的指标

一般计量资料用标准差及变异系数（coefficient of variation，CV）来表示，计数资料用符合率与Kappa值表示。

$$变异系数 = 测定值均数的标准差/测定值均数 \times 100\%$$

符合率，也称准确度（accuracy，ACC），是诊断试验正确诊断的比例。

$$准确度 = \frac{a+d}{a+b+c+d} \times 100\%$$

符合率和Kappa值还可用于比较两个医生诊断同一组患者，或同一医生两次诊断同一组患者的结果。

（二）影响诊断方法可靠性的因素

1. 方法的差异 试验方法可受试剂质量、配制方法、温湿度等因素影响。仪器、被测物也可受外环境因素（如温度、湿度、噪声、振动等）的影响，使测量值发生误差。所以，在进行诊断试验时必须对仪器、药品、环境条件和操作规范等有严格的规定。

2. 被观察者的生理功能变化及个体生物学差异 如血压、血糖值一天中不同时段不相同，不同个体的反应不尽相同等。因此，应严格规定观测的条件（如时间、部位等）。

3. 观察者技术操作不规范 各种试验仪器的操作、试剂的使用不规范是造成结果偏差的常见原因。因此，开展诊断试验前应进行训练，达到技术操作和结果判断标准一致的要求。

三、适用性

诊断试验临床适用性评价包括诊断效率评价、ROC曲线和成本－效益评价。

（一）诊断效率评价

诊断效率用来判断应用诊断试验确诊疾病的价值。确诊与治疗有直接关系，若确诊后，可以找到一个治疗收益（有病者接受治疗的收益）与治疗风险（无病者接受治疗的风险，即不良反应）相等的点值，称为行动点（action point），它是决定治疗与否的临界点。诊断概率大于行动点，表示治疗收益大于风险；小于行动点，表示获益小于风险。

药物或手术治疗风险可查阅文献获得，如文献报道早期肝癌未及时手术治疗死亡率为50%，而手术治疗的不良反应所致死亡率为10%，这时治疗风险为10%，治疗收益为40%（50% −10%），一定条件下也可根据临床经验估计。

$$行动点 = \frac{治疗风险}{治疗风险 + 治疗收益} \times 100\%$$

当疾病的诊断概率低于一定数值，就无须进行诊断试验，只做观察处理，该值即为相应疾病的"诊断阈值（testing threshold）"。当疾病的诊断概率达到或超过一定数值则确诊疾病，可以停止检查，开始治疗，该值即为相应疾病的"治疗阈值（treatment threshold）"。

$$诊断阈值 = \frac{灵敏度 \times 治疗风险 + 阳性似然比 \times 诊断试验风险}{灵敏度 \times (治疗风险 + 治疗收益 \times 阳性似然比)} \times 100\%$$

$$治疗阈值 = \frac{特异度 \times 治疗风险 - 诊断试验风险}{特异度 \times (治疗风险 + 治疗收益 \times 阴性似然比)} \times 100\%$$

其中诊断试验风险指诊断试验本身对受试者造成不良反应的概率，通常临床无创检验、检测项目风险甚小，可取0值，必要时可查阅文献或经验评估。当诊断试验风险很小，与治疗收益和治疗风险相比微不足道时，可取其为0值，诊断阈值与治疗阈值的计算公式可简化为：

$$诊断阈值 = \frac{1}{1 + 阳性似然比 \times \dfrac{治疗收益}{治疗风险}} \times 100\%$$

$$治疗阈值 = \frac{1}{1 + 阴性似然比 \times \dfrac{治疗收益}{治疗风险}} \times 100\%$$

在疾病未确诊的情况下，即诊断概率处于诊断阈值与治疗阈值之间时，诊断试验才有应用价值。如图9−1所示：①诊断阈值之下，无须进一步诊断试验，观察即可；②介于诊断阈值与行动点之间，需要进一步检测，若没有其他诊断试验，采取风险大于收益的治疗决策要慎重；③介于行动点与治疗阈值之间，需要进一步诊断，若没有其他诊断试验，采取收益大于风险的治疗，可以治疗观察；④大于治疗阈值，无须进一步检测，直接决定治疗；⑤理论上介于诊断阈值与治疗阈值之间，如有其他诊断试验，需要进一步诊断，直至达到治疗阈值，才开始治疗为宜。

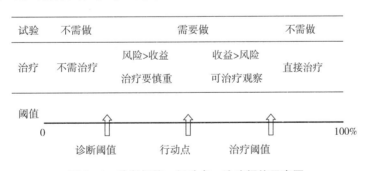

图9−1　诊断阈值、行动点、治疗阈值示意图

（二）ROC曲线

ROC曲线又称为受试者工作特征曲线（receiver operator characteristic curve，ROC），是比较不同诊断性试验的方法，也是临床上用于确定参考值临界点（cut − off point）的方法。以敏感度即真阳性率为Y坐标，1 − 特异度即假阳性率为X坐标，做出的曲线，即为ROC曲线。

例如，某医院欲研究血中白介素Ⅳ（IL −4）含量对慢性支气管炎诊断的意义，测定了"慢性支气管炎"和"非慢性支气管炎"患者，结果见表9−2。

表9-2　慢支和非慢支患者血中IL-4含量

血中白介素含量（ng/ml）	敏感度	1-特异度
0.000	1.000	1.000
0.925	0.990	0.826
1.175	0.968	0.517
1.425	0.924	0.276
1.675	0.605	0.090
1.925	0.438	0.005
2.175	0.229	0.000
2.425	0.146	0.000
2.675	0.083	0.000
2.925	0.021	0.000
4.050	0.000	0.000

　　将上表中的 SEN 及 1-SPE 数据，分别在图9-1中绘点并连成曲线，即为 ROC 曲线，离左上角距离最短的一点，即为最佳临界值，本例中 IL-4 测定值 1.675ng/ml 为最佳临界值（图9-2）。

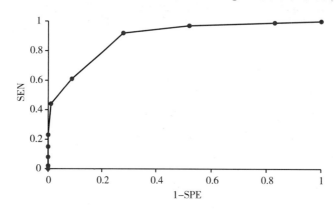

图9-2　慢支和非慢患者血中IL-4含量的ROC

　　ROC 曲线可以反映诊断性试验的特性，敏感度增加，特异度减小，反之亦然。曲线越靠近左上，曲线下面积越大，诊断性试验的性能越好。ROC 曲线上靠近左上角的临界点，诊断准确性最大。如几个试验结果绘在同一张图上，可以比较不同试验的 ROC 曲线，了解哪个试验更好。ROC 曲线越靠近45°对角线，则试验的诊断性能越差，如果曲线与45°对角线重合，则该试验毫无价值。ROC 曲线上各点切线的斜率，就是似然比。

（三）成本-效益评价

　　成本-效益分析（cost-benefit analysis）指诊断试验所投入的费用及所获经济效益的比值。经济效益可以用货币单位进行衡量，可用直接和间接投入的成本与直接和间接获得的效益进行比较。效益除以成本，可计算出单位成本上所获得的收益大小，以供卫生决策。

第四节　诊断试验证据的评价步骤

　　任何一个诊断性试验用于临床都必须在方法学评价的基础上，进行临床应用价值的评价。诊断证据的评价主要从真实性、重要性和适用性三方面进行。基本过程如下所示。

1. 根据临床问题找出最恰当的相关的研究文章

2. 诊断性研究证据是否真实？

（1）所研究患者样本是否包括临床试验中将使用该诊断试验的各种患者？研究对象的代表性如何？

（2）是否所有研究对象都经过金标准诊断？

（3）诊断试验是否与金标准试验进行了独立、"盲法"的比较？

3. 估计临床应用的重要性

（1）试验灵敏度、特异度、似然比的资料。

（2）是否提供了疾病的验前概率和验后概率。

（3）诊断试验正常值的确定是否合理、可靠。

4. 将临床研究结果用于自己的患者？

（1）结果是否适用于并可提供给我自己的患者？

（2）诊断试验结果是否改变了对诊断概率的估计？

（3）诊断试验结果是否改变了对患者的处理？

和其他研究一样，由于研究设计、研究对象选择、金标准确定、结果评估等方面的差异，诊断性研究结果的真实性也存在差别。为此，2001 年英国牛津循证医学中心将证据分级与推荐级别相结合，提出了一套证据分级方法，可用于预防、诊断、治疗、预后和危险因素等领域的研究证据。牛津循证医学中心于 2011 年对证据分级方法进行了修订，修订版取消了推荐级别（表 9 - 3），修订后的证据分级更简单、更符合实际情况，便于应用。

表 9 - 3　诊断性研究证据的分级（牛津循证医学中心，2011）

证据分级	诊断性研究
1 级	采用相同金标准及盲法的横断面研究的系统评价
2 级	采用相同金标准及盲法的单个横断面研究
3 级	非连续纳入受试者的研究，或金标准不一致的研究
4 级	病例对照研究，或研究采用的金标准较差，或非独立金标准
5 级	基于机制的推理

注：1 级、2 级证据中的横断面研究指诊断性队列研究。

一、提出问题

以章前的案例进行本节的循证评价。

明确提出临床疾病诊断所要解决的具体问题。根据临床案例，构建循证医学的 PICO 模式的问题，在此构建的问题为"对于十二指肠溃疡患者用 ^{13}C 呼气试验和抗幽门螺杆菌抗体血清学检测来诊断 Hp 感染哪一个更有效？它们的灵敏度和特异度各是多少？"其 PICO 模式如下。

P（patient）：幽门螺杆菌感染者

I（intervention）：血清抗 Hp 检测

C（comparison）：^{13}C 呼气试验

O（outcome）：诊断幽门螺杆菌感染

二、检索证据

根据提出问题的性质和目的，决定检索文献的范围和检索策略，系统全面地检索文献，寻找证据。目前尚无专门针对诊断性研究证据的数据库，只能通过综合性数据库检索诊断试验证据。检索的原则是首先检索循证知识库如 summaries 类数据库，若没有检出相关证据，再选择非 summaries 类数据库。

根据构成临床问题的 PICO 要素，本例可以使用的英文检索词有：helicobacter pylori、Hp infection、noninvasive diagnostic tests、serologic test、sensitivity、specificity、accuracy 等；中文检索词有：幽门螺杆菌、诊断试验、血清学试验、呼气试验、敏感度、特异度等。

首先检索 summaries 类数据库 Uptodate，输入 "helicobacter pylori" 检索幽门螺杆菌相关专题，检索结果中的第二个专题 "indications and diagnostic tests for helicobacter pylori infection" 是与本问题相关的专题。在该专题内可以看到 "NONINVASIVE TESTING" – "serology"，其中对血清学检测的结果描述为 "总体敏感性和特异性分别为 85% 和 79%，准确性为 83% ~ 98%，血清学检测要求根据当地情况进行验证，在幽门螺杆菌感染率低于 20% 的地区，血清学检测阳性结果更可能为假阳性，常规实践中并不实用"。至此本问题检索到相关证据。

再以 PubMed 中的 Clinical Queries 工具为例介绍本案例的非 summaries 类数据库检索过程。在输入框中输入 "noninvasive diagnostic test and helicobacter pylori and serologic"，在 "category" 中选择 "clinical studies"，在 "filter" 中选择 "diagnosis"，在 "scope" 中选择 "narrow"，共检出相关原始研究 56 篇，其中系统评价 10 篇，临床研究 6 篇，选择其中一篇相关临床原始研究进行评价：Peng NJ, Lai KH, Lo GH, Hsu PI. Comparison of noninvasive diagnostic tests for Helicobacter pylori infection. Med Princ Pract, 2009, 18 (1)：57 – 61.

三、诊断性研究证据的评价与应用

以上述检索出的文献为例，对证据的真实性、重要性和适用性进行评价。

（一）评价证据的真实性

诊断试验真实性的评价主要从研究对象的代表性、是否所有研究对象都经过金标准诊断、诊断试验是否与金标准试验进行了独立、盲法的比较等方面进行评价。

1. 研究对象的代表性 研究对象的代表性是指研究对象应包括具有与目标疾病相似症状的患者，还应包括容易与目标疾病混淆的其他疾病患者，如诊断急性心肌梗死应纳入所有怀疑的患者以及其他急性胸痛的患者。如纳入的研究对象是病情很明显的患者及正常人，研究结果只能用于初步评价该诊断试验，因为这种设计方案夸大了诊断试验的准确性。

案例文献纳入的研究对象是某医院中因各种原因需要做胃镜且同意参加研究的患者共 100 例。排除标准是接受过抗幽门螺杆菌治疗，或胃镜检查前 1 月内服用过质子泵抑制剂或抗生素者，有内科严重疾病者。根据作者文中描述的情况，该研究应为连续纳入患者，应包括了感染程度不同的患者。

2. 是否所有研究对象都经过金标准诊断 理想的情况是所有研究对象都进行了诊断试验和金标准检测，但在实际临床工作中，金标准常常是一些有创操作，如手术、活检穿刺等，实施有一定的风险和难度。如冠状动脉造影是诊断缺血性心脏病最好的方法，但其有创、有一定风险，且操作复杂、费用较高，医生和患者不一定首选这种方法诊断缺血性心脏病。为了避免对患病可能性较小的研究对象造成伤害，许多研究者对试验阴性者进行随访，若其在随访中既未接受治疗，又未发生目标疾病，可认为其未患病。

案例文献使用的金标准是：病理学检查、脲酶试验、幽门螺杆菌培养 3 项中任 2 项阳性即为阳性。诊断试验是血清抗 – Hp 抗体检测、^{13}C 呼气试验、胶囊^{13}C 呼气试验等 3 种诊断试验。所有患者均接受上述所有试验，表示每例患者都进行了金标准检查和诊断试验。

3. 诊断试验是否与金标准试验进行了独立、盲法的比较 首先在诊断性研究中要选择正确的金标准，也就是要结合所诊断疾病的具体情况选择诊断该疾病的诊断方法，避免疾病分类错误。如肿瘤的诊断应选择病理结果。如果金标准选择不妥，文章的可信度就会下降。同时要评价同一患者诊断试验的结果和金标准结果的测定是否是独立进行的。在某些情况下，了解金标准试验的结果往往会影响对被考核试验结果的解释。例如，当诊断试验是阳性时，可能更仔细地观察金标准试验。当知道了超声心动图结果后，就会在听诊时更加细致，听到心脏瓣膜杂音的可能性就更大。

案例文献中常规^{13}C 呼气试验、胶囊^{13}C 呼气试验在同一实验室进行。病理学检查、脲酶试验、幽门螺杆菌培养、血清抗 – Hp 抗体检测分别在 4 家不同实验室进行，所有检测人员不知道患者情况。病理学检查、脲酶试验、幽门螺杆菌培养、血清抗 – Hp 抗体检测在胃镜检查同一天进行，呼气试验在胃镜检查后 1 周内完成。在文中作者提到，幽门螺杆菌诊断没有很好的金标准，传统的诊断方法多为有创病理学检查、细菌培养、脲酶试验，有的文献将其中 1 种作为金标准，本文选择 3 种中的任意 2 种作为金标准，可以认为金标准的选择是合理的。该研究的各项检查由不同实验室的医生及技术人员检测，这些人完全不知道相关患者的情况，同时患者也不知道自己是否感染，诊断试验和金标准采用了盲法对照。

（二）评价证据的重要性

诊断试验结果是否重要，主要看其能否准确区分患者与非患者，通过灵敏度、特异度、似然比来反映诊断试验区分患者或非患者的能力。

1. 灵敏度、特异度、似然比　案例文献中，作者比较了血清抗 – Hp 抗体检测、常规^{13}C 呼气试验、胶囊^{13}C 呼气试验的灵敏度、特异度、似然比，见表 9 – 4。可见血清抗 – Hp 抗体检测的灵敏度、特异度均低于呼气试验。

表 9 – 4　血清抗 – Hp 抗体检测、常规^{13}C 呼气试验、胶囊^{13}C 呼气试验的评价

	血清抗 – Hp 抗体检测	常规^{13}C 呼气试验	胶囊^{13}C 呼气试验
灵敏度（CI）	90.6（82.7 ~ 98.5）	100.0（100 ~ 100）	100.0（100 ~ 100）
特异度（CI）	85.1（74.9 ~ 95.3）	85.1（74.8 ~ 95.2）	95.7（89.9 ~ 100）
PPV（CI）	87.2（78.5 ~ 96.1）	88.3（80.2 ~ 96.4）	96.4（91.5 ~ 100）
NPV（CI）	88.9（79.7 ~ 98.1）	100.0（100 ~ 100）	100.0（100 ~ 100）
准确度（CI）	88.0（81.6 ~ 94.4）	93.0（88 ~ 98）	98.0（98.3 ~ 100）

2. 是否提供了疾病的验前概率和验后概率　验前概率是指患者在做该项试验前，患这种病的概率，即患病率。不同患者不同情况下验前概率是不相同的。如急诊科进行的大规模研究有咳嗽、发热的患者患肺炎的概率是 15% ~ 35%。但在基层医院同样临床症状的患者，其患肺炎的概率就会低得多。而在肿瘤科，其患肺炎的概率又会增高。因此评估患病概率，必须结合临床具体情况才能正确估计验前概率。如果验前概率的估计是根据他人报告的文章，应考虑自己患者的情况是否与他人报告的一致。

验后概率是指进行诊断试验后，根据试验结果估计的患病概率。参照前文的内容计算本节案例中血清抗 – Hp 抗体检测的验后概率。文献估计幽门螺杆菌患病率为 59%，即验前概率为 59%，血清抗 – Hp 抗体检测的阳性似然比为 6.47，验前概率为 59%/（1 – 59%）= 1.439，验后比 = 1.439 × 6.47 = 9.31，验后概率 = 9.31/（1 + 9.31）= 90.30%。说明使用了血清抗 – Hp 抗体检测后，患者患病的可能性从验前概率 59%，上升到试验后的验后概率 90.3%，可以确认诊断结果。

验前概率和验后概率的举例可见图 9 – 3 和表 9 – 5。

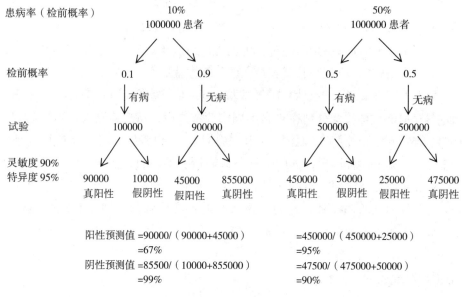

图9-3　预测值依赖于该病的验前概率

表9-5　根据诊断试验结果产生的验后概率

	似然比	不同的验前概率人群中得到的验后概率						对诊断的影响
		验前概率5%	10%	20%	30%	50%	70%	
强阳性	10	34%	53%	71%	81%	91%	96%	肯定诊断
中等阳性	3	14%	25%	43%	56%	75%	88%	中度可能
中间值	1	5%	10%	20%	30%	50%	70%	不能确定
中度阴性	0.3	15%	3.2%	7%	11%	23%	41%	可能性很小
极度阴性	0.1	0.5%	1%	2.5%	4%	9%	19%	排除诊断

（三）评价证据的适用性

从结果是否适用于并可提供给自己的患者、诊断试验结果是否改变了对诊断概率的估计以及诊断试验结果是否改变了对患者的处理几个方面来评价查找到的证据是否适用于自己的患者。

1. 结果是否适用于并可提供给自己的患者？　首先要确定自己患者所在的医院是否已开展或能开展该项检查。还要考虑将该试验应用于自己患者的测定时，是否会产生相同的准确性、重复性如何。不同的医院检测同一项目的方法不一定相同，其参考值范围也不同，会给结果的解释造成困难。

2. 诊断试验结果是否改变了对诊断概率的估计？　在上文中估计幽门螺杆菌在一般人群中的感染率为59%，验后概率为90.3%，因此，血清抗-Hp抗体试验改变了患者的验后概率。

3. 诊断试验结果是否改变了对患者的处理？　诊断性试验结果对患者是否有帮助，要看验后概率能否跨过治疗阈值或诊断阈值。①当验后概率＞治疗阈值时，诊断成立，开始治疗；②当验后概率＜诊断阈值时，放弃先前的初步诊断，不再进行检查，重新考虑新的诊断；③当验后概率介于试验阈值和诊断阈值之间时，则根据先前的初步诊断，选择其他方法进一步检查以确定疾病存在与否。也就是需要做联合试验，此时前一个试验的验后概率就是下一项试验的验前概率，通过一系列试验计算总的验后概率，就能做出肯定的或否定的诊断决策。诊断阈值和治疗阈值高低的选择取决于治疗风险和不治疗危险性。若治疗措施可能产生严重不良反应，如肿瘤的放疗、化疗，肺栓塞的抗凝治疗等，因治疗可能带来严重不良后果或需要长期治疗、监测，则要求治疗阈值高一些；若漏诊带来严重后果，如肺栓塞漏诊可能带来严重后果，则要求诊断阈值低一些。

四、临床决策

在循证医学实践中，针对患者的具体情况，通过提出问题、检索证据、评价证据之后，可将经过评价并且是高质量的证据应用于临床实践。例如，章前案例中怀疑幽门螺杆菌感染的患者，来给其做出临床决策。根据了解患者所在医院检验科已开展抗－Hp检测3年，参加准确性评估成绩优秀，重复性评估良好，说明该试验准确、重复性好；前述文中利用文献信息估计幽门螺杆菌感染率59%，在Peng NJ等文献中研究连续纳入100例需要做胃镜的患者，其中53例金标准诊断为阳性，可参考该研究的患病率（该研究中幽门螺杆菌感染率为53%）为验前概率，当前患者血清学试验阳性，则其验后概率为87.2%，可给予抗幽门螺杆菌治疗。本例患者有消化性溃疡史，进行过抗幽门螺杆菌治疗，可进行抗－Hp抗体检测，检测结果对该患者的下一步处理有帮助。

进行诊断试验的目的是为了决定对患者的治疗，因此，不仅要了解该诊断试验的有效性，更重要的是评估通过该项试验的确诊或否定带来的对患者治疗方案的结果如何。新试验是否增加了信息，如果做了试验后，能增加已有的信息导致治疗措施的改变，从而最后给患者带来益处，该项试验就是有价值的。

总之，医生在做某项试验前应考虑以下几个方面。

1. 验前概率是多少，对患者诊断还有多大疑问，是否需要做这项检查。如果验前概率非常高或非常低，临床医生可以考虑不做该项诊断试验。因为验前概率高于治疗阈值，即可立即开始治疗；而验前概率低于诊断阈值，则基本排除该病。因为试验即使阳性，也不可能是该病。

2. 该项检查如果漏诊或误诊会对患者带来多大危害？在人群中对某一疾病进行调查时，或者在急诊室对一危重患者急需作出正确诊断、防止漏诊引起不良后果时，应该在综合考虑的基础上，采用敏感度高的试验进行诊断，如缺乏这种诊断性试验，则可同时采用多个平行试验，同步进行，以提高诊断的敏感度、达到防止漏诊的目的。在这种情况下，只要任一项试验为阳性结果时，即确定该病的初步诊断，这样就能保证在较短的时间内，完成诊断过程。这种诊断试验的方法叫作平行试验（parallel tests）。这种方法的唯一"缺点"是降低了诊断的特异度，这一点在紧急情况下是允许的。

当诊断一个疾病时，如果缺乏特异度高的诊断方法（特异度90%以上），或有特异度高但对于疑似患者施行具有一定的风险或成本高昂者，不妨采用系列诊断方法，来提高确诊效力。在临床实践中，可能同时具有多个诊断试验，也许各自的特异度都不是太高，均存在一定比例的假阳性率；同时，各个诊断试验的成本高低不一，倘若在患者病况允许的情况下，可采用序列诊断试验（serial tests）。即将拟采用的系列试验，依次进行，当第一个试验是阳性结果时，进行第二个试验，第二个试验又是阳性结果者，接下来做第三个试验，直至最终结果是阳性，此时的特异度最高、假阳性率最低，提高了诊断效能，与此同时，序列试验的敏感度会降低。

3. 这项检查的似然比能否改变进一步临床决策。当然还应考虑到做该项检查的危险性、费用以及做该项检查的迫切性。对于是否需要做进一步试验，可根据以下情况决定：如果验前概率很高，试验结果阴性时，则假阴性的可能性很大，必须再做确诊试验。如果验前概率很小，试验结果阳性时，则假阳性的可能性很大，也必须再做确诊试验。如果验前概率很高，试验结果阳性时，即可肯定诊断，不必做进一步试验，除非该试验特异性特别低。如果验前概率很小，试验结果阴性时，即可排除该诊断，除非该试验敏感性特别低。

4. 有多项试验可供选择时，应该先选择无创的检查，还应选择性价比高的，考虑做这项检查对于患者诊断的利与弊。如果检查有不良反应和风险，应根据患者情况考虑患者能否耐受，检查的风险是否大于可能得到的诊断带来的益处。做一些有风险的检查，必须要让患者知情同意。让每位患者在做检查前了解为什么必须做这项检查，做这项检查的利与弊，检查结果对进一步诊断和治疗的意义。如果是自费项目，患者经济状况能否负担均应考虑进去。

第五节　诊断试验研究的评价工具

目前，评价诊断试验研究质量使用最广泛的工具是诊断准确性研究的质量评价工具 QUADAS（quality assessment of diagnostic accuracy studies）。2011 年，QUADAS 制定小组修订出版了 QUADAS - 2，重点评价诊断试验研究设计的内部有效性和外部有效性以及是否存在偏倚影响到结果的准确性。完整版的 QUADAS - 2 工具可在 QUADAS 网站（www.quadas.org）上获得。同时，该网站还提供了相关培训信息、其他附加信号问题库、每个领域详细的评价指引、完成 QUADAS - 2 评价的举例、提取数据用的 Access 数据库、产生结果图的 Excel 表格和总结结果的 Word 表格模板等。QUADAS - 2 工具如表 9 - 6 所示。

表 9 - 6　QUADAS - 2 工具的基本内容

评价领域	域 1：病例选择	域 2：待评价试验	域 3：金标准	域 4：病例流程和进展情况
描述	①描述病例选择的方法；②描述纳入病例的情况（已行的检查、临床特征、背景等）	描述实施待检测试验及其实施的过程并对其进行解释	描述金标准及其实施的过程并对其进行说明	①描述没有行诊断试验的病例，没有行金标准的病例及没有纳入 2×2 表格的病例；②描述行诊断试验和金标准试验的时间间隔，且描述中间进行过的干预情况
标志性问题（是/否/不确定）	是否纳入了连续或随机的病例？	待评价试验的结果判读是否是在不知晓金标准试验结果的情况下进行的？	金标准能否正确区分目标疾病状态？	待评价试验和金标准之间是否有合理的时间间隔？
	是否避免病例对照此类研究设计？	若设定了阈值，是否为预先确定的？	金标准结果判读是否使用了盲法？	所有的病例是否只接受了一个金标准？
	研究是否避免了不合理的排除？			所有的病例是否都纳入到研究分析中？
偏倚风险（高/低/不清楚）	病例选择的偏倚风险评价	待评价试验的偏倚风险评价	金标准的偏倚风险评价	病例流程和进展情况偏倚风险评价
临床适用性（高/低/不清楚）	纳入病例的实际临床运用评估	待评价试验的实施和解释与评价问题评价的情况评价	金标准的适用性评价	

⊕ **知识链接** --

应用诊断试验 Meta 分析的结果服务于临床实践

基于诊断试验进行 Meta 分析能够有效地解决一些临床问题，真正服务于患者。例如体温是基本生命体征之一，常作为疾病诊断、治疗期传染性疾病筛查的重要依据。核心温度能反映患者体温的真实情况，但其测量过程多为侵入性，存在交叉感染的风险，且患者体验较差，临床常使用外周体温计测量温度，但外周体温计的准确性一直备受争议，在儿童中更是如此，甚至在各国指南中也无统一建议。基于此现状，有研究人员对门急诊儿童使用外周体温计测量的准确性的相关文献进行了系统评价，得出结论认为外周体温计门急诊的体温测量中具有核心体温计不可比拟的优越性，建议使用其进行体温筛查。但在疾病诊断、治疗尤其是传染性疾病的筛查中，不可完全依赖外周体温计测量。

答案解析

目标检测

一、单选题

1. 影响诊断试验阳性预测值的是（　　）

    A. 发病率　　　　　　　　B. 死亡率　　　　　　　　C. 罹患率

    D. 生存率　　　　　　　　E. 患病率

2. 为提高诊断试验的敏感度，对几个独立实验可（　　）

    A. 串联使用　　　　　　　　　　　　B. 并联使用

    C. 先串联后并联　　　　　　　　　　D. 要求每个独立试验假阳性率低

    E. 要求每个独立试验特异度低

3. 循证诊断证据的评价过程中在评价其重要性时，要评价（　　）

    A. 金标准的选用是否恰当

    B. 诊断试验的方法描述是否详细

    C. 是否所有研究对象都经过金标准诊断

    D. 是否提供了疾病的验前概率和验后概率

    E. 结果是否适用于并可提供给我自己的患者

4. 采用相同金标准及盲法的单个横断面研究属于证据等级中的（　　）

    A. 1 级　　　　　　　　　B. 2 级　　　　　　　　　C. 3 级

    D. 4 级　　　　　　　　　E. 5 级

5. 在疾病未确诊的情况下，诊断试验有应用价值需要诊断概率处于（　　）

    A. 诊断阈值与治疗阈值之间　　　　　B. 诊断阈值之下

    C. 大于治疗阈值　　　　　　　　　　D. 什么时候都可以

    E. 较小的时候

二、多选题

1. 循证诊断证据的评价过程中在评价其真实性时，要评价（　　）

    A. 金标准的选用是否恰当

    B. 诊断试验的方法描述是否详细

    C. 是否所有研究对象都经过金标准诊断

    D. 是否提供了疾病的验前概率和验后概率

    E. 结果是否适用于并可提供给我自己的患者

2. 评价诊断试验一致性的指标有（　　）

    A. 符合率　　　　　　　　B. KAPPA 值　　　　　　C. 阳性预测值

    D. 阴性预测值　　　　　　E. 诊断阈值

3. 金标准是用当前对某种疾病公认的、可靠的诊断方法作为比较的标准。临床常用的金标准包括（　　）

    A. 病理学检查（各种活检和尸检结果）

    B. 外科手术所见

C. 特殊的影像学检查

D. 长期的随访结果

E. 患者的主观感受

4. 诊断试验主要用于（　　）

A. 诊断或者排除某种疾病

B. 判断疾病的严重程度

C. 估计疾病的临床过程、治疗效果及其预后

D. 筛检无症状的患者

E. 治疗疾病

5. 评价诊断试验的指标有（　　）

A. 敏感度　　　　　　　　B. 特异度　　　　　　　　C. 阳性预测值

D. 阴性预测值　　　　　　E. 符合率

（平卫伟）

书网融合……

本章小结

第十章 临床循证治疗证据的
评价与应用

📖 学习目标

    1. 掌握 评价治疗性研究证据的真实性并准确解释其结果；如何应用治疗性研究证据解决实际临床问题。

    2. 熟悉 构建治疗性问题及其证据检索。

    3. 了解 RRR、NNT、NNH 等基本概念。

    4. 学会用 LHH 权衡证据利与弊的基本方法。

    随着循证医学的不断发展，越来越多的高质量证据可供临床使用。与临床决策密切相关的指南更需要研究证据的支持。临床疾病治疗已经从传统的以专家经验或共识为主导的实践模式进入到以证据为核心的循证模式。

    循证医学强调的证据多来源于真实性高、以患者为中心的临床研究。临床实际中，医生往往面临不同治疗方案间的取舍。临床研究证据富含不同治疗措施的各类信息，即使相同的治疗措施，不同研究所报道的疗效差异也很大，甚至相反。另外新的方法和技术的适用性也需要评价。因此，基于临床问题查寻符合标准的研究证据，并合理使用证据信息是当前临床医生实践疾病循证治疗的关键。

⇒ 案例引导

    临床案例 患者，男，42 岁，因"突发右侧腰部疼痛伴血尿 1 天"入院。入院前 1 天，活动后突发右侧腰部疼痛，伴有全程肉眼血尿，无尿频、尿急、尿痛、发热、寒战等症状。查体：右侧中段输尿管点压痛。腹部彩超提示右侧输尿管结石，无尿路畸形和前列腺增生。临床诊断为右侧输尿管结石。目前常规的尿结石治疗方案是药物排石治疗，其中 α 受体阻滞剂和钙离子通道拮抗剂都是常用药物。

    讨论 两类药比较，哪种干预措施更佳？

第一节 概 述

一、循证治疗的概念

    经典循证医学的核心是临床决策的制定应遵循客观的临床科学研究证据。同样诊治临床疾病也需要最新、最好的研究证据。循证治疗是针对个体患者，制定治疗方案时充分考虑三个要素，即证据、资源和价值观。资源因素包括整个社会医疗资源的合理分配及成本-效益分析、医疗单位的技术力量、患者的经济状况等；价值观即社会伦理因素，如患者及家属的治疗意愿等，同时结合医生的个人专业技能和临床经验，考虑患者的愿望，来诊治个体患者。三者结合，医生和患者达成共识，才能使患者获得最佳的治疗效果。其中证据及质量是循证治疗的核心。

二、循证治疗的特点

评价治疗性措施的疗效和安全性的研究称为治疗性研究，由治疗性研究提供的临床证据称为治疗性证据。治疗性证据是循证医学中最常用的证据，它要求证据具有时效性（即最新的）、可及性（即可获得的）、高质量（即最佳的）。最佳证据通常来自于设计和实施良好的、以患者为中心的临床研究。这样既可保证研究结论的内部有效性，又保证这些结论的临床导向性。研究证据要根据质量的高低，被不同的分级系统分为多个级别，常用的分级系统为 GRADE 分级系统和牛津循证医学中心提出的分级系统。

三、循证治疗性证据的作用

治疗性证据对临床实践具有决定性的作用，它是制定临床指南的依据。通过衡量治疗的风险与获益，评价证据是何种等级的证据，以便指导医患沟通。如良好的科学证据提示某个治疗措施带来的获益大于其潜在风险，临床医生应当明确告知患者该疾病的治疗措施；或某个治疗措施缺乏科学证据，或证据质量低下，或相互冲突，这时治疗风险与获益无法得到衡量和评估，临床医生应当帮助患者理解该治疗措施存在的不确定性。

四、治疗性研究证据设计方法影响治疗性证据质量的因素

（一）设计方法

如果要证实某项干预措施对疾病具有有效性和安全性，研究者就必须在干预措施实施前对干预措施进行严格的科研设计，以控制和减少偏倚及混杂因素。证据级别的高低基本是按照证据来自试验性研究、观察性研究和描述性研究的次序来决定。试验性研究、临床试验属于前瞻性设计，其中论证强度最高的是随机对照试验（RCT）。试验性研究是在严格控制试验条件下观察到的治疗效果，可能与一般临床实践下观察到的治疗结果不同。一般临床实践下的患者更具有多样性。描述性研究主要是病例报告，包括单个病例报告和病例系列报告。单个病例报告是对单个患者接受某种诊治措施所产生的某种结果进行的描述和评价，病例系列是对曾接受某种相同治疗的一批患者的临床结果进行的描述和评价。病例报告是记录临床诊疗过程，进行疗效观察的基本手段，它可以体现不同医师的独特诊疗方法，其结果有助于提出临床科研假说。

（二）机遇和偏倚

机遇是由概率造成的试验结果与真实值的差异，可导致随机误差的发生。随机误差不可避免，我们只能将其控制在一定的范围内。偏倚即系统误差，是由研究人员、设备或研究方法等因素导致的研究结果系统偏离了真实值的现象。与机遇不同，偏倚的存在总是造成研究结果高于或低于真值。偏倚可以通过严格的设计来避免，随机分配就能最大限度地降低选择性偏倚。

（三）样本大小

样本大小能直接反映受机遇影响的大小。小样本研究容易受到机遇的影响，出现假阳性或假阴性的现象。样本量越大，受机遇的影响越小，研究结果越接近于真实。

（四）依从性

临床试验的依从性包括受试者依从性和研究者依从性。研究者依从性可以通过规范的管理和监察措施予以提高。受试者的依从程度则与很多因素有关。一般而言，研究机构、干预措施的种类、疗效、疗程、实施方法、不良反应以及受试者自身因素、环境因素及受试者对药物的信赖程度、对研究者的信任程度等因素均可影响受试者的依从性。

（五）向均数回归的现象

向均数回归现象是指某些具有异常测量指标的患者即使不接受治疗，在其后续测量中，这些指标也有向正常值接近的趋势。这种现象可能因测量值围绕均数上下波动引起，也可能是测量指标的生理波动，而非干预所致。

（六）沾染或干扰

沾染是对照组研究对象有意或无意接受了试验组的干预措施，使试验组和对照组之间可能存在的差异减小。而干扰是指试验组的研究对象额外接受了类似试验措施的其他处理，从而人为地影响试验措施的疗效。沾染和干扰可以通过双盲或三盲设计加以避免。

（七）霍桑效应

霍桑效应是指研究过程中研究者可能对自己感兴趣的研究对象更加关注。当研究对象成为被关注的目标时往往有意或无意地夸大治疗效果。

第二节　提出临床问题

以开篇案例为对象，临床医生首先要根据患者情况，发现并提出临床需要解决的问题。临床医生应将初始问题转化成一个可以回答的科学问题。根据患者现有症状、体征及辅助检查，可诊断为右侧输尿管结石。

典型治疗性临床问题的 PICOS 要素转化应包括：患者对象、干预措施、用来比较的措施、关注的结果和研究设计。对上述病例转换结果如下：针对输尿管结石的成人患者，α 受体阻滞剂和钙离子拮抗剂，哪一种干预措施疗效最佳，安全性更高？

P：输尿管结石成人患者。

I：α 受体阻滞剂。

C：钙离子拮抗剂。

O：疗效（排石率、排石时间）、不良反应率。

S：RCT。

第三节　检索证据

一、选择数据库

对干预效果证据的检索首选循证知识库（Summaries 类数据库），有以下几个。

- UptoDate
- Clinical Evidence
- Best Evidence
- DynaMed
- Essential Evidence Plus

次选非 Summaries 类数据库，有以下几个。

- CochraNE Library/OVID EBM Review
- Embase

- PubMed：clinical queries
- CNKI
- CBM
- VIP

二、确定检索词

根据上述 PICOS 要素提取出本例检索所需的检索词包括：alpha antagonist，alpha blocker，tamsulosin，flomax，alfuzosin，doxazosin，terazosin，silodosin，calcium，antagonist，calcium channel blocker，kidney，urological，stones 等。

三、检索相关数据库

（一）检索循证知识库

首先检索循证知识库 UptoDate，检索到文献"Diagnosis and acute management of suspected nephrolithiasis in adults"，原文作者认为 tamsulosin 比 nifedipine 效果更好。

（二）检索非 Summaries 类数据库

检索大型数据库如 PubMed、clinical queries、Embase、Cochrane Library/OVID EBM Review 等未能找到相关的系统评价，但是检索到 3 篇密切相关的 RCT。其中一篇发表时间最近，且样本量最大。Ye Z，Yang H，Li H，et al. A multicentre prospective randomized trial comparative efficacy of tamsulosin and nifedipine in medical expulsive therapy for distal ureteric stones with tenal colic. BJU Int，2011，108（2）：276 – 279.

第四节　评价证据

新时代强调培养仁心仁术的医学人才。评价证据关系到患者的生命健康，必须以"生命至上"高度负责的救死扶伤精神，进行证据评价，为患者提供真实有效而适用的高质量证据。因此，研究证据的真实性、临床重要性和适用性，即为评价的基本原则。如表 10 – 1 所示。

表 10 –1　评价治疗证据的基本原则

真实性评价

一、研究开始时，研究组和对照组的受试者是否具有相同的预后？

1. 受试者是否随机分配？

2. 随机分配方案是否隐藏？

3. 试验前组间基线情况是否一致？

4. 是否根据随机分组的情况对所有受试者进行结果分析（是否采用意向治疗分析）

二、研究开始后，研究组和对照组的受试者是否具有相同的预后？

1. 五类研究者（患者、医护人员、数据收集者、结果评判员和数据分析员）是否知道试验组和对照组的分组情况？

2. 除干预措施外，所有受试者是否接受了相同的处理？

3. 随访是否完全？

重要性评价

1. 治疗措施的效果有多大？

2. 治疗措施效应值的精确性如何？

续表

适用性评价

  1. 你的患者是否与研究证据中的受试者差异较大，导致结果不能应用于你的患者？

  2. 是否考虑了所有病患的重要结果？

  3. 获得治疗措施效果的医疗条件如何？

  4. 治疗措施对患者的利与弊如何？

  5. 患者及亲属对欲用治疗措施的价值取向和意愿如何？

一、治疗性证据的真实性评价

  所谓真实性是衡量一项研究能够反映真实情况的程度。评价的真实性分为内部真实性和外部真实性。影响一项研究内部真实性的主要因素是研究设计的种类和研究中的各种偏倚。评价治疗性证据的真实性的最好研究设计类型是 RCT。这种设计是将受试者随机分配到试验组和对照组，各组同时进行观察，比较两组间的结果差异，得出结论。随机化可避免选择性偏倚，可以使各处理组间的各种非处理因素在组间的分布均衡。从理论上保证除治疗措施外，两组之间的可比性，其结果的差异只能归因于治疗措施的不同。

  该设计能真实反映治疗措施的临床疗效。但这种研究设计往往局限于合格的研究对象，对整个疾病而言，这种设计存在一定的局限性。而且伦理学要求高，实际工作中较难实现。因此有些研究设计由于自身因素无法实施 RCT，而采用其他研究方法，如队列研究、非随机对照研究、比较效果研究等。

  （一）研究开始前，研究组和对照组的受试者是否具有相同的预后？

  1. 受试者是否随机分配？ 研究对象的分组应不依研究人员或研究对象的主观意愿为转移，而是将合格的对象用随机化的方法分入试验组或对照组。每一名研究对象进入任何一组都有同等的机遇。随机分配避免了主观因素的干扰，有效降低了选择性偏倚。

  治疗性证据关注干预措施与结局之间的因果关系。实际上，干预措施并不是影响患者对治疗反应的唯一因素。诸如年龄、性别、疾病的严重程度、并发症等都会影响治疗的结局。这些因素可称为混杂因素，不同程度地影响结局。为凸显干预措施的治疗效应，其余因素（包括基线资料）都应该均衡分布。随机分组使研究对象有同等机会进入试验组或对照组，从而最大限度地保证了组间的可比性。在非随机对照试验中，患者分配到试验组或对照组很容易受到研究者或患者主观因素的影响。研究者很可能将预后较好的患者分配至试验组，而将预后较差的患者分配至对照组，从而夸大了干预措施的临床疗效。即使是根据患者意愿，由于患者在入组前受到不同信息的影响，往往也会选择输入信息量大的治疗方案作为选择，从而影响疗效的正确评价。另外，非随机的做法有一个潜在风险，即忽视了那些未知因素的影响。非随机分组会导致组间基线资料不均衡，难以达到统计学要求，从而使统计分析结果无法得出正确的判断。

  临床医生在评价具体文献的时候，往往根据篇名或摘要中是否看到"随机"字样而判断该项研究是否采用了随机分组。但实际上某些文献虽然行文中有"随机"两字，但是并未采用真正的随机分组方法。临床医生应该详细阅读文献的方法学部分，明确报告者采用什么样的随机方法，如随机数字表、计算机随机、中央随机等。如有必要，应该与报告者联系，通过电子邮件、电话等途径获知其所使用的具体随机方法。

  Ye 研究文献篇名标注为 RCT，为了判断是否真正随机，应阅读方法学部分，虽然文中说采用了随机分组方法，但是没有描述具体的随机过程，因此难以判断该研究是否是真正的随机对照试验。

  2. 随机分配方案是否隐藏？ 分配隐藏是指研究人员不知道受试对象的分组方案，可避免各种人为因素影响到分组的随机化、干预措施的实施、治疗效果的观察等。如果实施分组的人员又同时负责纳入受试对象，即使随机序列的产生做得很好，在纳入受试对象时很可能自觉或不自觉地将预后差的患者从试验组剔除或倾向性地分配到对照组，使随机分配形同虚设，导致治疗结果被夸大。实施隐蔽分组的关键是随机分组的实施者不知道谁将成为受试对象，不参与纳入受试对象工作，也不参加以后的试验过程。

临床医生在评价具体文献的时候，往往很难查找到分配隐藏的相关字段。因为当前许多临床试验很少详细描述分配隐藏的具体过程。对分配隐藏最常见的错误描述是："将随机号（或分配序列号）装入不透光的信封，受试对象依次（或随机）抽取信封"。由上述隐蔽分组的过程可见，受试对象入组时完全不必采用不透光信封，不透光信封是供封存分配表用的，纳入受试对象时只要一张完全公开的顺序表即可，依次登记受试对象姓名，告知其入组号码，并请其每次服药时核对药袋号码。

Ye 研究文献中没有说明分配隐藏情况，因此难以判断是否采用了分配隐藏的方法。

3. 试验前组间基线情况是否一致？ 基线情况实际上要贯彻均衡性原则。组间基线资料的均衡性是为了保证反应变量的组间可比性，以便在相似的基线条件下考察干预措施对结局指标的真实影响。在随机化研究中，通常会存在基线资料不均衡的情况，导致估计处理效应时产生偏倚，均衡性检验是必不可少的。随机化研究中，在大样本的情况下，不需要作均衡性检验；而在样本量相对较小的情况下，即使经过随机化分组，也很难保证基线资料的均衡性，需要作均衡性检验保证组间的可比性，提高试验的可靠性。

临床医生在评价具体文献的时候，需要从研究对象的一般资料中提取基线情况，若有详细的统计检验数值，医生只需要看具体结论就可以判断研究对象的分配均衡与否；若没有详细的统计检验数值，则需要在结果部分，观察报告者是否对影响预后的重要因素进行相应的统计学调整来评价。

Ye 研究文献描述了试验组和对照组在年龄、性别、结石大小等方面具有基线可比性。

4. 是否根据随机分组的情况对所有受试者进行结果分析（是否采用意向治疗分析）？ 理想情况下，所有受试者都应纳入最后的结果分析。但并非所有的受试者都能按照研究方案的规定顺利接受最后的结局测量。受试者从入组到实验结束的各个环节都有可能退出或失访。例如依从性差的受试者可能因为药物剂量、观察疗效、副作用大等原因而退出治疗。若分析时排除那些不依从的受试者，必然破坏原来的随机化原则和基线的可比性，影响结果的真实性。

不论分组后实际情况如何，均按最初分组情况分析称为意向治疗分析（intention to treat analysis，ITT）。常用于有受试者未完成试验（中途退出或停止接受既定治疗）或未测量结局指标的情况。这些受试者虽不能纳入常规分析，但却可纳入 ITT 分析。ITT 分析因可避免受试者的非随机丢失造成的偏倚，故更受青睐。ITT 分析不适用于分析不良反应。若分析对象仅限于符合纳入标准且完全执行研究方案规定的干预措施和结局测量的受试者，称作符合方案分析（per-protocol，PP）。PP 分析剔除了部分人群，破坏了研究前设置的组间可比性，过高地估计治疗结果。在评价 RCT 文献时，要注意其是否真正遵循了意向性分析原则来分析结果。不论是否使用"ITT 分析"这一术语，他们都应该明确报告分析中纳入了哪些受试者。通常，大家需要将 ITT 分析结果与 PP 分析结果结合起来解读。

Ye 研究采用了 PP 分析，但是根据文献报道，并无失访、干扰和沾染情况发生，因此 PP 分析结果与 ITT 分析结果应该一致。

（二）研究开始后，研究组和对照组的受试者是否具有相同的预后？

1. 患者、医护人员、数据收集者、结果评判员和数据分析员是否知道试验组和对照组的分组情况？ 研究过程中研究分组信息应对研究参与者保密，做到盲法。盲法指受试对象、试验实施者和结果测量者均不知道受试对象分在何组，是一种避免实施偏倚和测量偏倚的措施。对受试对象、试验实施者和结果测量者三者之一实施盲法，称为单盲；对其中两者实施盲法，称为双盲；对三个环节均实施盲法即为三盲。对于主观性指标，最重要的环节是对结果测量者和受试对象实施盲法，对于外科性和针灸类试验，因施术者无法施盲，对受试者和测量者施盲就尤为重要。除上述三盲外，还可对统计分析人员施盲，只告诉统计分析人员何组数据为 A 组，何组数据为 B 组，而不让统计人员知道何组为治疗组，何组为对照组，甚至不知道该试验的设计是劣效检验、等效检验还是优效检验，这样避免了数据在分析过程出现人为因素影响，此为四盲。

若受试者知道干预措施的分组，试验组的受试者心理上会加强治疗效果，而对照组由于是安慰剂或空白组会产生负性情绪。若执行干预措施的临床医生知道分组情况，可能会影响到他的临床实践，如医嘱落实、观察频率及其他基础治疗等。临床医生很可能对试验组受试者更为关注，有过多的行为暗示。若数据测量者知道具体受试者的分组情况，很有可能对试验组的受试者希望记录到阳性表现，特别是主观测量指标，更容易掺杂测量者的主观意识。

Ye 研究并没有采用盲法，因此其结果可能受到测量偏倚的影响。

2. 除干预措施外，所有受试者是否接受了相同的处理？ 为了保证组间结局指标的统计学差异是单纯因干预措施所致，理论上要求受试者仅接受干预措施，其余治疗措施不能干扰试验结果。但是在临床试验实施过程中，研究对象是活生生的人，受试者往往根据自己的具体病情加用其他治疗措施。例如在观察解热镇痛药治疗关节炎的研究中，受试者有时会根据自己对疼痛的耐受情况，自行加服其他类型的止痛药物。这样就会掩盖该评价药物的真实疗效。此时，临床医生需要评估组间接受额外治疗措施是否一致，如果不一致就可能对研究结果的真实性产生影响。

Ye 研究中，试验组接受 α 受体阻滞剂坦索罗辛治疗，对照组采用钙离子拮抗剂硝苯地平治疗。除了两组间措施以外，所有患者均接受左氧氟沙星的治疗，并且大量饮用水。这些额外治疗措施在组间分布一致。

3. 随访是否完全？ 为了获得理想的研究结果，所有受试者都应该完成整个临床试验并取得相关数据。但实际上由于种种原因，部分受试者无法完成试验或者研究者不能获得相关数据时，这种情况称为失访（withdraw）。失访人数越多，研究结果的真实性受到的影响越大。失访率指失访病例数占总病例的百分比。一般而言，失访率应当控制在 10% 以内，特殊情况下失访率不能超过 20%。统计学上，失访的可控范围和样本量、事件发生频率有关。在失访率保持不变的情况下，事件发生频率越高而样本量越小的研究，其试验结果往往会夸大。临床试验难免有失访情况，如果失访率在 10% ~ 20% 之间，报告者首先要交代失访的具体情况，必要时需进行统计学处理，如最差效应分析（worst - case scenario）。将两组失访的结果以最不利于判断治疗组间疗效差异来假设，如将新药组的失访者都假定为无效，而对照组的失访假定为有效，再比较组间差异，这时若新药组的疗效仍好于对照组，则依然能认定新药的疗效。

从时间上看，干预措施应该累积足够长的作用时间才能产生稳定的干预效果。如果随访时间不够，真实的临床效果则很难充分显示，其研究结果难以运用于临床。如抗高血压药物治疗高血压的疗效通常要几周才稳定，若仅治疗和随访 2 周，降压药的降压效果未达到最佳，更无法观察到终点指标，如心脑血管事件的发生。但是若随访时间过长，临床试验将很难保证受试者依从性，失访率会增加，投入的人力、财力、物力将无法承受。因此，判断随访时间是否充分，需要评价者具有相关的专业知识背景和经验。

Ye 研究纳入的 3189 例患者未出现失访情况，随访时间为 4 周，符合临床常用治疗规范。

二、治疗性证据的重要性评价

如果治疗性证据具有良好的真实性，那么评价者需要考虑治疗性证据的临床价值。包括干预措施的效应值大小和精确性。

（一）干预措施的效果有多大？相对危险度降低多少？绝对危险度降低多少？

治疗措施的效应值大小的分析如下。

1. 计数资料

（1）相对危险度降低率（relative risk reduction，*RRR*） *RRR* 为对照组与试验组不良事件发生率的绝对差与对照组事件发生率的比值，表示不良事件发生率下降的相对水平。一般而言，*RRR* 控制在 25%～50% 或更大时才有临床意义。*RRR* 是一个相对指标，不能单纯根据相对危险度降低率的大小判定干预措施的疗效大小。

（2）相对获益增加率（relative benefit increase，*RBI*） *RRR* 考察不良事件，而 *RBI* 考察有益事件。*RBI* 是指与对照组相比，试验组有益结局事件增加的百分比。

（3）绝对危险度降低率（absolute risk reduction，*ARR*） 是组间不良反应事件发生率的绝对差值，数值越高，临床意义越大。一般而言，*ARR* 在解释组间发生率增减的绝对值时优于 *RRR*。当 *ARR* 很小时，可取倒数计算 *NNT*。

（4）减少 1 例不利结局需要治疗的患者数（number needed to treat，*NNT*） 表示与对照组相比，需要应用试验组措施治疗多少例此类患者，才能多预防 1 例不良事件的发生。它解释了某种干预措施的特异性治疗效果，可作为患者选择具体处理措施的决策工具。*NNT* 为绝对危险度降低率的倒数，*NNT* 越小，疗效越显著。

NNT 要达到多少才能说明干预措施具有重要的临床意义呢？这需要综合考虑临床经验、专家意见、多种干预比较，*NNT* 值越小说明干预措施对受试者的利益越大。例如需要治疗 100 例糖尿病患者才能预防 1 例糖尿病足截肢风险（*NNT* = 100），而采用抗生素治疗 3 例肺部感染患者可缓解 1 例患者的临床症状（*NNT* = 3），并不能说明前者的临床意义小于后者。再如某新型药物治疗不伴有靶器官损害的轻度高血压，随访 1 年，预防脑卒中的 *NNT* 为 120，另一药物治疗伴有严重靶器官损害的重度高血压，随访 1 年，预防脑卒中的 *NNT* 为 5，这也不能说明前者的临床意义小于后者，因为两者纳入人群的疾病严重程度不一样。

NNT 还与随访周期的长短有关。若干预措施的观察周期不一致，评价者需要校正。例如，A 药治疗轻度高血压随访两年预防脑卒中的 *NNT* 为 100，B 药治疗轻度高血压随访 1.5 年预防脑卒中的 *NNT* 为 120，如果不调整随访时间，而直接比较 *NNT*，可能认为 A 药的疗效更好。而经校正后结果可能不同。假设 B 药也随访两年，其校正 *NNT* 为：*NNT*（2 年）= 120 × (1.5/2) = 90，可见 B 药更佳。

（5）获益与危险似然比（likelihood of being helped vs. harmed，*LHH*） 该指标反映治疗措施给受试者带来的获益与危险比。当 *LHH* > 1 时，利大于弊；当 *LHH* < 1，弊大于利。

下面以 Ye 研究结果（表 10 - 2）为例，计算相应指标。

表 10 - 2　两组自行排石情况比较

组别	自行排石例数	未能自行排石例数	总例数
试验组	1530	66	1596
对照组	1171	422	1593

$$EER = 1530/1596 = 96\%$$

$$CER = 1171/1593 = 74\%$$

$$RRR = |(CER - EER)|/CER = |(74\% - 96\%)|/74\% = 30\%$$

$$ARR = CER - EER = 96\% - 74\% = 22\%$$

$$NNT = 1/ARR = 1/0.22 = 4.55$$

由计算结果可以看出，与硝苯地平比较，对 5 例患有输尿管结石的成人采用索坦罗辛治疗，可以使 1 例患者自行排出结石。

2. 计量资料　均数是反映正态分布数据集中趋势的统计学指标。而非正态数据采用中位数或几何均数反映。均数差是某项结局指标在干预前后均数的差值。加权均数差一般在 Meta 分析中用于合并不同研究的效应量，按照样本量大小赋予其对应的权重系数，样本越大、权重系数越高，该项研究对合并后结果的影响越大。当不同的研究对同一指标采用了不同的测量方法，则需要进行标准化。如不同的 RCT 在评价慢性疼痛时，采用了不同尺度的视觉模拟疼痛量表，就需要将不同研究的得分"标准化"。

（二）干预措施效应值的精确度如何？是否描述了置信区间或 P 值

现实世界中无论样本量多大都难以获得总体的真实值。常需要抽取一定的样本，通过样本统计量来估计总体参数。干预措施效应值的精确度反映了样本推断总体的可信度，常用置信区间（CI）衡量，表示真正的治疗作用有 95% 的可能在此范围内。置信区间可比点估计提供更多的信息。①与假设检验等价：95% 置信区间与 α 为 0.05 的假设检验等价，99% 的 CI 与 α 为 0.01 的假设检验等价。②精确性：置信区间可提供研究结果的精确性，置信区间越窄，研究结果的精确性越好。置信区间的宽窄与样本量有关，一般样本量越小，置信区间越宽，反之，越窄。③解释研究结果的疗效大小和临床意义：不管置信区间宽窄如何，根据置信区间的上下限可判断研究结果能够达到的疗效大小和是否有临床价值。对阳性结果的研究，根据置信区间的下限判断；对阴性的研究结果，根据上限判断。如当 RRR 的 95% CI 下限 >0，说明试验组明显优于对照组；若 RRR 的 95% CI 上限 <0，说明试验组所采用的干预措施实际上是有害的。

在评估研究结果即疗效大小时，应考虑其临床意义和统计意义。有时虽有统计学意义，但结合临床分析并无临床意义。如高血压药物的研究，当样本量足够大时，试验组比对照组多下降 1mmHg，其差异有统计学意义，但血压下降 1mmHg 对患者来说并无多大临床意义。

NNT 有效地表达了治疗效应，但也存在一定的局限性。①它本身也只是一个点估计，在临床应用时应了解其 95% 置信区间，用于临床决策的敏感度分析。②NNT 不能用于不同疾病之间的比较，如应用阿司匹林预防深静脉栓塞的 NNT 为 30，而预防心血管事件的 NNT 也可以是 30，但两者意义明显不同。它表示的是疾病的干预结果，只有在疾病和结果相同时，才可以直接比较。③NNT 是特定情境下的研究结果，不同研究情境下 NNT 可有变化，特别是 NNT 与疾病基线危险度相关。由于不同患者的基线危险度不同，应用文献提供 NNT 时，需要根据患者的基线危险度加以调整。

以 Ye 研究为例，ARR 的 95% CI 为（16%~28%），NTT 的 95% CI 为（3.6~6.3）。

三、治疗性证据的适用性评价

（一）患者的情况是否与治疗性证据的患者群体相似

治疗性证据是通过一定数量的群体研究数据分析所得。用于临床需结合患者情况和医疗实施条件进行使用性评价，以实现有效的个体化诊疗。

比较具体患者与研究证据中的群体资料是否相似，包括性别、年龄、病因、病程、疾病严重程度、合并症、具体治疗措施、依从性等。如果差异性大，研究证据不宜直接运用。此时，可以从亚组入手，参照亚组的 NNT。但亚组的样本量常常较少，受机遇的影响较大，特别是在研究设计之初并没有考虑亚组分析时，亚组结果所提供的证据可能会引起误导。

估计具体患者与研究证据中对照组相比的可能疗效，用分值 f 表示。再用研究证据的 NNT 值除以 f

值，获得该患者的疗效 NNT。如在降低肝细胞癌死亡的研究中 $NNT = 9$。若该患者存在着高危因素，估计死亡率高于平均水平 3 倍，即 $f = 3$，则该治疗措施对此患者的 $NNT = 9/3 = 3$。

（二）是否考虑了所有病患的重要结果

临床研究中除观察主要结果外，还会观察其他次要结果。主要结果与次要结果本身并不能说明哪个更重要，主要取决于研究者当时想回答哪个临床问题。而临床实践中患者的情况错综复杂，医生必须综合考虑、全面判断。

案例中患者是 42 岁的中国男性患者，没有免疫缺陷、遗传性药物反应病史，也没有特殊的并发症。而研究人群为中国成年男性，年龄介于 18 ~ 50 岁之间，平均为 34.5 岁，临床诊断为输尿管结石，研究没有采用亚组分析。可以认为案例患者与研究人群相似。

（三）取得治疗措施效果的医疗条件

确定该治疗措施有效后，还得确认这个措施能否在自己的医院实施。有的治疗措施涉及医疗技术问题，就要判断所在医院有无相应设备，有无开展该项治疗的资质。若出现并发症，有无相应科室保证患者的安全，有无能力进行检查和随访，对操作性治疗措施尤为重要。

Ye 研究索坦罗辛为临床常用药物，价格便宜。索坦罗辛禁忌证为过敏患者。案例患者没有索坦罗辛过敏史。因此研究证据可行。

（四）治疗措施对患者的利与弊

临床决策时医患双方都会考虑该治疗措施的利与弊。一般用 LHH 来权衡利弊，计算 LHH 需要用 NNT 和 NNH（number needed to harm），即出现一例不良反应需要处理的病例数。

1. 预期事件发生率法（patient expected event rate，$PEER$）　$PEER$ 是指如果不接受治疗，预期受试者可能发生某事件的百分率。当单个患者与群体化证据的基线特征相似时，可以将总的 $PEER$ 取为单个患者；当单个患者与群体化证据中某个亚组的基线特征相似时，可采用该亚组的 CER；一些临床预测指南可以帮助临床医生找到自己患者的 $PEER$；也可以查找与单个患者相似的预后研究，推断其 $PEER$。

然后计算 LHH：

$$NNT_{个体} = 1/(PEER \times RRR)$$

$$NNH_{个体} = 1/(PEER \times RRI)$$

$$LHH_{个体} = 1/NNT_{个体} \div 1/NNH_{个体}$$

为便于临床应用，可以采用 Chatellier 等绘制的曲线，也可以下载循证医学计算器到 PDA 进行床旁循证（http：//www. cebm. utoronto. ca/palm/ebmcalc/）。

由于案例个体与研究人群相似，故估计 $PEER = CER = 74\%$，$RRR = 30\%$，故可计算 $NNT_{个体} = 1/(PEER \times RRR) = 4.5 \approx 5$，研究中试验组患者有 6.16% 出现轻微不良反应，而对照组为 5.62%，据此计算为 $RRI = (EER - CER)/CER = 0.096$，$ARI = (EER - CER) = 0.54\%$，$NNH = 1/ARI = 1/0.54\% = 185.2 \approx 186$，$NNH_{个体} = 1/(PEER \times RRI) = 1/(5.62\% \times 0.096) = 185.3 \approx 186$，$LHH_{个体} = 1/NNT_{个体} \div 1/NNH_{个体} = 37.2$。也就是自行排出结石和轻微不良反应的利弊比为 37.2。

2. 直接估算法　临床医生也可以根据临床经验直接估算具体患者的 NNT 或 NNH，计算患者如果不能接受治疗发生研究结局事件的可能性（即基线风险），相对于研究中对照组的平均值而言，以分值 f_t 表示。如根据经验估计具体患者不接受治疗时发生研究结局事件的可能性是试验中对照组患者的 4 倍，则 $f_t = 4$。也可以用这个办法估算 NNH 的 f_h。

$$NNT_{个体} = NNT \div f_t$$

$$NNH_{个体} = NNH \div f_h$$

$$LHH_{个体} = 1/NNT_{个体} \div 1/NNH_{个体}$$

案例个体尽管与研究人群特征相似，但年龄偏大，估计基线风险为研究人群的 1.5 倍，即 $f_t = 1.5$。估计发生不良反应的风险与研究人群相似，即 $f_h = 1$。根据上述公式 $NNT_{个体} = NNT \div f_t = 5 \div 1.5 = 3.3 \approx$ 4，$NNH = 1/ARI = 1/0.54\% = 185.2 \approx 186$。$NNH_{个体} = NNH \div f_h = 186$。$LHH_{个体} = 1/NNT_{个体} \div 1/NNH_{个体} = $ 46.5。也就是改善排尿困难症状和轻微不良反应的利弊比为 46.5。

（五）患者对治疗措施的价值取向

临床循证医学要求任何医疗决策都要考虑患者的价值观。患者在了解干预措施可能带来的利弊后，充分表达他们的期望、价值观和选择，医患双方共同制订医疗决策。不同患者因文化、经济、社会背景的差异，对疾病的关心程度、疗效的重视程度、不良反应的耐受性和恐怖心理等不同，最终的临床决策可能会有差别。

案例个体非常关注排尿困难症状，认为严重影响了生活质量。临床医生通过证据分析告诉患者服用索坦罗辛只有极少数人可能发生直立型低血压的风险。患者经过考虑后，接受索坦罗辛治疗 5 天后，自行排出结石，并无不良反应。

⊕ 知识链接

计算机资料的应用

NNT 用于治疗前评估不治疗给患者造成损害的可能性；NNH 用于评估治疗可能给患者造成伤害的可能性，也可用于比较干预措施与阳性药物比较的相对获益或受损。与安慰剂比较时，NNT 或 NNH 为绝对效应量；与阳性药物比较时，NNT 或 NNH 为相对效应量。当描述相对效应量时，可通过 RR 或 OR、RD 表示干预措施与对照的效应量大小关系。NNT 和 NNH 用于计算 LHH，LHH 该指标反映治疗措施给受试者带来的获益与危险比，当 $LHH > 1$ 时，利大于弊；当 $LHH < 1$ 时，弊大于利。通过计算 NNT、NNH 和 LHH，可使临床循证决策客观、科学，避免经验或主观意愿对临床治疗决策的影响。

目标检测

答案解析

一、单选题

1. 下列不属于治疗性研究证据的影响因素有（　　）

    A. 偏倚　　　　　　　　　　B. 样本量　　　　　　　　　　C. 依从性

    D. 测量时点　　　　　　　　E. 随访时间

2. 下列不属于 Summaries 数据库的是（　　）

    A. UptoDate　　　　　　　　B. DynaMed　　　　　　　　C. Essential Evidence Plus

    D. Best Evidence　　　　　　E. CNKI

二、多选题

1. 治疗性研究证据真实性评价原则有哪些（　　）

    A. 研究对象是否进行随机分配

    B. 分配方案是否进行了隐藏

　　C. 试验开始时试验组和对照组的基线可比性如何

　　D. 统计分析是否按照最初的分组进行

　　E. 是否考虑了所有病患的重要结果

2. 分析计数资料的常用统计学指标有哪些 （　　）

　　A. *EER*　　　　　　　　B. *RRR*　　　　　　　　C. *ABI*

　　D. *WMD*　　　　　　　　E. *NNT*

三、名词解释

1. 向均数回归现象

2. ITT

3. PP

4. LHH

四、简答题

1. 分配隐藏与盲法的区别是什么？

2. 何谓 *NNT*？如何比较不同治疗措施的 *NNT*？

（郭崇政　　熊　俊）

书网融合……

本章小结

第十一章 对疾病预后的循证判断

📖 学习目标

1. **掌握** 疾病预后证据的评价方法和步骤。
2. **熟悉** 疾病预后问题的提出和制定相应的检索策略。
3. **了解** 疾病预后研究证据的论证强度。
4. 学会在临床实践中遇到预后问题或困难时，能应用循证步骤解决问题，做出科学的预后判断。

临床实践中常常涉及如何估计疾病的预后，例如患者的病情是否严重、能否痊愈或引起残疾、病程将持续多久等，这些都是医生、患者及亲属十分关心的问题。疾病预后是指疾病发生后的临床实际情况，对将来发展为各种不同后果的预测。医生及患者都希望对疾病未来的情况做出客观的估计与判断，尽可能使预测结果接近患者的实际结局。

作为一名现代临床医生，面对患者的实际病情，既要做好良好沟通，更要科学、正确判断预后并提出可行方案。这要求医生除了解患者的病史、临床体征、病情以及其他临床问题外，还要掌握应用疾病预后的循证判断，即检索相关预后性研究文献、应用前沿的证据、确定最佳预后证据以及如何结合专业知识合理应用证据。只有对患者的预后进行综合判断与估计，才能使疾病的预测结果尽可能接近患者真实结局。

⇒ 案例引导

临床案例 患者，男，76 岁，因"反复心累 3 年"就诊，患者曾到医院就诊，心脏彩超提示主动脉瓣狭窄。既往有慢性 COPD 病史。现入院时体格检查：心界向左下扩大，心律齐；胸骨右缘第 2 肋间及胸骨左缘 2～4 肋间及Ⅲ级收缩期吹风样杂音，向心尖传导；双肺及腹部查体、血常规、肾功、凝血常规未见异常。完成心脏彩超、先心病 CT、颈动脉血管彩超及颈部血管 CT、冠状动脉及主动脉造影检查、肺部血管 CT 及肺部影像学检查等。诊断：先天性主动脉瓣二叶式畸形伴狭窄、反流（轻 - 中度）；二尖瓣后瓣环钙化、反流（轻度）；肺动脉高压；慢性 COPD。

讨论 患者年纪较大，是否能进行手术风险较大的外科主动脉瓣置换术（SAVR）？是否还有其他治疗手段？寿命如何？生存质量如何？

第一节 疾病预后性研究的方法

预后（prognosis）是指某种疾病的可能结局或后果以及这些后果发生的可能性，是对疾病未来病程和结局的预测。是诊断疾病之后需要进一步决策的重要信息，是医生和患者做出合理选择的前提。了解疾病发展趋势、后果和预后的各种因素，既为临床诊疗提供依据，也可通过改变预后因素改变预后，通过预后研究评价治疗措施的效果。临床上经常会遇到很多有关预后的问题，如患者的病情是否严重？能否痊愈？是否会复发？病情会持续多久？生存期有多长等？这些有关预后的问题，可包括四个方面的内容。

(1) 定性预测　会有什么样的结果发生？

(3) 定量预测　这些结果发生的可能性有多大？

(3) 时间预测　这些结果何时会发生？

(4) 因素预测　这些结果影响因素有哪些？

预后研究是疾病自然进程研究的一部分，研究疾病预后的流行病学设计有很多，如果是治疗问题，研究设计所提供的证据可分为 5 级，由强到弱依次是：大样本、多中心、安慰剂对照的随机、盲法试验和 Cochrane 协助网提供的系统评价（1 级）；单个、样本量足够的随机对照试验（2 级）；未随机的临床对照试验（3 级）；无对照的系列病例观察（4 级）；专家意见（5 级）。预后研究设计较为理想的是前瞻性研究（prospective study），即队列研究或定群研究，因伦理学问题，预后研究较少采用 RCT。按照提供证据的强度水平依次为队列研究、病例对照研究、纵向描述性研究、病例分析、专家意见、个案报道（表 11-1）。

表 11-1　治疗研究和预后研究证据论证的强度

治疗研究		预后研究	
级别	研究设计	级别	研究设计
1	大样本、多中心、安慰剂对照的随机、盲法试验和 Cochrane 协助网提供的系统评价	I	队列研究
		I a	前瞻性队列研究
2	单个、样本量足够的随机对照试验	I b	历史性队列研究
3	未随机的临床对照试验	II	病例对照研究
4	无对照的系列病例观察	III	纵向描述性研究
5	专家意见	IV	病例分析
		V	专家意见，个案报道

在临床实践中，为正确评估和改善患者的预后，需针对患者的病情，基于问题收集相关证据，并与自己的经验相结合，去伪存真，结合患者和医疗环境的具体情况，应用最佳证据来指导医疗决策。预后的证据包括两方面，一为有利于改善患者的预后因素，在临床实践中应该充分利用；另一为不利于患者的预后因素，则应采取相应措施予以避免或预防。因此，对预后证据的分析与评价有着重要的意义。

此外，在研究疾病的转归与结局中，不管小样本还是大样本的研究，其目的都是为临床提供判断预后结局的可靠依据。我们需要了解描述预后常用的指标（表 11-2），应用这些指标，明确预后的重点，这样才能在研究预后的文献中，使用相同的指标相互比较，取得最佳证据，以期用于临床对预后的判断。

表 11-2　描述预后常用的指标

指标名称	定义
有效率	患某病经过治疗后，证实有效病例占同期该病总病例数的百分率
缓解率	患某病经过治疗后，达到临床疾病消失期的例数占同期该病总病例数的百分率
复发率	患某病已经缓解或痊愈后，重新复发患者占同期该病总病例数的百分率
病死率	某时期内因某病死亡的病例数占该病总病例数的百分率
五年生存率	从疾病患点开始到五年时存活病例占该病总观察病例数百分率

第二节 疾病预后的循证步骤

医生与患者及家属关心的预后问题除了依靠医生的经验给出正确的判断外，在尊重患者的意愿和选择的基础上，亦需通过循证实践来制定最佳预后方案。寻找证据、确定最佳证据以及结合专业知识合理地应用证据，是临床循证医学在疾病预后判断应用中的关键，具体步骤：①发现预后问题；②寻找证据；③评价证据；④临床决策。

一、发现预后问题

临床所面临的预后问题常常是关于疾病在各类患者的结局、病程和自然进展等三个方面。患者在患病之后，对疾病治疗后的转归问题非常关心，经过诊疗后疾病将向什么方向发展，是有利于预后还是没有太大帮助，医生要结合患者自身情况和现有的最好证据来回答，要借助于临床循证医学的模式去回答患者提出的问题。根据开篇案例患者的提问，转化成易于回答的临床问题，当前治疗主动脉瓣狭窄（AS）不需要开胸和体外循环的替代治疗，球囊扩张瓣膜完成首例人体经导管主动脉瓣植入术（TAVR）在全球逐渐展开，其有效性逐渐得到认同，可比较两种方式的病死率、主要心脑血管事件发生率、并发症、生活质量及手术费用、疾病负担等，根据构建问题的 PICO 模式，将案例中的问题构建如下。

P：主动脉瓣狭窄（AS）患者

I：球囊扩张瓣膜完成首例人体经导管主动脉瓣植入术（TAVR）

C：外科主动脉瓣置换术（SAVR）

O：病死率、主要心脑血管事件发生率、并发症、生活质量及手术费用、疾病负担等

二、寻找证据

（一）选择数据库

证据检索原则为首先检索循证知识库（Summaries 类数据库），如 UptoDate 和 Best Evidence，若循证知识库中未检出相关证据，再选择 PubMed 等非 Summaries 类数据库。

（二）确定检索词

根据构建问题的 PICO 四要素，本案例可选择的检索词包括：transcatheter aortic valve implantation，transcatheter aortic valve replacement，surgical aortic valve replacement，aortic valve stenosis 等。

（三）检索相关数据库

检索循证知识库 UptoDate、The Cochrane Library 和非 Summaries 类数据库 EMbase、Medine，以"aortic valve stenosis AND transcatheter aortic valve implantation""aortic valve stenosis AND transcatheter aortic valve replacement""aortic valve stenosis AND surgical aortic valve replacement"为检索式，检索 Meta 分析、RCT、队列研究和病例对照研究。

共检出原始研究 10 余篇，其中 Meta 分析 2 篇，PARTNER 的 RCT 及分层研究多篇、NOTION 队列研究 1 篇、OBSERVANT 前瞻性研究、美敦力公司自膨式瓣膜研究 2 篇、SURTAVI 研究 2 篇。

三、评价证据并决策

寻找证据之后，收集到相关的资料，必须考虑预后研究证据是否真实、可靠，还要评估该结果能否用于当前患者。因此，需要评价证据的真实性、重要性和适用性（表 11-3）。对于检索到的研究，可

采用如牛津大学推荐的 5 级证据水平分级标准等进行初步评价；如果对 RCT 等治疗性研究进行评价，可采用 Cochrane 手册 RCT 评价工作或 JADAD 等工具进行同类评价；如果是队列研究等前瞻性研究，可采用前瞻性研究要点进行评价。

表 11 - 3　评价疾病预后的前瞻性研究要点

1. 证据的真实性
(1) 研究对象是否具有代表性并且定义明确？
(2) 随访时间是否足够长？
(3) 预后指标是否客观，有无偏倚？
(4) 是否对重要混杂因素进行校正？
2. 证据的重要性
(1) 在一定时间内预后事件发生的可能性有多大？
(2) 预后事件发生率的估计是否精确
3. 证据的适用性
(1) 文献中的研究对象与我的患者相似吗？
(2) 研究结果是否可以直接应用临床？

（一）真实性评价

评价预后证据首先要评价文献的真实性，研究的方法学质量决定了结果的真实性。

1. 研究对象是否具有代表性并且定义明确　预后研究证据的真实性要求研究中的样本定义明确，具有代表性，而且最好都在病程的起始点。作为纳入研究的样本均是来源于目标疾病的患病群体，必须要有明确的诊断标准，同时要有严格的纳入和排除标准，这样选定的研究人群才能很好地代表目标疾病人群。

同时要有明确的观察起点，即全部观察预后的对象应处于临床病程的同一起点，在制定入选标准时要清楚规定患者进入研究时所处的病程阶段。例如 "主动脉瓣二叶式畸形伴重度狭窄患者" 等。一般而言，预后研究比较强调从疾病早期进行，但研究进展期疾病的预后，需要确定同一病程起点。

另外，研究对象的来源十分重要，例如来源于社区和来源于医院的研究对象，他们的病情程度和人口学分布均有差异，所代表的源人群不同，预后也存在差异。故研究报告中应详细描述研究的地区或医疗机构，以便读者能够了解到病例的代表性和局限性。

上述检索出的案例中有 1 项 5 年随访项目的研究对象为加拿大、德国、美国 25 家医院进行治疗的 3105 名患者，患者资料在随访档案中有详细记录。文中详细给出了患者的纳入标准、排除标准、主动脉狭窄的具体情况、研究的起点、基线情况、手术随访的详情。该研究的研究人群描述详细、定义明确，具有良好的代表性。

2. 随访时间是否足够长　疾病预后事件的发生需要一定时间，纳入研究的观察对象，应根据所观察疾病的特点来确定随访观察的时间长短。预后研究的随访时间应该足够长，才能观察到足够多的结局事件。若随访时间过短，则导致假阴性的错误结果。因此，随访时间宜长不宜短，在分析与评价预后证据真实性方面，要充分应用自己的专业知识。

在随访时间足够长的基础上，还需重视研究的失访率。失访率越低，证据的真实性越好。但是，由于种种原因（如意外死亡、迁移、交通或通讯不便等）失访不可避免。一般情况采用以下两种方法判断失访对真实性的影响。① "5 和 20" 规则：失访率 <5%，则预后证据很少受到偏倚影响，认为结果可以接受，结论可信；若失访率 >20%，则预后证据的真实性会受到严重影响；失访率在 5% ~20%，对真实性的影响介于其间。②敏感性分析：这是处理失访问题较为严格的方法。例如，一项预后研究纳入 100 例观察对象，结果有 4 人死亡，16 例失访，那么实际的病死率为 4/84（4.8%）；如果以 100 例计算病死率，最低值为4%（失访的16例无一人死亡），最高病死率为20%（失访的16例全部死亡）。该例失访率为16%，其病死率范围4%～20%，因此，由于失访导致随访的完整性不同，对结果的真实性会产生不同的影响，最终结果要结合专业知识来确定。

上述研究对3105例纳入对象随访5年，文中详细描述了随访的具体方案以及随访各阶段队列中的具体人数。该研究的随访时间较长，对于主动脉狭窄患者术后预后情况能有较好反映，结果的真实性较好。

3. 预后指标是否客观，有无偏倚　预后如为死亡或康复，则很容易识别，但在两者之间的大多数情况如残疾、生命质量、好转等都不易判断或测量。因此，疾病预后的判定指标应尽量选择客观性指标，最好不用主观性太强的指标。预后研究应该清楚地描述所使用的预后指标的定义及其测量方法，在研究中严格遵循并贯穿始终。当对预后终点指标的判断主观性增加时，则可能发生其他偏倚，造成结果真实性下降，应该对预后结局的测量者设置"盲法"。

上述研究预后指标为死亡率，结局指标明确，结果判断的真实性较强。

4. 是否对重要混杂因素进行了校正　评价疾病预后证据真实性时，要注意存在哪些影响预后的因素。由于预后因素与影响预后的混杂因素在研究证据中共同存在，会影响结果的真实性。需要判断在报告中有无对重要混杂因素进行校正的步骤。弗明汉心脏研究中心曾发现，在风湿性心脏病的心房纤颤患者中，脑卒中发病率为每1000人年41例，与没有风心病的房颤患者相似。但是，风心病的房颤患者比没有风心病的房颤患者明显年轻，而年龄也是影响脑卒中发生的重要因素。为了消除年龄的干扰，研究人员对年龄、性别、有无高血压等特征进行了统计学调整，结果发现调整后风心病房颤患者的脑卒中发病率是无风心病房颤患者的6倍。在这个例子中，充分体现了混杂因素对研究结果影响的重要性。因此在预后研究中要考虑可能影响预后的混杂因素，并分析校正。常用的校正方法有分层分析、多因素分析或Cox模型。

（二）重要性评价

预后研究证据经过真实性评价后，下一步需进行重要性评价，判断其对疾病预后评估及促进患者改善预后决策的价值。

1. 在一定时期内预后事件发生的可能性有多大　找到满意的真实的研究结果后，医生需要了解该研究结果发生的可能性有多大。描述预后结局指标通常有三类：①预后事件发生率，在某个随访时间段内某预后事件发生的百分比。例如病死率、复发率等。前述例子中，房颤患者脑卒中的发病率是每1000人年41例，其含义是对1000位此类患者随访一年，可发现41例脑卒中。如果没有说明时间，仅仅用"41‰"这个数字是不明确的。②中位生存时间（median survival），一半随访对象发生预后事件的时间。例如，某疾病的中位生存时间为3年，即有一半的患者在3年内会发生预后事件。③生存曲线（survival curve），描述不同时间段内患者生存概率的曲线，常用Kaplan‑Meier生存曲线。生存曲线横坐标是随访时间，纵坐标是预后事件没有发生的概率，即生存率。生存曲线较适用于描述预后事件发生率较高的生存过程。图11‑1展示了不同剂量药物、服药频次治疗后某病患者随访期内生存曲线的比较。

2. 预后事件发生率的估计是否精确　预后结局的指标通常用率表示，如病死率、致残率、生存率、痊愈率等。在点估计的基础上，用95%可信区间的宽窄表示预后估计的精确度，95% *CI* 越窄，结果越精确；反之，则估计精确度差。生存曲线中，也可以标出不同时间段生存率的可信区间。在生存曲线上随访早期的可信区间较"窄"，随访后期较"宽"，这是由于结局发生率的精度与研究的样本量成正比，随访早期研究对象的样本量比随访后期要大，早期生存率比后期生存率更精确。

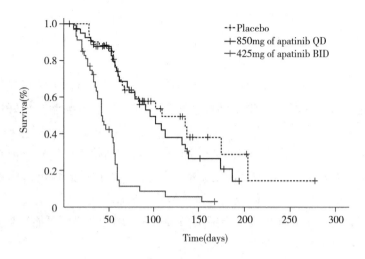

图 11－1　不同剂量、服药频次治疗后某病患者生存曲线的比较

（三）适用性评价

经过真实性和重要性评价后，预后证据结果真实并有一定价值，那么这种证据能否用于患者，能否在患者身上做出正确的预后判断并改善患者预后的防治决策，这需要进一步评价证据的适用性。

1. 文献中的研究对象与患者的相似度　真实性好的文献都会详细描述研究对象的特征，将文献中的研究对象与患者比较，当然我们希望能找到和自己患者特征完全相同的文献，但这相当困难或根本找不到，只能当研究人群与患者越接近，结果应用的把握才越大。有时，我们可以用否定式的疑问来判断，"是否文献中的患者特点和当前患者差别很大，其研究结果不适合当前患者？"如果答案是否定的，表明该文献结果能用于当前患者。

上述研究纳入的 3105 例研究对象均为严重症状性主动脉瓣狭窄患者，与案例中的患者比较，病情相似，该文献可以参考用于该例患者。

2. 研究结果是否可以直接应用临床　真实可靠的结果能帮助医生做出正确的决策并回答患者的问题，现实中一般有以下几种情况。如果预后文献结果提示患者不治疗也会有很好的预后，那么我们讨论的问题是"是否要求患者治疗"。如果研究结论是患者不治疗，预后将会很差，应该劝说患者立即接受治疗。如果质量较高的预后文献提示疾病有良好的预后，应向患者及家属做出解释使其放心。若一项好的研究显示疾病预后差或目前缺乏有效的治疗手段，医生有必要告诉患者及家属疾病和结局的真实情况，并进行讨论。

该文献的研究对象与案例中的患者相似，文献结果提示，TAVR 目前是新兴微创手术，在全球范围正在逐渐得到认可，但是目前该治疗手段仍处于临床试验研究阶段，主要作为外科手术高危或者无法耐受外科手术的老年患者的备选方案，与传统 SAVR 相比，前者多合并大血管损伤、瓣周漏、传导阻滞、起搏器植入等并发症，后者术后出血及房颤发生率相对更高，也在一定程度上影响患者的预后。但是近年经过多项临床 RCT、病例对照研究以及 Meta 分析研究，强有力地论证了该项技术与传统 SAVR 相比，在外科手术高危的 AS 的患者中疗效不次于传统 SAVR，在部分中低危患者中也取得不错的治疗效果。即使患者合并心、肺、糖尿病等合并症时，TAVR 的治疗效果依然不亚于 SAVR 手术，甚至在使用美敦力自膨式瓣膜进行 TAVR 时，患者预后更佳，获益更大。因此，将详细情况告诉患者后，患者愿意接受 TAVR 治疗。

四、临床决策

临床决策过程中不仅要考虑证据本身的特征，还需结合患者具体情况、医生的临床经验和患者意愿进行决策，还应根据决策效果进行后效评价。后效评价是指患者接受根据证据制定的方案后，对患者病情变化进行随访，进一步反馈信息来验证证据。

⊕ **知识链接** ────────────────────────────────

描述疾病预后常用的方法

疾病预后研究包括预后的评价及预后因素的研究，疾病有多种转归，转归又受多因素的影响，因而预后研究是多因多果的。临床流行病学各种研究类型均可选择，包括描述性研究、病例对照研究、回顾性队列研究、前瞻性研究、非随机同期对照研究及随机对照研究等，但预后研究的最佳研究方案是队列研究，包括回顾性队列研究和前瞻性队列研究。

答案解析

目标检测

1. 疾病预后性研究包括哪些内容？
2. 如何评价疾病预后研究证据的真实性？
3. 如何评价疾病预后研究证据的重要性？
4. 如何评价疾病预后研究证据的适用性？

（李雨璘）

───

书网融合……

本章小结

第十二章　药物不良反应的循证分析与评价

在临床实践中，药物是治疗疾病的重要手段，对于控制和治疗疾病发挥着非常重要的作用。但是也应该看到，药物在发挥治疗作用的同时也可能产生一些不良后果，给患者带来健康损害，甚至威胁生命。并且随着新药不断涌现，对安全性、可靠性进行客观、科学地评价显得尤为重要，为了使药物的临床使用更加合理规范，在促进新药临床实践科学应用过程中，临床医生应该具备对药物的不良反应进行循证分析的基本能力。

案例引导

临床案例　一位55岁的绝经后妇女，患高血压，平时很少运动，以静坐为主要的生活方式，长期重度吸烟。在今年的例行体检中，为预防骨质疏松和缺血性心脏病，她想使用联合激素的替代治疗。但她75岁的母亲最近被诊断为乳腺癌。肿瘤科大夫曾告诉她，因为她（我们的患者）有乳腺癌家族史，发生乳腺癌的危险性很高，建议她不要进行激素替代治疗，以免进一步增加发生乳腺癌的风险。现在这位妇女来征求你的意见。

讨论　该妇女有哪些健康危险因素？其中哪些是跟潜在的用药有关？如何来确认这种风险？

第一节　基本概念

一、药物不良反应的概念

WHO 国际药物监测合作中心对药物不良反应（adverse drug reaction，ADR）的定义为：正常剂量的药物用于预防、诊断、治疗疾病或调节生理功能时，出现的有害的、与用药目的无关的反应。我国《药品不良反应报告和监测管理办法》第二十九条对药品不良反应的定义为：合格药品在正常用法、用量时，出现的与用药目的无关的或意外的有害反应。从上述定义可以看出药物不良反应的三个特点：首先是正常剂量、正常用法使用药物，排除了意外、过量用药引起的不当反应；其次对机体造成了伤害，并且有一定的表现形式；最后，伤害是因为用药导致的，即药物的使用与机体损害之间有因果关系。

二、药物不良反应的分类

由于个体之间的差异，不同人使用同一种药物后表现的反应会有很大差异，同时由于药物的制剂特点、生产工艺水平不同，ADR 发生的频率以及对人体的危害程度也不同。为准确描述 ADR 的发生频率，对 ADR 进行及时正确地处理，国际医学科学组织委员会（Council for International Organization of Medical Sciences，CIOMS）推荐使用下列术语表示药物不良反应的发生频率。

1. 十分常见　发生频率≥10%。

2. 常见　发生频率≥1%，<10%。

3. 偶见　发生频率≥0.1%，<1%。

4. 罕见　发生频率≥0.01%，<0.1%。

5. 十分罕见　发生频率<0.01%。

另外，根据药物不良反应对人体的伤害程度可以分为以下 6 级。

1 级：不良反应轻微，停药后很快好转，无需治疗。

2 级：造成患者短暂损害，需要治疗或干预，但不需要住院或延长住院时间，易恢复。

3 级：造成患者短暂损害，需要住院或延长住院时间（超过 7 天）。

4 级：造成患者永久性损害（系统和器官永久性损害、残疾）。

5 级：出现对生命有危险（休克、窒息、昏迷、发绀等）、需要急救的症状。

6 级：造成患者死亡。

1 级为轻度药物不良反应，2 级为中度药物不良反应，3 级以上为重度药物不良反应。

三、药物不良反应的判定

临床药物使用过程中所发生的一切不良事件，都对患者的健康产生影响，甚至威胁患者的生命。不良事件产生的原因很多，可能涉及医疗救治的很多环节，明确不良事件是否与药物使用有因果关系？是不是药物不良反应？是哪种药物引起的不良反应？是否需要马上停药、换药？停药后患者会出现什么问题？是否有其他有效药物可以替代？都是临床医生需要面对的问题。因此明确不良事件与药物的因果关系，需要科学的诊断方法以及临床循证医学证据。

药物不良反应的判定可以判断不良事件的发生与所使用的药物之间是否存在因果关系。对于临床上多种药物的联合使用，还要判断是由哪种药物引起的不良反应。ADR 因果关系评价是对在药物使用过程中发生的不良事件进行因果关系的确认，是药物安全性监测管理中一项十分重要而复杂的步骤。这里介绍几种常用的 ADR 因果关系的评价方法。

（一）Karach 和 Lasagna 法

Karach 和 Lasagna 法是最常用的 ADR 因果关系评价方法。它从以下几个方面判断不良事件是否与药物使用有因果关系：①用药与不良反应出现的时间顺序是否合理；②反应是否符合该药已知的不良反应类型；③停药或降低用量，可疑不良反应能否减轻或消失；④反应症状消除后再次用药是否再次出现同样反应；⑤有无其他原因或混杂因素（相关的病理状态、合并用药、现用疗法、曾用疗法）解释不良反应的发生。通过应用以上五项指标对事件进行判断，可初步得出以下结论。

1. 肯定（definite）　①用药与反应出现的时间顺序吻合；②该反应与已知的药物不良反应相符合；③停药后反应停止；④重新开始用药，反应再现；⑤其他原因不能解释。

2. 很可能（probable）　①时间顺序合理；②该反应与已知的药物不良反应相符合；③停药后反应停止；④反应无法用患者疾病来合理地解释。

3. 可能（possible）　①时间顺序合理；②与已知的药物不良反应相符合；③患者疾病或其他治疗也可造成同样的后果。

4. 条件性（conditional）　①时间顺序合理；②与已知的药物不良反应不符合；③不能合理地以患

者疾病来解释。

5. 可疑（doubtful） 不符合上述各项标准。

（二）计分推算法

Naranjo 在 1981 年提出的 APS 评分方法（adverse drug reaction probability scale）是国际上比较常用的评价方法，利用药物与 ADR 之间的影响因素，设置相应的问题，根据对问题的不同回答计以不同的分值，再根据所得总分转换为概率范畴的定量估计，评出 ADR 与药物的相关程度和等级。APS 评分方法就是根据表 12 - 1 中指标各项进行打分计算总分，总分≥9 分，肯定有关；5 ~ 8 分，很可能有关；1 ~ 4 分，可能有关；≤0 分，可疑。

表 12 - 1　ADR 评分方法

问　　　题	是	否	未定	评分
1. 该 ADR 以前是否已有报告	+1	0	0	
2. 该 ADR 是否在使用所疑药物后出现	+2	-1	0	
3. 停用药物或使用该药特异对抗剂之后 ADR 是否有改善	+1	0	0	
4. 再次使用所疑药物 ADR 是否再出现	+2	-1	0	
5. 是否有药物之外的其他原因可能引起这种反应	-1	+2	0	
6. 使用安慰剂后，这种反应是否再次出现	-1	+1	0	
7. 血（或其他体液）药浓度是否为已知的中毒浓度	+1	0	0	
8. 增大药物剂量反应是否加重；减少药物剂量反应是否减轻	+1	0	0	
9. 以前患者应用相同或类似的药物时是否也有相似的反应	+1	0	0	
10. 该不良反应是否有客观检查予以确认	+1	0	0	
合　　　计				

对于药物不良反应，临床医生和患者通常最关心三个问题：①使用药物是否导致不良反应；②药物不良反应的发生频率有多高；③药物不良反应对患者的损害有多严重。通过上述判断方法可以初步确定不良反应是否与药物有关，以及相关的程度。

第二节　药物不良反应研究证据的来源

药物不良反应具有难以预测、突然发生的特点。既可能发生在用药后的瞬间，也可能在用药数年后。既可能是一再出现的症状，亦可能是稍纵即逝的表现。有可能损害患者的某个器官，也可能损害多个器官。其临床表现的复杂性往往超出了医生的知识范围，某些罕见的严重不良反应甚至有可能在药物临床试验阶段无法被观察到。因此，临床医生平时应当注意搜集教科书、专著、医学杂志以及会议论文资料中有关药物及其同类药物的不良反应证据；在临床实践中，医生应重视患者的细微变化，做好并保存好原始记录，对患者进行密切随访，及时发现药物不良反应及其造成的损害。

有关药物不良反应的证据较多，如何合理使用这些证据以加深对药物不良反应的认识，及时做出对患者有益的临床决策是临床循证医学的任务之一。

药物不良反应证据的主要来源有以下几种。

1. 药品说明书 该类证据来源方便，在药物包装中均附有药物说明书，是药物研发过程中直接观察到的药物不良反应或事件。

2. 各国药品监管机构的安全公告 如 FDA、Med watch、欧洲药品评价局评估报告、澳大利亚药品不良反应公告以及我国国家及各省、直辖市、自治区食品药品监督管理局不良反应中心的《药品不良反应信息通报》等。

3. 不良反应手册或相关著作　如 Meyler 药物副作用手册、药物副作用年鉴（Side Effects of Drug Annuals，SEDA）、马丁代尔大药典（Martindale：The Complete Drug Reference）等。在药学专著中常包括药物不良反应的发生机制，理论性较强，值得借鉴。

4. 期刊　期刊对某些药物不良反应可能有广泛的研究，信息量大，但因为各项研究的研究设计、研究方法不同，其论证强度（即可靠性）存在差异，在使用这些证据时需进行科学评价。

5. 药物信息专业文献库　该类证据信息量大，报告的原则为"可疑即报"，在利用时需要慎重对待。以下为部分国际权威数据库。

（1）世界卫生组织不良反应数据库（WHO Adverse Reaction Database）　http://www.who-umc.org/

（2）FDA 批准药物和数据库（FDA Drug Approvals and databases）　http://www.fda.gov/Drugs/default.htm

（3）欧洲药物管理局药物警戒指导方针和文件（EMEA pharmacovigilance guidelines and documents）http://www.ema.europa.eu/ema/index.jsp?curl=pages/home/Home_Page.jsp&mid=

（4）英国药物和健康产品管理局安全信息（Safety information：MHRA）　https://www.gov.uk/government/organizations/medicines-and-healthcare-products-regulatory-agency

（5）加拿大卫生部药物不良反应时事通讯（Canadian Adverse Reaction News Letter）　http://www.hc-sc.gc.ca/dhp-mps/medeff/bulletin/index-eng.php

第三节　药物不良反应研究证据的评价

一、提出问题

可以将本章开始提出的案例转化为如下可以回答的临床问题："对具有乳腺癌家族史的女性，口服避孕药是否会增加乳腺癌的患病风险"。根据构建问题的 PICO 模式，来分解这个问题：P-具有乳腺癌家族史的中年妇女；I-服用避孕药；C-不服用避孕药；O-乳腺癌发生的风险。

二、获取证据

影响药物不良反应证据选择的主要因素包括不良反应发生率、现有医疗干预措施在临床使用和研究中的成熟度、证据的真实性、结果的精确程度等。不良反应发生率的高低会影响不同研究设计证据的适用性：如果不良反应发生率高，则 RCT、队列研究均可观察到该不良反应；如果不良反应发生率较低（如小于5%），RCT 因样本量小、观察时间短，很难观察到该不良反应，宜选择队列研究证据；如果不良反应为罕见事件（发生率小于0.1%），则应选择病例对照研究证据。如果某药物在临床上使用比较广泛，相关临床研究也比较成熟，则其不良反应的高质量证据很可能较多，能查询到系统评价、大样本 RCT、队列研究等。反之，如果某药物在临床使用率低，则其不良反应的证据可能会较少或高质量证据不多。

（一）选择数据库

首先选择已经整理好的医学文献数据库，例如 UptoDate、Cochrance Library，然后选择原始医学文献数据库，如 PubMed。

（二）确定检索词

根据循证医学问题 PICO 要素转化后确定的检索关键词为：家族史（family history）、避孕药（oral contraceptive，estrogen – progestin contraceptives）、乳腺癌（breast cancer）。

（三）检索相关数据库

1. 检索循证数据库　在 UptoDate 中输入关键词"oral contraceptive""breast cancer""family history"，检索发现 1 个相关专题"Risks and side effects associated with estrogen – progestin contraceptives"。在其中"RISK OF CANCER"小节中，找到"Breast cancer"以及相关证据：①在三个大规模的队列研究中，不管是长期使用口服避孕药还是短期使用，都没有发现其增加乳腺癌的风险；②在一项有 4574 例乳腺癌患者和 4682 例对照组成的以 35 ~ 64 岁人群为基础的病例对照研究中，正在使用避孕药和曾经使用避孕药的女性其患乳腺癌的 RR 值分别为 1.0（95% CI 0.8 ~ 1.2）和 0.9（95% CI 0.8 ~ 1.0）；③一项包含 13 项研究，11722 乳腺癌患者的系统评价也报告避孕药的使用与乳腺癌发生之间没有相关性（RR 1.08，95% CI 0.99 ~ 1.17）。综合以上结果可以认为"没有证据证明服用避孕药与乳腺癌的发生有相关性"。

2. 检索原始医学文献数据库　在 PubMed 中针对上述问题制定的检索式为"oral contraceptive AND breast cancer and family history"，共检出 212 篇文献。经过阅读摘要和全文，发现以下 2 项相关研究，1 项系统评价和 1 项病例对照研究。系统评价为：Gierisch JM，Coeytaux RR，Urrutia RP. Oral contraceptive use and risk of breast, cervical, colorectal, and endometrial cancers: a systematic review. Cancer Epidemiol Biomarkers Prev，2013，22（11）：1931 – 1943。该系统评价检索到 44 个关于乳腺癌与避孕药的研究，共纳入 15 个病例对照研究（病例 38684 例）和 8 个队列研究（其中 5 个研究共有病例 317341 例，另外 3 项研究共有 3981072 人年）。系统评价结果显示"曾经使用口服避孕药的妇女与没有使用过避孕药的妇女相比，发生乳腺癌的风险显著上升（$OR = 1.08$；95% CI：1.00 ~ 1.17）"。病例对照研究 1 项为：Beaber EF，Buist DS，Barlow WE，et al. Recent oral contraceptive use by formulation and breast cancer risk among women 20 to 49 years of age. Cancer Res，2014，74（15）：4078 – 4089。该研究以 1990 ~ 2009 年间在美国健康保健系统中登记的 1102 例诊断为乳腺癌的女性为病例，在同一系统中根据年龄、登记时间进行匹配获取对照。以该系统中调查对象的药物使用情况获得其口服避孕药的使用情况。结果显示"与对照组相比，近期使用口服避孕药增加了患乳腺癌的风险（$OR = 1.5$，95% CI：1.3 ~ 1.9）"。

三、评价证据

在获得上述证据之后，还需要对其进行以下几个方面的评价：①药物不良反应研究结果是否真实？②使用的药物在多大程度上增加了不良反应的风险？③这些研究结果是否适用于特定患者？

（一）药物不良反应研究证据的真实性评价

不同类型的研究，其"真实性"程度是不同的。对于药物不良反应而言，最佳证据是系统评价，因此，系统评价成为文献检索的首选，但是很少能够获得专门的相关系统评价证据。在此情况下，就必须检索其他类型的证据。由于治疗引起的不良反应通常是少见或罕见的，而单个随机对照试验常常不能提供足够的样本量并以足够的精度发现罕见的不良事件，所以常常只能检索到队列研究或病例对照研究证据。

评判药物不良反应研究证据的真实性需要满足如下原则：①研究对象的分组是否明确，他们之间除了特定治疗的方式不同外，其他重要方面的特征都相近；②是否以同样的方式或手段测量了两组的治疗和不良反应状况（是否客观地评价了不良反应，或在评价不良反应时是否采用了"盲法"）；③研究对象（患者）的随访时间是否足够长（不良反应在此期间已足以发生），随访是否完整；④这些关于不良反应或损害的研究结果能否满足确定因果关系的要求。

前面检索到的病例对照研究中，病例和对照均来自同一个登记系统，病例 1102 例，对照 21952 例，两组间在基线特征、登记时间、年龄、使用药物的时间等方面相似。病例组在诊断为乳腺癌前的 18 个月内乳腺 X 线检查多于对照，这可能与诊断需要有关。对于这个差异，文章对该因素进行了分析，结果显示乳腺 X 线检查改变 OR 值的 5%，因此在随后的分析中排除了这个因素。病例组比对照组具有更多的乳腺癌家族史患者，而病例组生产 3 个或以上孩子的人数要少于对照组。经分析该两因素对结果没有影响。鉴于该研究中的数据均来自美国华盛顿州的癌症监测系统，从数据库的电子医疗记录中获取病例和对照的避孕药使用情况，因此认为，该项研究中用于确定病例组和对照组暴露的特征和方法相似，对于暴露因素的测量相对可靠。

（二）药物不良反应研究证据的重要性评价

一般通过测量有关暴露和结局相关性的强度和精度来评判研究结果的重要性。

不同类型的研究使用不同的方法来估计相关性强度。随机对照试验和队列研究最常用的指标是相对危险度（RR）。RR > 1 代表暴露导致有关的危险性增加，而 RR < 1 代表危险性减少。在病例对照研究中常用的关联强度为比数比（OR），RR 与 OR 所表示的意义有一定区别。高等级的 RCT 证据，其危险性的少许增加可能就代表了真正的有害效应，而等级较低的队列研究和病例对照研究，则需要危险性增加得更高才被认为有意义。因为无论是队列研究还是病例对照研究，容易受到偏倚的影响，需要保证 OR 或 RR 的大小不是由偏倚引起的。一般而言，在病例对照研究中，发生轻微药物不良反应的 OR 值需大于 4 才被认为有意义。随着不良反应严重程度的增加，有意义的 OR 值可以相应降低。队列研究的偏倚相对较少，认为 RR 值大于 3 就有意义。在上述搜索到的关于避孕药与乳腺癌的证据中，病例对照研究的 OR 值为 1.5，系统评价的 RR 值为 1.08，故避孕药与乳腺癌的相关性仍然不确定。

在比较 OR 或 RR 时还需要考虑其可信区间，以获得它们的精确度估计。可信区间越窄，则精确度越高，反之则精确度越低。在上述搜索到的关于避孕药与乳腺癌证据中，病例对照研究获得的 OR 值 95% CI 为 1.3 ~ 1.9，具有统计学意义。系统评价获得的 RR 值 95% CI 为 1.00 ~ 1.17，具有统计学意义。可信区间均较窄，可以认为精确度较高。

（三）药物不良反应研究证据的适用性评价

经上述评价，证据真实性好，重要性强，证据是否可用以指导自己的临床实践呢？需要从以下几方面考虑。

1. 当前患者与证据中的患者是否有明显不同　主要考虑"当前患者"是否确实不同于文献中的研究对象，是否存在本质的差别以致文献结果对临床决策毫无帮助。上文我们检出的研究病例来自美国健康保健系统，年龄在 20 ~ 49 岁之间。当前病例是 55 岁绝经后的女性，与研究中的研究对象有不同之处。

2. 当前患者发生药物不良反应的危险性有多高　参照文献，确定"当前患者"发生不良反应的可能性与文献报告的可能性的比值（F），然后用文献结果中的 NNH 除以 F，得到患者发生不良反应的 NNH。例如：使用非甾体类抗炎药治疗某种疾病，如果"当前患者"发生胃肠道出血的可能性是某个队列研究中同类患者的 2 倍，该队列研究中 NNH 为 2000，则其 NNH = 2000/2 = 1000，即每治疗 1000 例同类患者就有 1 例可能发生胃肠道出血。

3. 当前患者最关注什么，希望从治疗中获得什么　医生要与患者进行交流，尊重患者的期望和要求，构建和谐的医患关系。由于不同的患者在权衡药物不良反应的重要性时各不相同，则可根据患者的意见改变 F 值，然后将 NNH 与 NNT 进行比较。如果 NNH ≤ NNT，则应考虑改变治疗措施以避免发生严重的药物不良反应。

4. 是否应该停止该药物的使用，有无备选的治疗方案　即使调整后的 NNH > NNT，治疗药物的不良反应也不是很严重，但如果有不良反应更小的备选药物可选时也应考虑更换，以尽可能地减少或避免不良反应。

本案例中患者是为了预防骨质疏松和缺血性心脏病而提出问题的，因此患者最关心的是如何预防这两种疾病，根据现有证据建议考虑使用其他方法进行预防。

第四节　药物不良反应研究证据的应用

临床决策过程中不仅要考虑证据本身的特性，还要结合医生自己的临床经验和患者的意愿，及时对患者做出正确处理。当怀疑 *ADR* 时，以下临床实践决策流程图可供参考（图 12 - 1）。

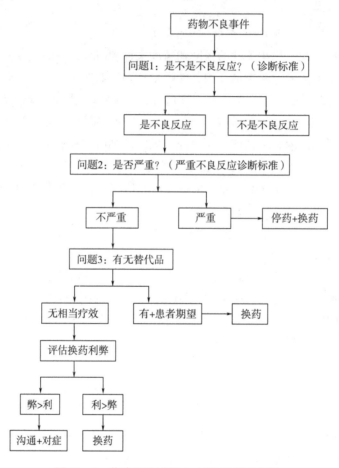

图 12 - 1　临床实践过程中 ADR 决策流程图

⊕ **知识链接** ┈┈

我国的药品不良反应监测管理

国家药品监督管理局、卫生部于 1999 年 11 月 26 日发布了《药品不良反应监测管理办法（试行）》，标志着我国正式开始实施药品不良反应报告制度。国家药品监督管理局主管全国药品不良反应监测工作，省、自治区、直辖市食品药品监督管理局主管辖区内的药品不良反应监测工作，各级卫生行政部门负责医疗预防保健机构中的药品不良反应监测工作。

国家建立药品不良反应监测信息系统，实行药品不良反应实时报告制度。药品生产经营企业和医疗预防保健机构具有法定义务进行药品不良反应监测，应按规定报告所发现的药品不良反应。

答案解析

目标检测

一、名词解释

1. 药物不良反应

2. APS 评分法

二、简答题

1. Karach 和 Lasagna 方法是 ADR 因果关系评价最常用的方法，它从哪几个方面来判断不良事件是否与药物使用有因果关系？

2. 获得最佳证据后怎样及时对患者做出正确的处理？

3. 药物不良反应证据的真实性从哪些方面进行评价？

4. 药物不良反应证据的重要性从哪些方面进行评价？

（季聪华　平卫伟）

书网融合……

本章小结

第十三章　传统医学临床循证实践

📖 学习目标

1. **掌握**　传统医学的循证临床实践特点。
2. **熟悉**　传统医学临床研究的报告规范。
3. **了解**　传统医学循证研究的目标和任务。
4. 学会传统医学临床实践的常用方法。

　　传统医学以其独特的理论体系和良好的临床疗效在我国医疗卫生体系中发挥着重要作用。中医药学是中华民族的优秀文明成果，在理论和实践上有其独特的优势和鲜明的特色，将循证医学的方法应用于中医药学的研究是近年来医学界人士关注的热点。WHO 倡导循证的传统医学，目的是为了使广泛运用的传统医学疗法有证可循。正如 2011 年 Nature 杂志的《亚洲传统医药》专刊中所说：中药逐渐被国际学术界接受，相信随着科技的发展和进步，中医理论、中医临床证据，也将被国际学术界接受和认可，毋庸置疑，要实现该目标离不开中医循证研究。

　　中医药的"辨证论治"与个体化治疗原则，和循证医学"从高准确性和精确性诊断试验获得决策证据"并结合患者的具体情况进行诊治决策的原则一致。但一方面由于中医"证"及"症候"的复杂性、中医诊断的客观指标较少而主观经验居多，导致"辨证论治"对医师的要求极高。另一方面，虽有数千年积累的"海量"中医古籍，但其所载多是医师的个案和经验，缺乏高质量的临床对照研究；而近数十年所做的临床对照试验普遍存在选择偏倚、实施偏倚和测量偏倚。中医药的循证临床实践主要集中在疗效评价。由于缺乏相关的评价方法和技术，以致中医药的有效性、安全性缺乏足够科学证据，缺少符合中医药防治疾病特点、国内外学术界公认的评价方法和指标体系，影响了中医药临床疗效的准确表达和客观评价。本章着重介绍近年来循证医学在以中医药学为代表的传统医学领域的应用情况。

⇒ **案例引导**

　　临床案例　患者，女，48 岁，口眼歪斜 2 天。右侧额纹消失，右眼闭合不全，鼓腮漏气。伴耳后乳突疼痛。自诉 2 天前夜晚回家吹风后，次日早晨起床即出现上述症状。门诊经头颅 CT 排除中枢神经病变，诊断为周围性面神经麻痹。患者询问针灸治疗效果如何？与西药治疗相比，哪一种效果更好？

　　讨论　周围性面神经麻痹通常有哪些治疗方法？各自的疗效如何？针灸治疗是否有优势？如果有优势，表现在哪些方面？

第一节　传统医学循证研究的起源与任务

一、循证医学理念的引进与传播

（一）中医循证医学理念的引入

从 20 世纪 90 年代开始，中医药开始接触循证医学，并先后派数十名研究骨干到中国循证医学中心接受方法学培训。也有研究者到国外知名机构，如牛津的 UK Cochrane 中心、加拿大 McMaster 大学等接受循证医学理念和方法学的培训，促进了循证医学在中医药界的有效传播。

（二）组建中医药临床循证研究平台

在接受循证医学理念的同时，中医药界也开始引进循证医学专业人才的加盟，组建平台、培训队伍。自从 2002 年中国循证医学中心开始启动建设循证医学教育部网上合作研究中心分中心和卫生部中国循证医学中心地区实践中心以来，先后建设了四批网合分中心及地区实践中心，他们分别结合所在院校与地域特点，确立了各自的研究方向，在充分发挥各自平台、人才与资源优势的基础上，共同开展研究与培训，为中医药提供证据服务。

（三）出版中医药临床循证教材专著

从"十二五"国家规划教材开始，全国多家出版社策划出版了一系列中医药循证教材，涵盖本科生、研究生、规培生多个层次。不少的循证医学或临床流行病学专著中也单设专章论述循证医学在中医药领域的研究与应用。

（四）形成中医药循证学术团体

随着中医药循证医学研究队伍的不断壮大，中医药循证学术团体逐步成立。如中国中西医结合学会循证医学专业委员会、世界中医药联合会临床疗效评价专业委员会、中国针灸学会循证针灸学专业委员会、世界中医药学会联合会中药上市后再评价专业委员会等。

二、传统医学临床循证研究的目标与任务

（一）提高中医药临床证据的质量

证据类型、质量级别和结论性质的差异决定了医学证据必定参差不齐，中医药临床证据也不例外。目前，提高中医药临床证据质量应从两方面着手：①对同一主题的系列证据进行系统评价和分级，有效利用现有证据指导临床，实现真正的"循证临床实践"；②积极开展中医药原始研究，科学顶层设计，加强质量控制，严格过程管理，全面规范评价，整体提升中医药临床证据的质量和水平。

（二）促进中医药临床决策的科学化

中医药循证研究的最终目标是为临床科学决策提供高质量的证据。为促进中医临床决策的科学化，近年来临床实践指南和临床路径的制定在中医药界如火如荼地开展，其制定和形成过程在一定程度上体现了临床证据转化的过程。在缺乏高质量证据时，中医药临床决策可以基于当前可得到的相对较佳的低质量证据、临床经验、个人判断、价值观和偏好等，但需要在指南中如实说明证据质量，并鼓励开展相关研究以得出高质量证据，提高指南更新的证据质量。

⊕ **知识链接**

中国中医药循证医学中心

当前，世界医学知识与实践的主流模式是以科学证据为核心的循证医学模式，中医药虽然逐渐受到世界认可，但"走出去"仍面临临床有效性和安全性的证据欠缺等障碍。

2019年3月12日，中国中医药循证医学中心在北京成立。中心以中国中医科学院为核心，联合北京中医药大学等领域内优势单位，共同开展循证中医药研究、方法共识、标准制订、临床评价、证据样本管理、证据信息服务等工作。中心整合国内外中医药循证医学研究力量，在国际医学舞台上形成合力与共鸣，用高质量的证据彰显中医药对于重大疾病、慢性病和常见病等中医药防治疗效，提升中医药临床价值核心竞争力，树立中医药主流医学地位，使中医药在全球范围内更广泛地被接受和推广。

第二节 传统医学临床循证研究的分类实施

根据研究目的和内容，可将中医药临床循证研究分为：针对中医药文献的二次研究、中医药临床原始研究及方法学研究等。

一、原始研究

（一）中医药临床研究现状

虽然首批中医药 RCT 发表于 20 世纪 80 年代初，但多认为质量较差。国家设立国家科技攻关计划，联合各方优势，用循证医学方法证实中医药的临床疗效。如历经 5 年的芪参益气滴丸对心肌梗死二级预防的临床研究。在针灸领域，运用循证医学方法开展针灸临床研究已成共识，相关成果发表在《Annals of internal medicine》《PNAS》《JACC》《CMAJ》《Pain》等国际知名刊物。

（二）中医药临床研究存在的问题

中医药的 RCT 大部分未说明具体的随机方法，极少报告随机分配隐藏，基线资料可比性说明不够规范，受试者纳入排除标准未充分报告，所有研究均未描述样本含量的估算依据，采用盲法较少，失访情况记录较少等。另外，患者和研究者的依从性未得到有效控制，致使一些资料不客观，不能反映研究的真实情况。对临床研究的管理多为"终点管理"模式，缺乏试验实施过程中的严格质量控制。具体表现在以下几个方面。

1. 中医药研究的设计质量不高，RCT 比例不大，样本量较小，测量指标不明确。

2. 证候或疗效评价指标难以实现规范化和量化。

3. 治疗效果的可重复性低，且疗效指标多为临床症状等主观、中间指标，缺乏长期随访的客观终点指标，如病死率、致残率、QALY、DALY 等。

4. 缺少训练有素的中医临床研究型人才。

（三）如何正确开展中医药的原始研究

在开展中医药临床研究过程中，中医药学者探索并积累了一些行之有效的提高中医药临床研究整体水平的策略和措施。

1. **国家主导** 国家对中医药的支持力度逐年增加。从"攀登计划""攻关计划""973""863""支撑计划"到投以巨资的"重大新药创制"专项，无不体现出国家对中医药现代化和国际化的支持态度和殷切希望。特别是"重大新药创制"专项，投巨资建设包括中药在内的新药临床评价技术规范和平台，从国家层面保障临床研究所获数据及数据管理实现，可与发达国家的双边互认，建立国际认可、符合国际新药研究规范的新药临床评价技术平台，为中药新药的研发提供技术保障。

2. 企业投入 近年来，国内部分大型制药企业逐步认识到科技是企业发展的原动力，药品上市后的再研究是提升产品科技含量和技术附加值的主要途径，愿意加大研发投入。企业的积极态度和大力投入为国家中医药现代化/国际化计划，提供了重要的组织保障和经费补充。

3. 规范研究 随着临床试验透明化、药物临床试验管理规范、临床流行病学、临床循证医学理念和方法的逐步深入，在中医临床研究领域的规范意识逐渐加强。开始重视从方案设计、伦理审核、试验注册，到质量控制、过程评价，再到结局评价、规范报告的全程质量监控。尽管在中医诊断标准和疗效评价指标体系上还有很多不尽完善的地方，研究者的科学素养和依从性还有待提高，但我们从中医药的临床研究实践中看到了希望。

4. 国际合作 "临床试验透明化"是国际临床试验全程质量管理最前沿的方法和标准要求，CONSORT for TCM、CONSORT – STRICTA、SPIRIT、PRISMA 等为中医界提供了与国际一流方法学家和杂志主编对话交流的途径。多学科的国际合作成为中医药临床研究水平整体提高的关键环节，这既有助于国际同行了解中医、认识中医、接受中医；又可使我们在与国际同行的交流学习中，不断提升，加快与国际接轨的步伐。

芪参益气滴丸对心肌梗死二级预防的临床试验研究，由政府组织、中医药行业牵头、国外医疗卫生研究机构参与的大规模临床研究，是第一个具有自主知识产权的中医药循证研究，取得了较理想的结果。通过研究培养了一批既接受了临床评价现代科学理念和方法训练的中医临床研究高端人才，也建立了一整套中医大规模临床循证评价的技术规范和试验程序，积累了组织管理、质量控制及多元协调的经验。

二、二次研究

（一）中医药系统评价的现状

随着循证医学理念和方法的传播，系统评价作为重要的二次研究证据，在指导临床、传播信息、引导卫生决策等方面发挥了重要作用。中医药领域的二次研究证据的数量快速增长，但证据质量参差不齐。

有学者从中国知网检索已发表的中医药系统评价，虽然找到的文献数量不少，但在报告的质量和方法学质量方面普遍有所欠缺。这使得一些学者反思，需要从源头上提高中医药临床研究质量，否则，不真实的文献资料不仅无用甚至可能造成危害。

（二）中医药领域系统评价存在的问题

1. 选题尺度偏大，影响临床同质性 中医药领域的系统评价以"中医药""针灸"命名居多，试图了解整个中医药治疗某种疾病的情况。中药是一个庞大的系统，有众多的药物、组方及不同制剂等，而针灸也包括毫针、火针、耳针、埋线等多种方法，从数据收集到统计分析存在相当的难度，无形中增加了临床异质性，影响后续的合并分析，降低了分析效能。

2. 中医药特点不足，影响疗效的准确评价 辨证论治是中医的重要特点之一。中医临床诊治疾病既辨病又辨证，讲求方证统一。如麻黄汤主治风寒表证，银翘散主用于风热表证。评价中药的疗效时不宜将各种不同功能、主治的中药一并评价，也不能用一方一药针对疾病的所有证型。在方案中应该考虑疾病的证型，即使原始研究中没有报道，但研究方案的纳入标准中必须体现相应内容。

3. 方法学质量问题突出，影响研究真实性　偏倚是影响系统评价质量的主要因素，通过方法学质量评价可以考察系统评价在设计、实施过程中对偏倚的控制情况。系统评价从提出问题，制定纳入和排除标准，收集和筛选资料，评价纳入研究质量，数据处理和形成结论，对结论进行解释及系统评价的更新，任何环节处理不好均会影响研究质量。

中医药领域系统评价中常存在的方法学质量问题主要表现在以下几方面。

（1）资料检索方法不完整　检索包括检索来源、检索方式、检索策略、检索日期、补充检索等要素。研究者应紧扣既定的待解决问题，本着全面、系统的精神，制定准确、恰当的资料检索方法，收集所有相关文献。如果要检索针灸临床研究文献，至少要检索 4 个数据库：Medline、Embase、CBM、Cochrane Library，其中至少包括一个国内大型数据库，如 CNKI、VIP、CBM、WF 等。条件允许时，韩国、日本等针灸发展较好国家或地区的数据库也必不可少。

（2）文献筛选、数据提取、质量评价过程偏倚控制不够　国内研究者对该环节的偏倚控制意识不强。目前常用多人选择、专业与非专业人员结合选择。对选择文献过程中存在的分歧，通过讨论或第三人的方法解决。可以通过预试验摸索经验，统一选择文献的标准。

（3）研究结论没有很好地结合数据分析结果、原始研究的质量，仅仅根据 Meta 分析的统计结果下一些肯定性结论，人为夸大疗效。

（4）数据合并方法不当　数据合并的方法正确与否，直接关系到研究结果的真实性。系统评价就是对研究资料进行综合分析，得到一个全面综合的结论，以指导决策或促进临床实践。合并方法得当可能从这些资料中得出有意义的结论，而合并错误也能误导使用者。

4. 报告质量不规范，影响研究的实用性　系统评价的报告质量是证据使用者进行临床决策的重要依据，能否运用到具体的临床问题，是决策者关注的重要方面。在防治性研究的系统评价中，应该明确表述研究针对的是什么临床问题，纳入的是什么样的患者（年龄、性别、病情及诊断等），干预措施是什么（试验组和对照组的具体干预方法）以及观察指标是什么等；制定的纳入和排除文献标准是什么，研究中存在哪些问题等，这样证据的使用者才能全面了解系统评价研究问题与需要解决的具体问题间的相似性，判断评价结果能否用来解决具体的临床问题。只有质量高的系统评价才能给证据使用者提供足够、正确的信息。需要指出的是，报告质量和方法学质量存在一定的联系，但也有差别。报告质量好的研究不一定方法学正确，报告质量不好的研究也可能具有较好的真实性，但低质量的系统评价会影响结果的实用性。高质量的系统评价，其论证强度高，结果比较可靠。

中医药领域系统评价中常存在的报告质量问题主要表现在以下几方面。

（1）没有规范地报告研究背景，包括临床问题的概况，干预措施的合理性，本系统评价的重要性等。

（2）受试者纳入标准制定不规范、不全面。没有很好地描述纳入/排除标准等基本研究特征。

（3）对研究中控制偏倚的方法、原始研究的质量评价等报道欠缺。

（4）研究结果解释不充分。结果的解释需要概括主要研究结论，基于外部或内部真实性的临床相关性，结合现有证据综合解释结果，并讨论评价过程中存在的潜在偏倚和问题。

（三）如何正确开展基于中医药文献的二次研究

1. 瞄准临床问题，合理把握选题尺度　应从临床实际问题出发，避免使用"中药、中草药、中成药、中医药和中西医结合"等立题。

2. 加强中医药的理论指导，凸显特色和优势　中医药的系统评价，应以中医药理论为指导，研究团队中应有中医药专业人员参与，系统检索中文数据库中的中医药文献，严格评价质量，避免选择性偏倚。

3. 减少临床异质性，提高数据合并的准确性　为降低中医药系统评价的临床异质性，选题应具体化，即限制 PICO，具体到"某药（某复方或制剂）""某病某证"。由于传统中医辨证分型易受多种因素影响，因此在原始研究的设计阶段就应针对各个环节进行质量控制。

为降低中医药系统评价的方法学异质性，可以通过加强中医药临床试验设计、推广中医药临床试验注册制度，通过严格准入来实现。

三、方法学研究

中医药学是具有深厚人文哲学底蕴的生命科学。其天人合一、辨证论治、形神一体的理论精髓和宏大的临床经验与原创性思维，取得了令人不可忽视的成就。但是中医药学传统研究方法侧重于宏观性、整体性和直观性，具有宏观描述多而精确量化少、综合推理多而具体分析少、直观观察多而实验研究少的特点。中医药的临床疗效未能得到充分展示与其不够重视方法学有关，中医药学应该充分借鉴、吸收现代科学方法，加强现代科学技术与中医原创思维的整合，发扬其特色和优势，发展中医药循证研究方法学。

（一）建立适合中医药临床实践特点的研究设计方法

1. 单病例随机对照试验　辨证论治、个体化诊疗实践，包含着中医学的精髓和实践方法论。然而在以"疾病"为中心的生物医学模式阶段，中医的个案研究因缺乏随机双盲对照和可重复性，而难以得到理解和认可。

中医在诊治过程中将重点放在对个性特征的辨析上，使中医药辨证论治缺乏标准化，难以对中医药临床疗效做出客观、科学的评价。因此基于西医的 RCT 设计，并不能够完全适应以"人"为中心的中医药临床研究。随机对照试验的结果只是评价一个群体的平均水平，无法揭示单个病例中存在的特殊规律。建立符合中医个体化诊疗自身规律和特点的临床疗效评价方法非常必要。而单病例随机对照试验不仅提供了一种对单个患者的治疗进行最佳决策的方法，而且能够解决随机对照试验的某些局限性。单病例随机对照试验（randomized controlled trials in individual patient，N－of－1），是以单个病例自身作为对照，评价某种药物与安慰剂或另一种药物的疗效，对单个病例进行双盲、随机、多次交叉的试验。观察患者对治疗以及干预措施的反应，从这两种治疗方法中优选出对患者最好的治疗措施。N－of－1 的实施条件：①需要取得受试者的知情同意；②医生或患者对现有治疗方案存在质疑；③待评价的药物应能快速起效，作用在停药后快速消失；④所研究的疾病，属于非自愈性疾病，病情稳定，需要长期治疗者。单病例的随机对照试验，设计和执行简单易行，通过随机化可避免由治疗顺序产生的选择性偏倚，双盲法可避免实施和测量偏倚，单个研究可避免个体差异带来的影响。针对单个病例的研究，使患者乐于接受并主动配合，提高了患者的依从性。通过数个病例的汇总分析，将不同患者的结果进行加权合并，可望得出具有推广意义的结论。

2. 技能型随机对照试验　在一般的随机对照试验中受试者的随机分配是以干预措施为分组依据的，如不同的药物治疗组、不同的针灸穴位组等。但是对于操作性的干预措施如外科手术或针灸，医生的个人经验和技能可能与结局直接相关，上述的传统随机对照试验忽略了治疗手段在实际操作中可能存在的差异。

技能型随机对照试验是指以医生的专业技能为分组依据的试验设计，即在对受试者进行随机分组时，考虑干预措施实施者的经验和技能差异，并将其作为分组的重要因素。

技能型随机对照试验设计，可以根据研究目的不同，将针灸医生按照不同的划分标准分类，按照他们的特征，分配他们承担的针灸任务，在试验中尽可能地体现医生的个人技能。

技能型随机对照试验需要预先制定针灸医生的更换原则与方法，保证同组中互相替换的针灸医生具有"同质"的技能水平。①经过专家论证（如德尔菲法或座谈会），事先明确技能的分类与分级标准。

②在目标针灸医生人群中试用该标准，反馈调试，使针灸医生及备选针灸医生能按既定分类分级标准的准确定位。③至少为每一位入选医生预先选择 1 位后备人员。该法与 RCT 的区别见表 13 – 1。

表 13 – 1　技能型随机对照试验与一般随机对照试验的区别

项目	一般的随机对照试验	技能型随机对照试验
疗效评价	干预措施的临床效力或效果	受干预实施者技能影响较大的干预措施的临床效果
分组依据	干预措施	干预实施者
盲法	尽量对患者、医生、结局评价者及统计人员施盲	不要求对受试者、医生施盲，但要求对结局评价者及统计分析人员施盲
干预	更适合简单标准化干预措施	复杂性干预：包括干预措施本身及干预的实施者
内部真实性	较高	低于双盲安慰剂对照的随机对照试验
外部真实性	较低	较高
临床实践相关性	较低	高

3. 复杂干预措施的评价方法　在中医药临床实践过程中，主要表现为个体化治疗，辨证论治是中医的精髓。由于具体患者的"证"不同，则治疗方案也不同。即使同一证型，也常因具体患者的病情、病状的差异，在治法、主方不变的情况下，加减药物或配穴，体现出干预措施的复杂性，难以在系统评价中完全杜绝临床异质性。如何在保留中医个体化治疗精髓的前提下，合理评价复杂干预措施的疗效，是未来中医临床循证医学的研究方向。

（二）制定适合中医药临床研究的质量控制方法

临床循证医学认为，大样本、多中心的临床试验证据处于临床证据等级的高端，能有效指导临床决策和实践，确保研究结果的真实性。多中心临床试验涉及单位多、研究时间长、样本量大，需要科学可行的质量控制方法。制定适合中医药临床研究的质量控制方法，既要符合国内外通行的临床试验管理规范，还要遵循中医药临床试验的自身特点。以"Chronic Persistent Asthma Treatment Optimum Proposal in Heat – sensitive Moxibustion，CPATOP – HSM"（腧穴热敏化艾灸治疗哮喘慢性持续期的优化方案 – 中国临床试验注册中心注册的试验号：ChiCTR – TRC – 09000599）为例说明。

1. 监查计划　监查计划包括以下内容：①根据项目的课题参加单位，计划监查员人数；②根据临床试验研究计划和研究速度，计划监查访视次数；③根据试验的具体研究进度和质量，调整访视频率。

2. 监查员　CPATOP – HSM 项目包含 12 个分中心，监查员由该项目的质量监测委员会直接委派，他们向 CPATOP – HSM 项目办公室负责。质量检查员由分中心课题负责人委派，课题实施前由课题组统一培训。

由于项目的样本量大、观察周期长，监查员需具备复合型知识机构和专业背景：①医学专业背景，并经过严格的 GCP 培训，具有一定的临床试验经历或经验；②掌握针灸临床知识，具有识别原始资料和证据的能力；③熟悉项目的研究方案及相关文件；④工作认真负责，有时间定期监查。

3. 监查程序　监查前的准备：①项目组对监查员进行资格认定，并对监查员进行研究项目相关培训，熟悉试验流程、试验方案、病例报告表、电子病历表等内容；②监查员制定监查表格和访视计划，协助分中心质量检查员制定和修改质量检查报告的格式和表格内容；③准备监查文件资料、专用记录本及照相机；⑤访视前进入电子 CRF 与数据管理系统的监查端，了解被监查机构的研究情况，仔细阅读机构内部的质量检查记录。

监查实施过程：①按预先确定的时间准时到达指定医院。②现场质量监查前，认真听取试验单位的研究报告、反馈意见和建议。③按照预定监查项目清单监查（如研究数据真实性检查：受试者身份、理化检查报告单、知情同意书签名、记录及时性、病历中有无漏填以及信息是否准确、全面等；源数据核查：电子 CRF 与源文件数据一致性的核查、审核过的电子或书面病例报告表须有监查员的审核记录，并签署姓名与日期），认真听取多方反馈，注意沟通技巧。④认真记录实施过程中存在的问题，发出的书面疑问须留有副本，同时以照片的形式获取现场监查的图片资料。⑤获取、查阅现场资料后，总结监查情况。⑥监查员每次访视后，应当场与被监查机构和研究者交换监查发现，听取被监查者意见，被监查机构对监查报告持有不同意见，可以向课题负责人提出。

监查结束：①及时撰写临床质量监查报告，上交至课题质量监测委员会；②以书面形式向被监查单位和分中心负责人提出需要改进的意见和建议；③将监查报告以传真的方式传输到研究者手中，作为监查工作的反馈，防止同类问题再次发生；④定期召开交流会，统一和完善监查程序、监查标准，提高工作质量和效率。

4. 监查内容　监查试验单位的研究能力以及研究者对试验方案的掌握程度：走访试验单位，考察对研究的重视程度，近距离了解试验单位的临床诊疗设备、灸疗器具、药品管理情况，评价是否符合项目的标准操作规范（SOP）。同时考察临床研究人员的素质，是否通过了项目"临床试验实施方案"的培训和考试。

中心随机化系统的使用情况：是否已基本掌握系统的使用，如有错误，及时纠正。研究者在申请随机号前是否满足纳入标准；实际操作是否规范。

对治疗方案及具体操作的掌握情况：①现场抽查研究者对受试人群的分型、纳入标准、排除标准的掌握是否正确；②在治疗过程中，是否严格按照随机方案的分组情况执行相应的治疗措施；③现场考察研究者热敏灸的操作。

CRF：CRF 是整个临床试验的主要数据来源，表格的填写情况从侧面反映了研究者与受试者的依从性、试验数据的真实性等。查看研究者是否如实、详尽、及时、完整、准确地填写了各项表格。

研究者对试验的意见：①通过座谈，了解分中心在项目实施过程中遇到的实际困难，尽力协助解决；②收集各单位的意见和建议，反馈给课题负责人，完善研究的各个环节；③查阅分中心的质量检查报告，了解分中心在项目实施过程中存在的问题，提出解决方案；④了解其他临床试验单位在实施过程中积累的经验，供相关人员参考；⑤督促各试验中心在保证质量的基础上，保证研究进度；⑥多中心大样本临床试验的治疗和随访时间相对较长，任务较为繁重，监查员应积极鼓励临床一线医师，及时向他们反映进展情况，加强研究单位之间的经验交流，推进临床试验的顺利进行。

（三）制定适合中医药临床研究的规范报告标准

2001 年，David Moher 等发表了《随机对照试验报告统一规范》（修订版）（Consolidated Standards for Reporting Trials，CONSORT），针对西医药随机对照试验（RCT）中存在的问题，制订了包括 22 个条目的报告清单，适用于以单个观察对象进行随机分组的简单平行随机对照试验。2004 年发表了适用于群组随机对照试验的《CONSORT 群组随机对照试验扩展版》。2006 年发布了《草药随机对照试验报告规范（Reporting Randomized，Controlled Trials of Herbal Interventions：An Elaborated CONSORT Statement）》。CONSORT 系列已经成为许多有影响的国际医学期刊的论文写作规范。

2006 年 CONSORT for TCM 委员会成立，讨论了 CONSORT for TCM 的制订原则和研究计划。CONSORT for TCM 适用于中医药的药物临床试验，但没有包括针灸、拔罐、推拿等其他中医治疗方法。它以修订版 CONSORT 清单为基础，在原有 22 项条款中补充了适合中医药特点的内容：①文题和摘要部分，根据中医药临床随机对照试验存在的问题，推荐采用标准化的文题格式；②引言和背景部分，要求描述符合中医理论的组方依据和尽量提供方剂中各中药成分的现代药理学依据；③受试者纳入/排除标准中，要求同时使用西医病名、中医辨证分型，诊断标准应采用公认的中医和西医诊断标准；④干预措施部分，应包括试验组和对照组的全部干预措施的具体内容（药物、剂型、剂量、用法、疗程等）；⑤测量指标部分，考虑了中医疗效评价的特殊性、实用性及必要性，增加了有关中医证候的疗效指标，包括症状评分、健康相关生存质量等指标，推荐采用流程图表示受试者在研究期间的人数变动情况；⑥鼓励在首页刊出医学伦理委员会批准文号和全球统一临床试验注册号。

针刺临床试验干预措施报告标准（Standards for Reporting Interventions in Clinical Trials of Acupuncture，STRICTA），以对照检查清单及解释的形式供作者和期刊编辑使用，以提高针刺临床试验报告的质量。STRICTA 对照检查清单包含 6 项条目及 17 条二级条目，为报告针刺治疗的合理性、针刺的细节、治疗方案、其他干预措施、治疗师的背景以及对照/干预等提供了指南。

第三节　传统医学临床循证实践实例
——针灸治疗周围性面神经麻痹

一、提出临床问题

以开篇案例按照 PICOS，转换成临床问题：针对周围性面神经麻痹成人患者，与西药比较，针灸是否有疗效优势？

P：周围性面神经麻痹成人患者

I：针灸

C：西药

O：临床疗效（体征、症状积分）

S：RCT

二、选择数据库

对干预效果证据的检索，首选循证知识库（Summaries 类数据库），包括：UptoDate、Clinical Evidence、Best Evidence、DynaMed、Essential Evidence Plus，次选非 Summaries 类数据库，包括：PubMed：clinical queries、Embase、Cochrane Library/OVID EBM Review、CNKI、CBM、VIP。

三、确定检索词

根据上述 PICOS 要素，提取出检索时所需的检索词：面瘫、周围性面神经麻痹、针灸、针刺、灸法，acupuncture、moxibustion、facial paralysis、peripheral facial paralysis 等。

四、检索结果和分析

1. 针灸疗法治疗周围性面神经麻痹的效果　2005 年国内发表的 1 项 Meta 分析结果显示，有限证据支持针灸疗法（穴位敷贴法）治疗周围性面神经麻痹的有效性。2008 年国外发表的 1 项系统评价，由于纳入的 6 篇文献存在较大的异质性，采用描述性分析，纳入研究没有报告系统评价所需的结局指标，研究者认为尚无法对针灸治疗贝尔麻痹的有效性做出结论，还需要高质量的研究来验证针灸的疗效。结论：针灸疗法很可能是治疗周围性面神经麻痹有效的方案。

2. 针灸疗法与常规西药治疗周围性面神经麻痹的疗效比较　比较针灸疗法与西药治疗周围性面神经麻痹效果的文献有 3 篇 RCT，其中有 1 项多中心大样本 RCT。研究显示针灸与常规西药（肌肉注射维生素 B_1 + 维生素 B_{12}，口服维生素 B_1 + 泼尼松 + 地巴唑）治疗方案相比，在改善面瘫症状和治疗急性期周围性面神经麻痹方面有疗效优势，针灸治疗贝尔麻痹在痊愈率方面比药物有优势。另两项低质量 RCT 结果分别显示，针刺结合隔姜灸法比口服西药（泼尼松＋维生素 B_1 ＋维生素 B_{12} ＋肌注 ATP）在治愈率方面有优势。针刺法结合穴位注射腺苷钴胺比单纯肌内注射腺苷钴胺治疗急性期周围性面神经麻痹在缩短治愈时间方面有优势。结论：针刺结合艾灸法与常规西药相比，在治疗周围性面神经麻痹方面有疗效优势。

3. 周围性面神经麻痹急性期（发病 10 天内）针灸治疗与西药的疗效比较　有 2 项低质量 RCT 研究了在急性期发病（10 天内）针刺治疗与西药治疗（11 天后采用相同的针刺治疗方案）对最终疗效的影响。1 项 RCT 显示急性期电针法与西药在治愈率上没有显著性差异，但在完全性面瘫患者中针刺治疗可明显缩短治愈的时间。另 1 项 RCT 显示急性期毫针刺法与西药在治愈率上没有显著性差异，但针刺可明显缩短 V ~ Ⅵ级面瘫的治愈时间，并且针刺治疗在耳后疼痛、流泪症状消除方面有优势。结论：周围性面神经麻痹急性期（10 天内）针刺与西药相比很可能在治愈率上没有差异，但针刺可明显缩短治愈的时间。

4. 在急性期针刺介入对西药、理疗疗效的影响　在周围性面神经麻痹急性期采用针刺法联合西药与单用西药的疗效比较有 4 篇文献，1 篇低质量的 RCT，纳入发病 3 天内的患者，比较了急性期针刺结合西药与单纯西药或针刺的疗效，结果显示对于面神经管内损伤的患者，针刺结合西药组疗效明显优于单纯西药组、针刺组；6 个月的随访发现，后遗症发生率明显低于单纯西药或针刺组；而面神经管外损伤的患者，3 组疗效无显著性差异。1 项 CCT 也支持急性期针刺联合西药疗效优于单纯西药。而另 1 项低质量的 RCT 结果则显示，急性期单纯用西药疗效优于针刺联合西药治疗，认为急性期的局部针刺治疗不利于面神经炎的及早恢复。有 1 项 CCT 比较了急性期采用针刺联合短波理疗与单纯短波理疗的疗效，结果显示针刺联合理疗并没有疗效优势。结论：在周围性面神经麻痹的急性期，西药联合针刺法是否有疗效优势尚不能确定，针刺结合短波理疗或许没有疗效优势。

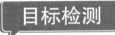

答案解析

一、名词解释

1. STRICTA

2. 单病例随机对照试验

3. 技能型随机对照试验

二、简答题

1. 中医药循证研究的目标有哪些？

2. 中医药系统评价/Meta 分析存在哪些问题？

3. 如何正确开展中医药文献的二次研究？

（季聪华　熊　俊）

书网融合……

本章小结

第十四章　疾病预防的循证实践

学习目标

1. **掌握**　疾病预防证据的评价方法。
2. **熟悉**　疾病预防问题的提出和检索策略。
3. **了解**　疾病预防的三级策略。
4. 学会疾病预防的三级策略及疾病预防问题的提出；具备评价疾病预防证据的专业能力。

医学是关于人体健康与疾病的科学。医学的任务在于不断揭示和阐明人体生命运动、健康和疾病变化的规律及其内在联系，探索和发现有效的防治疾病的方法、手段和技术，以期达到控制疾病、消灭疾病，提高人类健康水平的目的。随着人们对医学科学认识的深化和医学模式的转变，医学科学的目的也正在发生深刻的变化，从注重疾病的治疗向预防为主、防治结合转变；从被动着眼于康复向主动的保护健康、促进健康转变。

在疾病预防领域中，医学目的的变化为医务工作者带来了新的挑战和命题，诸如怎样为人们提供更有用的预防疾病的措施？对于某一特定疾病或疾病状态的预防，什么样的干预措施才是有效的？如何判定预防措施的有效性或有用性？要回答这一系列命题，就要求疾病的预防研究和预防服务工作建立在科学的循证原则与方法基础之上，以期切实达到提高人群健康水平的目的。21 世纪以来，艾滋病、乙肝、结核、埃博拉、禽流感等传染病依然威胁着人类的健康，而冠心病、高血压、脑卒中、恶性肿瘤等慢性非传染性疾病发病率正在逐年增加，如何应用循证实践来预防疾病、促进健康，是每一位医务工作者必备的能力。

⇒ 案例引导

临床案例　患者，女，48 岁，骨密度检测提示骨密度值降低，已接近骨质疏松临界值，其余体检项目均正常，营养状态良好。

讨论　该患者应如何通过补充钙剂来预防骨质疏松？如何做出合适的临床决策？

第一节　疾病预防

疾病预防是指针对某一可能发生的不良健康结局（adverse health outcome），包括特定疾病（specified disease）、疾病状态（illness condition）和不良临床事件（adverse clinical events）等，在其发生、发展的不同阶段采取适当、有效的干预措施、手段或方法，以期阻止或延缓不良健康结局的发生；阻止发展和恶化；减轻发生的严重程度；防止复发、再发；促进康复的综合过程。

根据疾病发生与发展过程及采取的相应预防或干预措施，将预防策略分为三个不同等级，称为三级预防。

一级预防（primary prevention）：又称病因预防，在疾病发生前通过控制、消除危险因素或致病因素来防止或减少疾病的发生。WHO 提出的人类健康四大基石"合理膳食、适量运动、戒烟限酒、心理平衡"是一级预防的基本原则。例如增强机体抵抗力、戒除吸烟、减少环境污染、免疫接种等均为一级预防策略。

二级预防（secondary prevention）：即临床前期预防或"三早预防"。"三早"即早发现、早诊断、早治疗，通过对无症状人群的筛检试验（screening tests）、普查、定期健康检查等来早期发现疾病，在疾病早期机体反应性良好时给予积极干预，以阻止或延缓疾病的发生，例如肿瘤的早期筛检及有效筛检之后的治疗，慢性病的普查及即时干预。在已患病的情况下，针对该病的复发或再发而采取的干预也属二级预防。例如旨在减少已中风患者再发概率的干预措施。

三级预防（tertiary prevention）：即临床预防。在一般的临床过程中，当患者因不适而就医、予以诊断以后所采取的干预称为治疗。其目的在于防止病情的进一步恶化，以减少或消除疾病带来的不良结局。在疾病的后期旨在针对疾病带来的后果，以恢复功能、提高生存质量或维持健康为目的的干预称为康复。"治疗"与"康复"通称为三级预防。在某些情况下，三级预防不完全等同于常规的诊疗活动，它是一种目的更明确的医疗实践。例如，对于糖尿病患者，除予以常规的治疗及对血糖水平的监测外，三级预防还要求对因糖尿病而可能受损的靶器官进行定期的检测和施加保护措施，以阻止或延缓相关并发症的产生或减轻并发症的严重程度。

对于绝大多数疾病，不论其病因是否明确，都应该强调一级预防的重要性，即使难以做到一级预防，也应尽量做到"三早预防"。另外每一种疾病都有其三级预防的措施，医务工作者应遵循三级预防策略，积极采取三级预防措施。

第二节　疾病预防的循证步骤

临床上，大多数的临床医师注重疾病的诊治，但是，大多数的患者则希望自己不得病，或者疾病能够得到早期控制，不致出现严重的后果。因此，临床医师在诊疗过程中需要回答这样的问题：如何及时发现某一疾病的高危个体；如何通过筛查早期发现处于临床前期和临床初期的患者；是否进行早期干预以防止和减少疾病的进展。要回答这些问题，需实施循证医学的具体步骤：①提出问题；②寻找证据；③评价证据；④临床决策与后效评价。

一、提出问题

医生每天会面对各种各样的问题，首先要根据患者的情况，发现并提出临床需要解决的问题，这是循证实践的第一步。

以本章开篇案例为例，首先需要将患者的提问转化成一个可以回答的科学问题，由此将患者的问题转化为可回答的临床问题：48 岁骨密度降低但保持充足钙摄入的女性与低钙摄入者相比，骨密度是否增高？方便进一步检索证据，根据构建问题的 PICO 模式，将案例中的问题构建如下。

P：48 岁骨密度降低女性

I：充足钙摄入

C：低钙摄入

O：骨密度增高

二、寻找证据

（一）选择数据库

证据检索原则为首先检索循证知识库（Summaries 类数据库），如 UptoDate 和 Best Evidence，若所在单位未购买循证知识库或在循证知识库中未检出相关证据时，可选择 PubMed 等非 Summaries 类数据库。

（二）确定检索词

根据构建问题的 PICO 四要素，本案例可选择的检索词包括：osteoporosis、calcium intake、bone mineral density、women 等。

（三）检索相关数据库

1. 检索循证知识库 首先检索循证知识库 UptoDate，直接输入 "osteoporosis and calcium intake" 检索，在 UptoDate 中最相关的专题 "calcium and vitamin D supplementation in osteoporosis" 中提到对于绝经期骨质疏松妇女患者建议每天摄入 1200mg 钙（包括食物和补充剂）以及 800IU 维生素 D，但并未提及非骨质疏松者即骨密度降低者如何补充钙剂，以预防骨质疏松。因此应进一步检索非 summaries 类数据库来获得更多证据。

2. 检索非 Summaries 类数据库 以 Osteoporosis AND calcium intake AND BMD AND women 为检索式在 PubMed 中检索，经过文献筛选，结果发现近期有一篇发表的针对中国绝经期妇女进行的 RCT 研究，"Chen Y, Xiao Y, Xie B, et al. Effect of Milk Powder Supplementation with Different Calcium Contents on Bone Mineral Density of Postmenopausal Women in Northern China：A Randomized Controlled Double – Blind Trial. Calcif Tissue Int, 2015, Oct 6. "这是一篇专门针对中国绝经期妇女钙补充剂对左髋、腰椎、股骨大转子、Word's 三角骨密度影响的随机、双盲 RCT 研究。我们需要进一步评价文献的科学性，确定是否有助于解决该患者的问题。

三、评价证据

寻找证据之后，必须对证据的真实性、重要性和适用性进行评价（表 14 – 1）。以上述 PubMed 检索结果中的研究为例叙述疾病预防证据质量的评价过程。

表 14 – 1 评价疾病预防措施效果研究证据清单

1. 证据的真实性
（1）是否采取了随机分组？随机是否合理？
（2）是否采取了分组隐匿？
（3）研究中是否采取了盲法？
（4）试验前组间基线情况是否一致？
（5）除干预措施外，所有受试者是否接受了相同的处理？
（6）随访是否完全？失访率有多高？
（7）是否根据随机分组的情况对所有受试者进行结果分析？
2. 证据的重要性
（1）预防措施的效果有多大？
（2）预防措施效果的精确性如何？
3. 证据的适用性
（1）自己的患者是否与研究中的受试者相近？
（2）该预防措施在当地高质量实施的可行性？
（3）预防措施对患者的利与弊如何？

（一）疾病预防证据的真实性评价

对于拟采用的证据首先必须分析其真实性（validity），重要的是分析评价证据的内部真实性，即研究结果与实际值的符合程度。评价预防措施真实性的最好研究设计类型是 RCT，国际学术界普遍认同设计完善、实施严谨的随机对照临床试验，由于其有效地控制了研究过程中可能出现的偏倚，在判断干预措施效应的真实程度上，较其他类型的研究设计提供的论证强度高，是评价干预措施是否有效、是否利大于弊的"金标准"。

虽然随机对照试验在提供研究结论的真实性方面具有优势，但同时也存在局限性。例如在特定情况下由于医学伦理、实施的可行性等原因，其在应用上受到了限制；或因其对研究目标人群入选条件的严格规定，限制了研究结论的外推应用范围。在这些情况下，其他研究设计如同期非随机对照试验、队列研究、横断面研究等也可获得令人信服的研究结论。无论哪种设计，都必须保证其研究结果的真实性。

1. 是否采取了随机分组？随机是否合理？ 随机分组就是将受试者随机地分配到干预组和对照组中，每一受试对象都有同等的机会被分配到各组以避免研究者按照主观意愿随意分配受试者而造成选择偏倚。随机分组可通过抽签、掷硬币等实现，但容易引入偏倚，最常用的正确的随机分组方法是使用随机数字。

上述文献中的研究为一项随机、对照、双盲临床试验，210 例绝经期妇女按照随机区组设计方法随机被分配到 A、B、C 三组，接收不同剂量钙补充剂干预。

2. 是否采取了分组隐匿？ 为了防止征募患者的研究者和患者在分组前知道随机分组的方案，一种防止随机分组方案提前解密的方法叫随机分组治疗方案的隐匿，简称分组隐匿（allocation concealment），这样可以避免选择偏倚。若没有做到分组隐匿，则无法保证研究人员遵循了随机分配方案操作，可能造成研究人员人为地决定患者人选，也可能影响患者是否参与研究项目的决定，从而无法保证研究过程的真实性，夸大或缩小干预效果。

上述研究报告在方法部分清楚阐述采用了随机分组设计方法，将基线水平一致的受试者随机分配到三组，并且在试验整个过程中采用了盲法，在试验全部结束之后再揭盲，调查人员无法了解到分组的具体情况，保证了试验事先设定好的分配顺序，避免了由于调查者主观因素导致的偏倚。

3. 研究中是否采取了盲法？ 研究整个过程中，在干预和随访中是否采用盲法是判断临床试验真实性的重要部分。采用盲法可以消除患者、研究者和资料分析者的主观偏倚，尤其当研究收集的指标是一些主观描述的指标（如疼痛、乏力等）时，更应该采用盲法，最好是三盲。在报告中还应该详细描述是否采用盲法，如何实施，对谁实施，具体的实施方案，以及何时揭盲等细节，以便读者能够很好地判断该项研究是否真正和正确使用了盲法。

该项研究中明确描述采用了双盲法，即在整个研究过程及随访过程中，研究者与受试者均不清楚真实分组情况，直到研究结束后才揭盲。使受试者更好地遵守试验方案，减少了不同组在干预措施心理上或生理上反应的差异，提高了依从性。对研究者来说避免了对不同组别受试者的区别对待，减少了可能发生的混杂偏倚和信息偏倚。因此该研究真实性较高。

4. 试验前组间基线情况是否一致？ 受试者最终的效果除了与干预措施有关外，还与年龄、性别、病情轻重等因素有关，因此，为得到真实的结果，各组除去干预措施不同外，其他有可能影响结果的因素都应该一致，使各组具有均衡可比性。

组间基线一致可以通过随机化实现，但当样本量较小时，可能会出现随机化后某些基线因素仍不均衡的现象，分析时需判断该因素对结果影响的程度，若影响较大，需采用统计学方法进行校正，从而保证结果的真实性。

该研究设计时充分考虑了影响骨密度的各种混杂因素，研究者纳入了十五个相关因素，并且采用了完全随机区组设计，但仍然有个别因素在各组间有统计学差异，需在结果分析过程中进一步采用相应的统计学方法进行校正，以确保研究结果的真实性。

5. 除干预措施外，所有受试者是否接受了相同的处理？ 除了干预措施外，试验组和对照组其他额外的干预和检查均应一致，否则会发生偏倚。如果试验组额外地接受了类似试验药物的某种制剂，扩大了试验组和对照组的疗效差异，人为地夸大疗效的假象，甚至得出假阳性结果，称为干扰（cointervention）。如果对照组的患者额外地接受了试验组的药物或类似效果的附加治疗措施，缩小了试验组和对照组的疗效差异，甚至得出假阴性结果，称为沾染（contamination）。

该研究严格按照分组给予各组人员相应的钙补充剂，其他如服用维生素 D 均为相同措施，从而保证骨密度的差别是由不同剂量的钙剂产生的。同时该研究没有干扰和沾染的发生。

6. 随访是否完全？失访率有多高？ 受试者随访是否完全，对于结果的真实性十分重要。研究设计时均应考虑足够的干预时间和随访时间，所有纳入的研究者均应完成干预和随访。但实际上任何研究都难免会有失访，这会影响干预评价的真实性。失访的原因有很多，一般认为失访率超过 20% 就是较高的失访，但也要具体分析失访的原因，不能一概而论。

该研究随访周期为两年，分别在随访满一年、满两年时对受试者进行了详细的记录和检测，对整个随访情况给出了详细的描述，对第一年、第二年失访人数、失访率及每个人的失访原因进行详细报告。第一年随访结束时失访率为 17.1%，A、B、C 三组失访率分别是 16.9%、10.0%、24.6%；第二年随访结束时失访率为 22.4%，A、B、C 三组失访率分别是 23.9%、21.4%、21.7%，作者分别对每个随访周期失访原因进行了描述，大部分是个人原因或由于患其他疾病或死亡。该研究失访率在随访满二年时较高，结果判读时要充分考虑失访的原因。

7. 是否根据随机分组的情况对所有受试者进行结果分析？ 在评价证据真实性时，应检查资料分析是否遵循原随机分组，即是否采用了意向性分析（intention–to–treat analysis，ITT）：一旦受试者被分配到某一处理组后，处理组间的比较就按照原随机分组决定的治疗意向进行分析。ITT 分析必须纳入随机分配的所有受试者，不管他是否失访，也不管他最终是否接受原分配的治疗，在结果分析时都不能剔除，ITT 分析可避免预后较差的受试者在分析时被人为剔除，保留随机分组获得的组间可比性，使结论更可靠。另一种处理方法是将符合试验方案、依从性好且完成试验过程的受试者进行分析，称为按方案分析（per protocol，PP），这些受试者也称为"有效病例"或"可评价受试者"，是由全部受试者中的一部分组成。

两种方法在临床试验结果分析中起着不同的作用，在疗效分析方面，ITT 分析常会低估试验的疗效，而 PP 分析又会过高地估计试验的疗效。一般认为，在验证性试验中，同时应用这两种方法进行统计分析是合适的。对这两种分析结果的差别进行讨论和解释将有利于说明临床试验结果。当两种方法分析的结论基本一致时，更能增加研究结果的可信程度。

该研究随机分组后，三组分别接受了不同剂量钙补充剂，期间每组均有失访者，失访原因有患其他疾病或死亡、迁移、个人原因等，但结果分析时作者遵循了 ITT 原则，仍按最初随机的 210 名受试者进行了分析。

（二）疾病预防证据的重要性评价

当拟采用的证据被确定"真实性"好之后，还要评价其重要性，即有无疾病预防的临床应用价值。包括预防措施的效应值大小和精确性。

1. 预防措施的效果有多大？ 干预措施效果评价的指标可分为定性和定量两种，常常采用症状改善、实验室测量的结果等中间指标和替代结局来评价效果，对于干预疗效评价应强调使用终点结局指标。

大多数干预试验的结果以二分类变量表示，例如有无疾病等，干预是否降低了发病率或患病率，是否降低了病死率，是否提高了生活质量，可用相对危险度减少率（RRR）、绝对危险度减少率（ARR）、需要治疗的患者数（NNT）来表示。

（1）**相对危险度减少率（RRR）** 与对照组相比，干预组结局事件发生减少的百分比。RRR 反映了某试验因素使某结果的发生率增加或减少的相对量，但是该指标无法衡量发生率增减的绝对量。

（2）绝对危险度减少率（ARR）　指治疗组和对照组结局事件发生概率的绝对差值，即治疗组与对照组结局事件危险度的绝对差值。ARR 越大，临床意义亦越大。当反映试验组与对照组某病发生率增减的绝对量时，ARR 较 RRR 更明确，更具临床意义。

（3）需要治疗的患者数（NNT）　对患者采用某种防治措施处理，得到一例有利结果需要防治的病例数。$NNT = 1/ARR$，NNT 的值越小，该防治效果就越好，其临床意义也就越大。

该研究干预措施效果评价指标选择了不同部位骨密度在不同时间点的改变情况，进行了计量资料的统计学比较，并未计算结局指标。但研究发现对于健康绝经期妇女每天摄入 900mg 钙，另外补充 800IU 维生素 D，可以很好地减少骨丢失，预防骨质疏松。

2. 预防措施效果的精确性如何？　预防措施效果精确度评价常用置信区间来衡量，通常用 95% 置信区间，表示真正的干预作用有 95% 可能在此范围内，即真实效果可能存在的区间，95% 就是对这个结论正确性的信心或把握度。置信区间范围的大小主要由样本量和效果变异情况来决定，样本量越大，效果的变异越小，置信区间的范围就越窄，对于真实效果的估计就越精确。在评估干预效果时，应将临床意义和统计学意义进行结合分析。

该研究主要使用了骨密度指标衡量干预的效果，在文中给出了各部位 BMD 均数和标准差，但并未计算相应的 95% 置信区间。

（三）疾病预防证据的适用性评价

评价证据的适用性就是判断研究结果是否适用于自己的患者。证据的适用性首先取决于研究的质量即内部真实性，其次应结合患者的实际情况、医疗条件、患者的接受程度及经济状况等进行评价。

1. 自己的患者是否与研究中的受试者相近　证据中的结果是否适用于自己的患者，首先取决于两者是否相近，如果一项研究入选的受试者与自己的患者相似，那该项研究可应用于自己的患者。通过比对研究的纳入排除标准，如果自己的患者与研究中的受试者存在某些因素的差异，医生需要寻找理由证明该研究结果不适用于自己的患者，如果找不到，此结果仍可以用于自己的患者，但需谨慎。

该研究纳入的受试者为中国北方社区 50 ~ 60 岁绝经期健康妇女，与本案例中患者情况基本一致，仅案例中患者年龄略低于受试者，对于采用钙剂补充来预防骨质疏松症影响不是特别明显。

2. 该预防措施在当地高质量实施的可行性　确定干预有效后，还需要确定该措施能否顺利实施，首先要考虑患者和医疗保险系统能否承担该措施的费用，其次开展该项干预措施所涉及的医疗技术及资质是否具备，有无能力进一步监察和随访等。若不能满足这些则不能将该干预措施用于患者。

该案例中是以补充钙剂来预防骨质疏松，不需要特殊的医疗技术及资源，仅需要患者本人愿意并能承担相应经济支出即可。

3. 预防措施对患者的利与弊如何　最后还需对干预的益处和害处进行分析，若利大于弊，且费用较低，安全性大，使用方便，无严重后果，即使干预效果不是很大也可以考虑给予。相反，若费用昂贵、不良反应明显，则需要有较大的效果才可使用。在实际中，应在充分考虑患者意向的基础上作出决策。

本案例中通过补充 900mg 钙、800IU 维生素 D 来预防骨质疏松，该推荐剂量低于中国营养学会推荐的可耐受最高摄入量，对患者来说是安全的，可以起到预防疾病的效果。

四、临床决策与后效评价

临床决策过程中不仅要考虑证据本身的特征，还需结合医生的临床经验和患者意愿，同时后效评价也是修正临床决策必不可少的一部分。

（一）预防措施实施后的效果

在查询证据、评价证据、运用证据之后，疾病预防措施的循证实践还差最后一步，即评价决策效果。在临床决策实施以后，应定期观察决策实施后的效果并做出相关的评价，以此来判断决策的正确性。通过评价不断地改善和丰富我们未来的临床决策，从而达到提高医疗服务质量的目的。

（二）对临床实践的影响

每一次疾病预防的循证实践都是一次积累的过程，下一次的实践应当在前者的基础上做得更好，这样才能改进我们循证实践的方法，提高临床决策的正确性及合理性。

针对本章案例，医生需告知患者可以每天摄入钙 900mg，另外补充 800IU 维生素 D，可以预防骨密度降低，避免骨质疏松的发生；并嘱其定期检测骨密度以了解预防效果。

⊕ 知识链接

随着公共卫生事业的蓬勃发展，一级预防被公众广为接受。在临床医师层面，更多的是二级、三级预防。如何通过循证医学加强疾病预防？循证预防医学很好地解决了这一问题。其与临床循证医学最大的不同在于决策主体为公共卫生医师及公共卫生政策制定者。同时关注的决策对象不仅有个体还有群体。通过循证预防医学可以更好地确定重要卫生问题，更有效的评价预防或干预措施，促进我国预防医学事业的发展。

答案解析

目标检测

一、名词解释

1. 疾病预防

2. 沾染

3. ITT

4. PP

5. 分组隐匿

二、简答题

1. 三级预防策略。

2. 如何评价疾病预防研究证据的真实性？

3. 如何评价疾病预防研究证据的重要性？

4. 如何评价疾病预防研究证据的适用性？

（曹世义）

书网融合……

本章小结

第十五章　临床医疗技术的循证评估思想

📖 学习目标

1. **掌握** 卫生技术与卫生技术评估的概念。
2. **熟悉** 临床医疗技术的循证评估方法。
3. **了解** 临床技术评估的国内外发展历史。
4. 学会临床医疗技术评估方法；具备应用临床医疗技术评估证据的能力。

⇨ **案例引导**

　　临床案例　厌恶疗法是通过惩罚性刺激来消除不良行为，是心理治疗中的行为治疗法。当患者出现不良行为时，立即给予一定的刺激，使患者产生痛苦的厌恶反应，如给予电刺激、药物催吐等；在不良行为与厌恶反应之间建立条件反射后，可使患者放弃原有的不良行为。针对青少年网瘾问题，山东省某医院精神科医生引入电刺激厌恶疗法（aversion therapy），并称之为"醒脑电击疗法"。这种疗法通过在有网瘾孩子的太阳穴或手指处接通电极，以电流刺激脑部造成疼痛，使之建立网瘾与电刺激的条件反射，从而达到治疗青少年网瘾。

　　讨论　电刺激厌恶疗法用于对网络产生依赖性的青少年是否合适？其安全性、有效性及伦理性如何？

第一节　概　述

一、卫生技术评估的概念与特点

　　卫生技术是指用于卫生保健和医疗服务的特定知识体系，包括用于疾病预防、筛查、诊断、治疗和康复及促进人民健康的所有技术手段，由药物、手术方法、护理或康复方案、医用设备或材料、医疗卫生措施、后勤支持系统、后勤管理组织等组成。将其中与临床过程直接相关的卫生技术归为临床医疗技术的范畴，它们是卫生技术的主要构成部分。与其他类型的技术一样，卫生技术也具两面性。一方面，卫生技术的快速发展能增强医院对疾病的诊断、治疗和防治能力，并提高社会人群的健康水平。另一方面，新卫生技术的滥用和误用会导致医疗成本升高、卫生资源浪费、医疗风险增加及医疗服务质量下降等问题。人们希望在享受卫生技术带来各种便利和益处的同时，能够最大程度地避免可能的负面影响。由此将技术评估的理论与方法引入医疗卫生领域，产生了卫生技术评估（health technology assessment，HTA）。卫生技术评估是运用循证医学和卫生经济学等相关学科的原理和方法，系统全面地评价卫生技术的技术特性、临床安全性与有效性、经济学特性和社会伦理适应性，并根据评估结果提出综合性建议，为政府部门、医院、患者和其他利益相关方提供决策依据。由于临床医疗技术在卫生技术中占主导地位，因此临床医疗技术评估（clinical medicine technology assessment，CMTA）是卫生技术评估中最核心的部分。

卫生技术评估具有预测性、复杂性、长期性、综合性等特点，通过对卫生技术的未来临床效用进行预测和评价，为卫生政策制定提供科学信息，改善卫生技术的成本效益，影响卫生技术的研发、推广和使用，提升医疗质量和水平，完善卫生保健和服务体系。目前，HTA 不仅已成为各国卫生决策体系的重要组成部分，HTA 的结果在临床指南制定和临床决策中也具有重要作用。

二、临床医疗技术评估与临床循证医学

临床医疗技术评估强调任何临床医疗技术在推广应用前，都应当有高质量的证据证明它的有效性、安全性、经济性及社会伦理适应性。因此，临床医疗技术的评估始于对临床医疗技术相关证据的评估，其评估结果是一类综合性的新证据。临床循证医学强调医疗方案的制定应当基于当前最佳证据。临床医生在选用一种新的医疗技术时，应当参考卫生技术评估的结果与建议。当缺少相关的卫生技术评估时，临床医生应基于当前可获得的证据，应用卫生技术评估的方法对该项新技术的疗效、安全性和经济性进行评价，并与患者或其家属沟通后，再决定是否采用。对于没有证据支持其临床有效性、安全性和经济性的新技术，在有其他替代方案的情况下应不予采用；如果没有替代方案时，临床医生应更加审慎地评价采用该项新技术的获益与风险，与患者沟通时应全面说明该项新技术的详细情况（证据情况、可能的获益与风险），当患者同意后，才可以用于临床实践。

三、国内外卫生技术评估的发展历史与现状

1972 年美国颁布了技术评估法案，成立了技术评估办公室，借鉴工业技术项目评估的经验，建立起医学技术评估制度和机构，1973 年开始卫生技术评估，1976 年提交了第一份正式医学技术评估报告，标志着医学技术评估的诞生。经过 50 年的时间，医疗技术评估在评估方法、评估程序、转化应用及信息化等方面取得了显著发展，目前已有 31 个国家和地区开展了 HTA，并形成了 100 多个全球性网络组织和不同层级的机构。

欧美国家首先利用循证的方法，评价卫生保健干预措施的效果和成本－效益问题，帮助政府制定政策；其后致力于影响医疗机构的管理者及临床医生。评估的重点也从早期局限于大型、昂贵的高技术设备扩展到微型技术、软技术（如心理咨询服务）等。

英国在 20 世纪 70 年代开始关注卫生服务的有效性问题。他们不仅重视卫生服务的临床效果，而且关心成本－效果分析。他们采用系统性回顾研究和初始研究的方法评价普遍的卫生技术和新研发的技术，为临床和管理决策提供依据，同时将 HTA 的结果提供给消费者，让其选择最佳的诊疗方案。

我国 HTA 的发展可分为三个阶段，即建立机构、促进传播和政策融合。目前卫生技术评估的阵地前移，新兴卫生技术评估逐渐兴起。新兴卫生技术包括新应用的卫生技术（刚刚使用不久的技术）和新出现的卫生技术（还未被卫生系统采用的技术）两部分。

目前，我国卫生技术评估还存在很多问题：①缺乏 HTA 高层管理和研究人才；②评估机构数量少，工作有待规范，质量有待提高；③缺乏明确的评估标准和程序；④技术评估与政策的制定脱节，评估结果的转化率低；⑤缺乏有效的 HTA 信息发布渠道等。

第二节　医疗技术评估的内容和基本方法

一、医疗技术评估的内容

（一）医疗技术的技术特性

医疗技术的技术特性指卫生技术的操作特性以及是否符合该技术在设计、组成、加工、耐受性、可

靠性、易使用性和维护等方面的规范。

（二）医疗技术的安全性

医疗技术的安全性指医疗技术在特定的条件下，如有某种健康问题的患者、具有一定训练的医生及在特定治疗场所应用时可能出现的危险性（不良反应的发生率和严重程度）及患者的可接受程度。如华法林和阿司匹林均可用于治疗房颤，虽然前者的疗效优于后者，但导致出血的可能性却明显高于后者，需要定期监测，因此，有的患者宁愿使用阿司匹林。

（三）医疗技术的有效性

医疗技术的有效性是指医疗技术在应用时改善患者健康状况的能力，包括效力和效果。效力是指在理想情况下将医疗技术应用于某特定健康问题的最佳效应。效果是指在一般或日常条件下将医疗技术应用于某特定健康问题的效应。如在评估长期氧疗的作用时发现，在医院内使用的效应和患者出院回家后在家使用的效应差别较大。其原因是医院内有护士帮助患者操作氧发生器和监测患者是否定时使用；而在家庭则由患者或其家属操作，是否使用有时是患者根据自身感受而定，如果某天感觉好，患者可能就不用，感觉不好时又用一下且操作氧发生器的方法也不一定规范。

（四）医疗技术的经济学特性

医疗技术的经济学特性包括微观和宏观两方面。前者涉及某一医疗技术的成本、价格、付费情况和支付水平以及成本－效果、成本－效用和成本－效益等。后者包括新技术对国家健康水平的影响、对医疗资源在不同领域中分配的影响以及对政策调控、医疗改革、技术竞争、技术转换和应用的影响等。

（五）医疗技术的社会和伦理适应性

某些医疗技术如遗传试验、辅助生殖技术、重要器官的移植和临终患者的生命支持系统等均涉及相关法规和社会规范，提出了一些社会和伦理问题。

二、卫生技术评估的方法

（一）临床有效性评价

卫生技术的临床有效性评价主要是评价卫生技术的临床效果，以与对照相比所获得的收益为主要判断标准。卫生技术有效性评价方法包括 Meta 分析、RCT、非随机对照试验、间隔时间序列研究等。

（二）临床安全性评价

与临床有效性评价类似，卫生技术安全性评价方法包括 Meta 分析、RCT、非随机对照试验、间隔时间序列研究等。但是，卫生技术安全性评价的关注点是技术的风险而非疗效。

（三）临床经济学评价

卫生技术的临床经济学评价是主要从经济学的角度评价某项卫生技术疗效和风险的增量成本，即为提高一定程度的疗效或者降低一定程度的不良反应需要消耗的资源。卫生技术经济学评价方法主要包括 CEA、CBA、CUA 等。

（四）社会伦理适应性评价

关于卫生技术的社会伦理评价尚缺少客观评价标准。一般地，采用调查、访谈和观察的方式进行社会适应性的评价，采用伦理审核或者伦理学评估的方式进行伦理评估。

三、卫生技术评估的步骤

医疗技术评估的范畴、选择的评估方法和评估的细致程度在不同的评估机构差别较大，但多数遵循以下基本步骤。

（一）首先确定需要优先评估的项目

需要进行医疗技术评估的项目非常多，但资源、资金有限，必须在众多的项目中优选。主要根据提出评估申请的目的、医疗实践的需要、用户和决策者的需要来决定。

（二）确定评估的具体问题

医疗技术评估要先明确具体需要解决的问题、评估的目的、评估意义等问题。确定评估的具体问题时至少应包括以下基本要素：具体健康问题、涉及的患者人群、评估的技术类型、技术的使用者、技术应用的场所、评估内容等。不同使用者看问题的角度和所具备的专业知识差别较大，如医务人员、患者、政治家、研究人员、医院管理者和公司执行者等。

（三）确定评估机构或地点

有的组织内部有评估机构如大型保险公司、药厂，是自己评估还是购买 HTA 报告取决于评估问题的性质、已有的资金、技术、人才力量、时间等因素。有的评估依赖于专门的 HTA 机构。综合评估某一技术的多方面特性，需要广泛的资源、大量的专家、数据源等。当然，也可让评估机构完成一部分工作。

（四）收集已有资料

收集相关的数据、文献和其他信息。对于最新技术，资料非常有限且难以查寻；对大多数技术而言，可能有较多资料，但较分散，质量也良莠不齐。在制订检索策略时应咨询信息专家，以保证合理选择数据库、主题词、自由词，全面获得所有相关信息。

（五）评价分析资料的质量

医疗技术评估需要从不同类型、不同质量的研究中获得科学证据，评估者必须对已有资料进行系统、严格的评价。

（六）传播结果

医疗技术评估的目的是为相关机构的决策提供信息。评估结果的包装形式、传播媒介的选择等都会影响 HTA 报告的传播与效果。传播 HTA 报告的结果和建议应考虑：①目标人群，如临床医生（个人，专科/职业机构）、患者、医疗技术提供机构（医院、诊所、管理机构）、质控机构、政府决策者、生物医学研究人员、健康保健产品生产商、新闻人员、教育机构等；②媒体，如印刷品（报纸和大众杂志、科学/专业杂志和通讯、墙报、卡片）、广电信息产品（电视、广播、录像、计算机数据库）、邮件、方式（非正式的咨询、正式讲课和报告、小组讨论）等；③传播技术，如大众媒体、会议和培训班、继续教育项目、专业课程等。

（七）监测评估结果的影响

卫生技术评估结果可从多方面产生影响，如影响企业的投资策略，改变研究的重点和调整经费使用，改变政策导向，改变技术市场营销策略，改变第三方的付费政策，影响新技术的认证和使用，改变技术使用率，改变医务人员和患者的行为，改变国家或地区的卫生资源配置等。

第三节　临床医疗技术评估的应用

一、医疗技术评估有助于临床医疗实践

医疗技术的临床应用，应当遵循科学、安全、规范、有效、经济、符合伦理等原则。医疗技术评估

包括药物、器械设备、医疗方案、手术程序、后勤支持系统和行政管理组织等，为疾病的预防、治疗和康复提供证据。临床医务工作者可从医疗技术评估证据中获得该医疗项目的技术特性、临床安全性、有效性、经济学特性和社会适应性等方面的评价结果，为患者选择科学、合理、有效的治疗方案。

临床医学技术评估的结果可以直接影响临床实践，如上 20 世纪 80 年代后期，当时认为低渗造影剂的副作用较高渗造影剂小，在加拿大魁北克省的临床中均以低渗造影剂取代高渗造影剂，使医疗费用每年因此增加约 2000 万美元。1990 年，魁北克的卫生技术评估委员会对该技术进行了评估，明确指出，没有证据说明使用高渗造影剂会增加生命危险，严重副作用的发生率增加值不高。这一结果的公布，使魁北克省在 1990—1992 年间仅因使用高渗造影剂替代低渗造影剂一项，节省医疗费用约 1200 万美元。

当前，我国医务人员对医疗技术评估的认识不足，临床医学技术的应用随意性较大，医疗费用增长过快。医务工作者应主动应用最新的临床医学技术评估信息作为决策依据。医疗技术的临床应用需具备符合资质的专业技术人员、相应的设备、设施和质量控制体系等，并遵守相应的技术管理规范，对医疗技术定期进行安全性、有效性和合理应用情况做出评估。根据结果，卫生行政部门对该项医疗技术及时做出继续使用或停止临床应用的决定，并对相应的医疗技术目录进行调整。

二、医疗技术评估的结果有助于确定医疗保险的报销范围

医疗技术评估在很多发达国家的医疗保险体系运作中发挥了重要作用。1992 年，荷兰政府为确定基本保险内容成立一个专家委员会。考察服务内容包括：是否是保护正常功能和生命服务所必需的；有效性是否已被随机对照试验证实过；效率是否已被成本 – 效果分析证实；某些服务内容是否可由私营个体提供，由此确定医疗保险基金覆盖的内容。

三、医疗技术评估的结果有助于卫生决策

医疗技术评估结果作为卫生决策的重要证据，为卫生体系中的宏观管理者、服务提供者、服务购买者等所需要。其中，最强推动力来自于政府，政府卫生部门在制订公共卫生计划，制定医学技术的创新、研究、开发、调控、支付和推广等方面的政策时，需要医疗技术评估的证据。评估结果可作为诊断技术、治疗方案和其他技术能否进入临床应用的依据；可帮助临床医务工作者、医学技术的提供者和消费者根据具体情况合理选择医疗保健措施；帮助卫生保健产品生产商进行产品开发和市场规划；卫生决策者可根据卫生技术评估结果合理配置医疗资源，合理使用技术，淘汰无价值的技术和落后技术，降低医疗服务成本。

⊕ 知识链接

国家药物和卫生技术综合评估中心

我国国家卫生健康委于 2018 年 9 月发布《关于国家卫生计生委卫生发展研究中心承担"国家药物和卫生技术综合评估中心"工作的通知》，标志着卫生技术评估在中国的发展进入一个新的时期。自成立以来，国家药物和卫生技术综合评估中心致力于推动中国卫生技术评估机制建设，在建立从主题遴选到卫生技术评估、相应评审，再到公开公示、推荐形成政策决策的意见建议等一个全链条的卫生技术评估流程中发挥重要作用。此外，该中心还开展国家卫生改革和发展、公共卫生政策、卫生经济与卫生管理等方面的理论研究与实践工作。可见，卫生技术评估体系的完善与发展有助于实施基本药物制度、合理配置卫生资源和实现健康中国的目标。

答案解析

目标检测

一、名词解释

1. 卫生技术评估

2. 卫生技术

3. 临床医疗技术

二、简答题

1. 简述卫生技术的两面性。

2. 简述卫生技术评估的基本内容。

3. 简述卫生技术评估的特点。

4. 试述我国医疗技术评估的现状及存在的问题。

（陈玉明）

书网融合……

本章小结

第十六章 临床实践过程中的
循证经济观

📖 学习目标

    1. **掌握** 临床经济学评价的医疗成本和健康产出的基本概念；临床经济学证据的评价原则与方法。

    2. **熟悉** 临床经济学问题的提出与构建方法。

    3. **了解** 临床经济学证据的主要信息源及检索方法。

    4. 学会临床经济学评价方法；具备进行临床经济学分析的能力。

⇒ 案例引导

    临床案例 电针、电针联合牵引、电针联合牵引与西药，三种疗法都可用于治疗腰椎间盘突出所致的坐骨神经痛。根据6周随机对照试验结果（简化麦吉尔疼痛量表及改良罗兰功能问法），发现三种疗法均可有效地降低坐骨神经痛的疼痛评分，改善运动功能评分，且疗效相当。

    讨论 临床医生进行临床决策时，在治疗方法的选择上，除了比较疗效外，是否还需进行临床经济学评价？为什么？

第一节 概 述

    经济学的核心思想是对稀缺的资源进行有效利用。为缓解医疗费用高速增长给各国政府和人民群众在卫生资源配置和就医过程方面产生的巨大压力，经济学的基本理论和方法于20世纪中叶被系统地引入医疗卫生领域。1958年S·J·麻希金在《公共卫生报告》上发表的"卫生经济学定义"中，明确提出卫生经济学是研究健康投资的最优使用的科学。1963年K. J. Arrow发表的经典论文"不确定性与卫生保健的福利经济学"，标志着卫生经济学的真正建立。卫生经济学是应用经济学的理论和方法研究医疗卫生领域中投入与产出的经济关系和经济规律，研究对象包括卫生、人口和经济发展的相互关系，卫生事业的经济规律，卫生经济政策的制定，卫生资源的合理利用等。1989年Eisenberg发表的"临床经济学：临床医疗中经济学分析指南"，将经济学评价方法引入临床实践，标志临床经济学成为卫生经济学的一个重要分支。临床经济学的作用是主要针对临床使用中的药物、设备、诊疗程序等从疗效、不良效应和费用等方面进行综合分析与评价，指导临床医生做出对患者最有利的决策。临床医生应当树立以患者为中心的临床循证医学思想，在循证医学临床实践中能够应用最新、最佳证据为患者提供最佳的医疗服务。需要注意，这些最佳证据不仅包括诊疗效果、不良反应等方面的证据，还应该包括与费用相关的信息。因此，临床医生在具备临床循证经济观的同时，还应当掌握临床经济学分析的基本方法，并具备评价临床经济学证据的能力。

一、临床经济学评价中的基本概念

疾病与干预对患者可在经济、临床和人文方面产生影响。临床经济学将疾病与干预所产生的经济影响归为医疗成本的范畴。医疗成本是指在医疗卫生服务过程中所消耗的物化劳动（物质材料）和活化劳动（人员的脑力和体力劳动）的总和，可分为直接成本、间接成本和隐性成本。直接成本是在医疗卫生服务过程中直接消耗的各种资源，包括直接医疗成本和直接非医疗成本。直接医疗成本是指实施某种医疗方案所消耗医疗资源的货币价值，是与疾病的预防、诊断、治疗、康复等直接有关的费用，包括挂号费、诊断费、治疗费、药费、手术费、护理费、病房费、材料费、检验费及其他医疗保健费用。直接非医疗成本是指患者因疾病所直接消耗医疗资源以外其他类型资源的货币价值，如寻医过程中的交通费、住宿费、餐饮费、营养食品费等。间接成本是指由于疾病、伤残、死亡等原因给患者和其家庭所造成的劳动时间和生产率的损失，例如休学、休工、早亡等所造成的收入损失等。隐性成本是指患者或其亲属因疾病或为预防疾病在生理上和精神上所引起的各种不适和创伤，包括疾病和诊疗过程引起的疼痛、忧虑、紧张等。隐形成本难以用货币准确测量，若对诊疗决策影响不大，一般不予计算。在确定成本时需要明确研究角度，不同的研究角度对应着不同的成本范围。临床经济学是建立在社会福利观点的基础上，因此全社会角度是最理想的临床经济学研究角度。临床循证医学强调以患者为中心，临床医生日常工作的重心是为患者提供最优质的医疗卫生服务。对于临床医生来说，如果从患者的角度进行临床经济学评价，得到的评价结果将能更代表患者的利益。在这种情形下，医疗成本应包括所有的直接医疗成本和直接非医疗成本；但若不能获得直接非医疗成本的数据或者直接非医疗成本在总成本中比重较低，可将其忽略，以患者医疗费用的多少作为成本。

医疗卫生服务的产出是健康产出，包括患者临床指标的变化（临床产出）和生存质量的变化（人文产出）两个方面。健康产出的测量指标主要包括效果、效用和效益。效果是指相关医疗卫生活动所取得的结果。效果不同于疗效，效果是干预措施在现实条件下对患者产生的治疗效果，而疗效是干预措施在严格控制条件下（如随机对照试验）所获得的治疗效果。当采用疗效指标进行临床经济学评价时，应根据相关模型将疗效指标转换为效果指标，或者说明试验状态和真实状态间可能存在的差别和偏倚。效果指标分为终点指标和中间指标两大类。终点指标反映的是已经发生或患者可以感知的疾病事件，包括疾病状态指标（如心肌梗死、糖尿病、中风等）和死亡（死亡率）两类。中间指标通常是经临床检查获得的反映患者生理和病理状态的检测指标，如血压、血糖、血脂等生化指标。对于效果指标的选择，尽可能采用终点指标，其次选择比较关键的中间指标。如果采用了中间指标，应提供相应的依据，并说明中间指标与终点指标之间的联系和相关程度。效用是指用社会效益和个人主观满意度来测量和评价健康效果，常用质量调整生命年（quality - adjusted life years，QALY）和质量调整预期寿命（quality - adjusted life expectancy，QALE）表示。QALY 等于剩余生命年数与这段时间内健康效应值的乘积，其效应值能够反映个人的健康状态；QALE 等于预期寿命与这段时间内健康效应值的乘积，其效应值能够反映人群的健康状态。QALY 和 QALE 都能够综合反映生命的质量和数量，其区别在于效应值的指向。将健康产出以货币形式表示则为效益。疾病干预方案的效益包括直接效益、间接效益和无形效益三部分。直接效益是实施医学干预后所节省的医疗卫生资源货币价值；间接效益是实施医学干预后因患者劳动力恢复所带来效益的货币价值；无形效益是实施医学干预后减轻或去除患者身体和精神上的痛苦以及康复后带来的舒适和愉悦。

如果疾病或医疗干预的时间超过一年，应该对成本或效益进行贴现，其目的是为了使成本或健康产出能够在同一时点进行比较。在这种情况下，需要在综合考虑社会经济发展速度、价格变化、消费者的时间偏好等因素的基础上确定贴现率，一般贴现率为5%。

二、临床经济学评价的意义

我国近年来医疗费用涨幅很大，人口的老龄化、高新技术的应用、疾病谱的改变是部分原因，医疗补偿机制不完善、供方诱导、需方浪费等也有责任。开展临床经济学研究，对这些因素进行分析与评价，对控制医疗费用的盲目上涨，合理使用有限的医疗卫生资源有重要的现实意义。在临床选择药物的时候，必须考虑药物的经济学问题，在满足治疗要求的前提下，充分考虑患者的经济支出能力，最大限度地降低患者的医疗负担，根据临床经济学评价证据制定合理的治疗方案。将临床循证经济观引入临床实践，对于改进医生的医疗行为，解决当前我国普遍存在的药费过高、患者经济负担过重等问题具有现实意义。医生在临床决策过程中，既要考虑医疗服务的质量和效率，也要关注投入和产出的效率。

临床经济学评价能够为筛选和制定基本诊疗技术、基本药物目录及诊疗指南提供依据。在世界范围内，医疗费用的过快增长成了国家的沉重负担。通过评价医疗卫生资源使用的合理性，对临床新药、新技术或新医疗设备进行评估，了解其成本和效益，并与现有诊疗技术比较，只有更高效的新技术才允许使用和推广，以控制医疗费用的浪费和盲目上涨。澳大利亚、加拿大等通过立法确立了临床经济学分析在新医疗技术审批中的地位，其分析结果成为新药和新的医疗设备、器械审批上市和政府部门医疗报销的依据。1997 年后荷兰根据健康福利与体育部颁布的药品报销目录进行药品补偿，社会保险只对目录上的药品给予补偿。

我国一些药物（如抗生素）的滥用十分严重，尚无完善的医疗经费补偿制度，以药物收益补给医院经费，是医院生存发展的重要手段；药品市场竞争激烈，药商通过"处方"销售药品，医生从中获取收益，导致部分药品的滥用；而公费、医保患者多选择新药、进口药的非理性行为，导致卫生资源利用不合理。对医疗技术不仅要评价其安全性、有效性和社会影响，还要评价经济性，对于淘汰落后技术、促进新技术的开发应用以及卫生资源的高效配置具有意义。

三、常用的临床经济学评价方法

临床经济学评价要求在明确研究角度后对医疗服务成本和健康产出进行综合分析。如果同时比较了不同医疗方案的医疗成本和健康产出，则属于完整的临床经济学评价（完整评价）；如果仅比较了不同医疗方案的医疗成本或健康产出，则属于不完整的临床经济学评价（部分评价）。常用的临床经济学评价方法有最小成本分析（cost – minimization analysis，CMA）、成本 – 效果分析（cost – effectiveness analysis，CEA）、成本 – 效用分析（cost – utility analysis，CUA）和成本 – 效益分析（cost – benefit analysis，CBA）。

（一）最小成本分析

是不同医疗方案的临床产出无差异时，通过比较医疗服务成本大小，确定成本最小的方案作为最佳方案的过程。

（二）成本 – 效果分析

是通过评价投入一定量的卫生资源（成本）后所获得的健康效果来确定最优临床方案的一种分析方法。适用于相同目标、同类指标的比较。在成本相同时，比较效果的优势；在效果相同时，比较成本的高低，而在成本效果都不相同时，则比较平均成本。

当卫生投入不受约束、成本可多可少、效果也随之变化时，还需比较增量 – 效果比。新技术应用所增加的成本为增量成本，由于新技术的应用而产生的额外效果为增量效果，两者之比为增量效果比。该指标说明额外增加的效果所需要增加的成本，对该指标的评价目前尚没有统一标准。

（三）成本－效益分析

不同的健康问题，卫生医疗方案的效果不同。为便于比较，可以将健康指标转化为相同的单位——货币。通过比较备选方案的预期效益和预期成本的现值，来评价备选方案。将健康产出进行货币化的方法主要有人力资源法和意愿支付法。人力资源法是用患者增加的健康时间所带来的工资收益表示健康效益。意愿支付法是在个人总体效用值不变的情况下通过牺牲一部分货币收益来提高健康状态。

（四）成本－效用分析

成本－效用分析兼顾了社会效益与个体感受，一般使用加权效用来反映在卫生服务领域中人们对不同健康水平和生活能力的满足程度。成本效用分析能够把生命数量的增加和生命质量的提高结合在一起进行评价。

（五）敏感性分析

由于在测量和计算过程中存在一定的不确定性，通过敏感性分析可以评价当条件在一定范围内变化时，结果的稳定性。从中发现哪些因素可以影响结论，以便于在今后的工作中将其重点考虑。如在案例中评价了评分模型与价格因素在设定范围内的变化对结果的影响。

第二节　临床经济学评价过程

临床循证决策是临床医生根据患者的具体情况，结合自己的临床经验、专业知识与当前最佳的干预证据，制定适合于具体患者的有效、安全、经济的临床决策过程。对药物、医疗设备、医用材料及诊疗程序等临床干预措施进行经济学评价也是临床决策的重要组成部分。在临床决策过程中，临床医生除了关注医疗安全和有效性外，还要收集经济学评价的相关证据。临床疗效及安全性评价的结果是卫生经济学分析的基础，只有证明有效的干预措施才需要进行卫生经济学评价。通过考虑诊治效果，综合临床经济学的评价，选择最适宜的诊治措施，以最少的花费达到最佳的效果，减轻患者的负担。临床经济学评价过程主要包括提出和构建临床经济学问题、临床经济学证据的检索和临床经济学证据的评价等环节。

（一）提出和构建临床经济学问题

篇首案例的问题为：电针、电针联合牵引、电针联合牵引与西药三种方法治疗腰椎间盘突出所致的坐骨神经痛，哪种疗法的成本－效果最低？

临床经济学问题同样是由 PICO 四要素构成，可用来确定检索词，其中 P 和 I 一定要有，其次是 O，最后是 C。将上述临床问题按照 PICO 分解为以下几点。

P：腰椎间盘突出所致的坐骨神经痛患者

I：电针

C：电针联合牵引、电针联合牵引与西药

O：成本－效果比

（二）临床经济学证据的检索

在明确问题的基础上，选择检索数据库，根据预先确定的检索策略查找临床经济学证据。临床经济学研究可采用前瞻性研究、回顾性队列研究及二次文献研究设计方法。

在制定检索策略时应该增加经济学词汇，如 cost, economics, cost analysis, cost-effectiveness analysis, cost-utility analysis, cost-benefit analysis 等，可以将它们组合或截词检索。

根据证据金字塔先检索 Cochrane library、ACP journal club、Database of Abstracts of Reviews of Effects（DARE）等二次证据数据库，再检索 NCBI PubMed、NHS Economic Evaluation Database（NHS EED）等原始证据数据库（表 16-1）。其中 NHS EED 数据库是英国卫生服务部的经济学评价数据库，系统收集了卫生经济学的相关研究，并对文献进行质量评价后形成结构式摘要。例如医院新进了一种新的抗凝血药物达比加群酯（dabigatran），经大型临床研究结果显示，用于非瓣膜性房颤患者预防中风的效果比传统药物华法林好而且不需要频繁监测血凝数值，但出血风险相似。由于新药上市，价格比传统药物要高很多，你该如何抉择呢？

首先把临床问题转化成可回答的问题："一位高中风风险的房颤患者服用 dabigatran 与服用华法林相比成本效益是否增加？"

表 16-1　常用的临床经济学证据资源

资　　　源	分类	网　　　址
NCBI PubMed	Studies	http：//www. ncbi. nlm. nih. gov/pubmed/
Cochrane Database of Systematic Review（CDSR）	Synthesis	http：//www. cochranelibrary. com/
NHS Economic Evaluation Database（NHS EED）	Studies	http：//www. evidence. nhs. uk/
Database of Abstracts of Reviews of Effects（DARE）	Synopses of studies	http：//www. crd. york. ac. uk/CRDWeb/
ACP Journal Club	Synopses of studies	http：//acpjc. acponline. org/

（三）临床经济学证据的评价

随着现代医疗技术的发展，医疗费用急剧增加，如何"少花钱"而"治好病"，需要临床医生在决策时遵循投入最少而效果最好的原则。

临床经济学证据的评价主要包括研究目的、干预措施、研究背景、适用人群和研究角度等。研究者应当明确提出研究的主要目的，对于研究中的干预措施和对照进行合理描述。提供相关疾病的流行病学概况及其经济成本，主要干预手段与疗效，明确干预措施的适用人群，患者的纳入标准及排除标准。

在对临床经济学证据评价时，同样可从真实性、重要性和适用性三方面评价。

1. 临床经济学证据的真实性评价

（1）是否比较了所有切实可行的方案　临床经济学证据需要比较所有的可替换措施，详细列出各治疗措施间的区别。最简单的成本效果分析就是比较两种不同治疗措施的成本效果比，通过比较选择最优的治疗措施。

（2）阐明问题的角度是什么，立场是否明确　临床经济学证据的评价，需要分析评价者的立场。站在不同的立场所进行的经济分析，其成本和结果的评价常常不同。在评价出发点时，要考虑治疗费用的支付者是谁以及最后的决定将影响到谁。因此，经济分析的目的是否明确，立场能否得到广泛认同，对评价结果的真实性起了很大的作用。例如评价早期出院的经济分析，单纯报告住院费用是不够的，因为患者早期出院后可能在社区进行进一步处理，而这一部分费用并不包括在住院成本中，但费用支付者却非常关心。

（3）成本和临床效果的测量是否准确，是否包括了所有的相关成本和效果，并进行了完整的临床经济学评价　成本方面包括医疗实际成本和持续成本、患者和家庭的附加成本、卫生系统外的成本（由于丧失工作时间减少的生产力）等，也包括无形成本（疾病所致的疼痛、丧失伴侣所致的悲痛等）。在效果方面，要考虑客观的临床结果，如死亡率、病残率、剩余功能、调整的生命质量、调整的效用和将来的效果等。

（4）采用的经济学分析方法是否适用于所提出的循证问题　常用的经济学分析方法大同小异，主要是对于健康结局的表述方式有别。循证问题不同，就需要不同的经济学分析方法。如欲了解在同等疗效的情况下新干预措施是否比传统措施更便宜，则可采用成本效果分析；而如果在已明确新干预措施比传统措施的效果更好，但成本更高时，欲了解新措施是否物有所值，则以采用成本效益分析或成本效用分析为宜。

2. 临床经济学证据的重要性评价

（1）成本效果比或增量成本效果比是否具有临床价值　在比较两种干预措施时，如果某项有效的干预措施花费更少，除非有严重的并发症，否则当然应选择花费更少的措施。但在多数情况下是新措施在增加临床疗效的同时也增加了成本，此时应当采用需要治疗数（NNT）来判定新措施的价值。如GUSTO研究心梗的溶栓问题，t–PA 花费 \$2000，死亡率 6.5%；而链激酶花费 \$200，死亡率 7.5%。两者死亡率之差 ARR 为 1%。t–PA 的 NNT 是 100，表示用 t–PA 替代链激酶治疗 100 例患者可以多预防一例死亡。而每条生命的增益成本是 \$(2000 − 200) × 100 = \$180000。

（2）稳定性如何　在临床经济分析研究中常存在很多不确定因素，这些因素在不同时间、不同场合、不同人群中变化较大，进而影响结果的推广应用。例如不同人群对某种措施的疗效可能不同，人们的价值取向也不完全相同。通过敏感性分析可确定结果的稳定性。

3. 临床经济学证据的适用性评价

（1）患者是否有相似的临床特征及临床结果　应用临床经济学证据时要考虑研究人群的临床特征应该与当前患者的实际病情（病因、耐药性、依从性等）相同或相似，现有的医疗技术是否在本医疗机构可行。不同人群存在不同层次的风险，证据中应包括亚组的成本效果分析。在应用这些证据时需要评估目标人群的成本和结果是否与研究人群中的基线接近。例如研究治疗心力衰竭药物的成本效果时，会发现心脏衰竭的严重程度影响了药物的经济评价效果。

（2）对患者的施治成本是否相似　国内外在药品价格、医疗成本的组成、成本来源、收费项目及每一项目的费用间区别较大。应用临床经济学证据时要注意患者的成本是否与文献中报道的成本相似。

（3）患者对生命价值的取向是否相同　国内外居民对生命价值的取向不同。为获得同样的医疗效果愿意支付的费用区别很大，在应用这些临床经济学评价证据时要加以考虑。

⊕ **知识链接**

福利经济学与医疗保障体系

福利经济学以社会福利为出发点对社会经济体系的运行进行分析与评判，以寻求实现社会福利最大化的一种经济学理论体系，主张收入均等化，认为分配越均等社会福利就越大。福利经济学的基本观点包括公平性、福利性和普遍性三个方面。其中，公平性是实现福利性和普遍性的基础，而福利性和普遍性是公平性的延伸。健康权是公民的基本权利，而公民健康权的维护则反映在医疗卫生服务的可及性与公平性上。我国已基本建成以城镇职工基本医疗保险、城镇居民基本医疗保险和新型农村合作医疗保险为主体的全民医疗保障体系。截止到2021年底，我国基本医疗保险参保人数达 13.64 亿，基本实现人人享有基本医疗服务的目标。

答案解析

目标检测

一、单选题

1. 对于医疗卫生服务，下列属于医院直接成本的是（　　）
   A. 患者误工费　　　　　　　　　B. 医疗器械
   C. 院长家的电费　　　　　　　　D. 医药保险从业人员工资
   E. 以上都是

2. 下列哪一项不属于直接医疗成本（　　）
   A. 药费　　　　　　B. 固定资产折旧　　　　　C. 检查费
   D. 手术费　　　　　E. 护理费

3. 产出的类型不包括（　　）
   A. 效果　　　　　　B. 效益　　　　　　　　　C. 效应
   D. 效用　　　　　　E. 效率

4. 假定不同医疗措施的效果相同，通过比较医疗措施的费用进而选择最经济、费用最小的措施，属于临床经济学评价方法的哪一种（　　）
   A. 成本效益分析　　B. 成本最小分析　　　　　C. 成本效果分析
   D. 成本效用分析　　E. 敏感性分析

5. 下列哪一项不属于临床经济学评价的意义（　　）
   A. 合理配置卫生资源　　　　　　B. 提高医院收入
   C. 减轻患者经济负担　　　　　　D. 指导临床医师选择合理的治疗方案
   E. 为制定诊疗指南提供依据

二、多选题

1. 卫生经济学研究范围包括（　　）
   A. 临床医生技能评价　　　　　　B. 卫生、人口和经济发展的相互关系
   C. 卫生事业的经济规律　　　　　D. 卫生经济政策、策略的制定
   E. 卫生资源的合理利用

2. 导致医疗保健的需求不断增加的因素有（　　）
   A. 人口老年化　　　　　　　　　B. 医疗技术的高科技化
   C. 新药的不断出现　　　　　　　D. 患者对医疗保健期望值的提高
   E. 临床实践指南的使用

3. 临床经济学评价中的产出包括（　　）
   A. 效果　　　　　　B. 效用　　　　　　　　　C. 效率
   D. 效益　　　　　　E. 效应

4. 卫生经济学分析中的成本包括（　　）
   A. 药物费　　　　　B. 治疗费　　　　　　　　C. 诊断费
   D. 医疗固定资产折旧　　E. 医疗过程中能源费

5. 临床经济学证据的评价原则，包括（　　）

A. 是否比较了所有切实可行的方案

B. 阐述问题的角度是什么，立场是否明确

C. 成本和临床效果的测量是否准确，是否包括了所有相关的成本和效果

D. 成本效果比是否具有临床价值

E. 患者是否有相似的临床特征及临床结果

（陈玉明）

书网融合……

本章小结

第十七章　临床循证决策分析

📖 学习目标

1. 掌握 临床决策分析的概念和临床循证决策分析的实施过程。

2. 熟悉 决策、决策分析的概念、临床决策模式、临床决策的基本原则和常见的临床决策分析模型。

3. 了解 决策类型和临床决策分析的质量评估。

4. 学会常用的临床循证决策分析方法；具备完成临床循证决策分析能力。

➡️ 案例引导

临床案例 患者，男，50 岁，体检时发现左颈动脉硬化，目前尚没有任何临床症状。有证据表明，颈动脉硬化者发生脑卒中的危险性升高。因此，应该选择何种治疗方案呢？

讨论 临床上可有两种选择，一是暂时临床观察，二是行颈动脉内膜切除术，两种方法各有利弊，该如何进行临床决策呢？

第一节　概　述

临床循证医学强调临床诊疗决策时，除了依靠医生的临床经验，还要基于当前最佳的科学研究成果证据，充分考虑患者的意愿，三者有机结合制定临床决策。将临床循证决策的理念落实到具体的临床实践过程中，需要建立科学的思维方式，具备可操作性的实践手段，才能保证循证临床决策的科学性，特别是面对复杂或不确定的临床问题时，更需要有切实可行的方法。决策分析就是一种量化估计不同决策选项相对价值的方法，在临床循证实践中可以发挥重要作用。

一、决策与决策分析

1. 决策 决策是做出决定的策略和方法，为达到一定的目标而选定行动方案并付诸实施的过程，其本质是利用知识预测行动的可能后果。决策可分为经验决策和科学决策，经验决策是基于经验和直觉判断做出的决策，相对比较主观；科学决策则强调在科学理论和知识的指导下，采用科学的方法和技术对问题进行分析，经过比较选定最优方案的过程，相对比较客观。

2. 决策类型 按照决策问题具备的条件和决策结果的确定性程度，可以将决策分为以下三类。①确定性决策：供决策者选择的各种备选方案所需的条件都已具备，并且能够准确地知道决策的必然结果。②不确定型决策：决策者对可能出现的结果无法知道，只能凭主观感觉进行倾向性决策。③风险性决策：决策者的决策目标存在着两个或两个以上状态，每种状态发生的可能性可以估计或用已有文献获得，通过计算相关决策指标做出的决策，以这种方法进行决策时要承担一定的风险。

3. 决策分析 决策分析就是通过定量地比较各种决策选项可能产生的后果和效应，使决策者有足够的依据科学合理地制定最优方案的过程。决策分析一般包含决策主体、决策目标和一系列备选方案这三个基本要素。近些年来，决策分析在医学领域得到了广泛应用，帮助临床医师选择针对每个患者的治疗措施，也开始用于针对群体的医疗政策制定，最大限度地减少临床实践中的决策失误。

二、临床决策分析与临床循证决策分析

1. 临床决策分析 临床决策分析是决策分析方法在临床诊治领域中的应用，是由临床医务人员针对疾病诊断、防治过程中的风险与收益的不确定性，调查已有的最新、最佳证据，采用定量分析的方法，结合自身的临床实践经验和患者的实际情况，分析比较两个或两个以上备选方案，从中选择最优方案并付诸实施，提高诊治水平的过程。临床决策分析主要用于为疑难疾病确定最佳诊治措施，为个体疑难病例确定最佳诊治方案，建立和评价临床指导原则，以提高医疗服务质量。

2. 临床决策模式 在临床诊疗决策制定过程中，决策分析三要素中决策主体最重要。决策主体可以是患者，可以是医生，也可以由医患双方共同决策；决策主体对于决策问题所希望实现的目标，可以是单目标，也可以是多目标；备选方案的制定要基于已有的证据和知识，尽可能避免遗漏。

（1）**患者做主模式** 医生提供各种方案的优点和风险等相关信息，患者根据自身经验、理解和价值观独自分析、判断，从而做出的选择。患者是唯一的决策者，医生只提供客观的信息而不发表个人的主观倾向意见。

（2）**医生做主模式** 由医生主导，告知多少信息给患者由医生决定，医生单独或与其他医生一同考虑各种方案的优点和风险，替患者做出选择，患者不参与决策过程。

（3）**共同决策模式** 指在临床决策的各个阶段，医生和患者始终保持互动。医生向患者提供病情相关信息，包括各种可能的诊治方案及其利弊，患者提供自身的病情、生活方式、价值取向等信息。双方在此基础上展开讨论，并结合实际情况做出一个医患双方都满意的最佳诊治方案。

3. 临床循证决策分析 临床循证决策分析是帮助临床医生做出临床决策的定量分析方法，它强调决策过程要建立在有效的科学证据基础上，综合多种信息如临床疗效、不良反应、生命质量、成本效果、患者依从性等，应用科学方法分析评价各种备选处理方案，最终确定对患者最有益的临床选择。临床循证决策过程中采用医患双方共同决策的模式，临床循证决策提供医患双方讨论、权衡利弊所需要的各类经严格评估过的证据资源，作为决策依据。

4. 临床循证决策分析的基本原则 临床循证决策分析的基本原则包括真实性、信息性和可行性等三个方面。

（1）**真实性原则** 接受评价的各种备选决策方案能真实反映实际的客观情况，在制定备选决策方案的过程中，收集、评价最终作为依据的信息必须真实存在且可靠。

（2）**信息性原则** 在临床循证决策过程中应充分利用现代信息化技术，尽可能收集足够多的国内外研究证据，并进行严格评价，临床循证决策必须建立在从国内外各类数据平台收集到的可靠证据基础上。

（3）**可行性原则** 基于最佳证据基础上的临床决策方案切实可行；用于诊治过程时，医生掌握的技能和医疗支持环境都应满足要求。

第二节　临床循证决策分析的实施步骤

决策分析的基本思想是将问题系统地分成几部分，确认各部分的不确定因素，通过证据分析得到各不确定因素的估计值，得到不同决策选项中各种可能的结局概率。临床循证决策分析一般可分4~5步：①形成决策问题，包括明确分析目的、确定备选方案、列出每一方案所有可能出现的重要临床结局；

②根据不同的情况选择决策分析方法；③用概率来定量描述每个方案所产生的各种结局的可能性，决策者对各种结局的价值定量化，明确结果指标及各种临床结局的损益值；④综合分析和评价各方面信息，以决定方案的取舍；⑤必要时对所取方案作敏感性分析。

1. 问题的确认与结构化　临床决策分析需要对决策问题给出精确定义，并分解为几部分：不同的决策选项、可能发生的事件、临床结局。

将每一级决策选项和选择后的结局进行结构化显示，了解决策的所有可能性。例如：一个40岁的男性患者，在体检时发现患有轻度高血压，但目前没有任何症状。现有研究证据表明，轻度高血压会使发生脑卒中的危险性升高。此患者是否需要治疗就是一个决策问题。可以有两种选择，一是暂时临床观察，控制危险因素，二是服用降压药治疗。控制危险因素可能会使血压回归正常，也可能无效；服药可使血压回归正常，但可能从此就会依赖药物，将来需要面对药物的副作用。

2. 选择决策分析方法　可以根据不同的临床情况选择不同的决策方法。

对于确定性情况，即每一个方案导致唯一的结局，使用确定性决策。如果决策以收益为目的，那么选择收益值最大的方案；如果以减少损失为目的，那么应选择损失最小的方案。

对于不确定性情况，即一个方案可能引起几个结局中的某一个结局，各种结局的发生概率未知，这时可使用不确定性决策准则来决策方案取舍。例如拉普拉斯准则、乐观准则、悲观准则、遗憾准则等。

对于风险性情况，即一个方案可能引起几个结局中的一个，各种结局的发生有一定概率，这些概率可以预先估计时，就可使用风险性决策。

临床循证决策分析主要适用于风险性决策情况。当临床情况符合风险性决策条件时，可根据疾病的特征（急性慢性、简单复杂、诊断治疗等差异）选择相应的决策分析模型，如决策树分析法、Markov模型、利害比分析法、阈值分析法等。

3. 收集决策信息　在决策分析中，需要了解每一种可能临床事件在相应条件下出现的概率以及各种临床结局的效用值。

（1）每一种可能的临床事件在相应条件下出现的概率可通过文献检索和专家咨询来估计。前者应当评估所用文献的有效性，高质量临床研究的概率较可靠。但因为会存在抽样误差，应根据情况确定概率的可信区间。在无法获得可靠文献证据的情况下，也可以通过专家和专家小组采用德尔菲法得到所需概率的估计值。

（2）确定各种临床结局的效用值。对临床循证决策过程中的结局量化是决策分析的重要环节。临床决策选项有多种，每种选择的临床结局不尽相同，结局指标可以是简单的二分类结局，如生存与死亡；也可以是等级多项结局，如痊愈、显效、稳定、恶化；可以是平均数指标，如血小板计数提高多少；还可能是复杂的、多种属性的联合指标，如生存曲线和生存质量等。为使不同类型指标可比，需要将比较的量纲一致化，将各种结局转换成同一单位即效用值。效用值通常用0~1的数值来表示，1代表完全健康，0代表死亡，疾病状态在0~1之间。效用值可采用直接测量方法，如等级尺度法、标准博弈法和时间权衡法等；也可采用间接测量方法，如采用SF36量表，计算量表得分，再将量表得分转换为效用值：

$$效用值 = (量表实际得分 - 量表的最低得分值)/量表的可能最高得分$$

还可以计算质量调整生命年（QALYs），用QALYs来测量各种结局，简化复杂的临床决策问题。

4. 综合评价　将收集到的各种临床事件的概率估计值与各种临床结局的效用值，作为参数放置到选定的临床决策分析数据模型中，由决策分析模型公式计算各种备选方案的预期值。比较不同方案期望值的大小，以预期值大者为优先选择，选定最终的优选方案。当预期值比较接近的时候，要更多地征求患者的意见，以患者的意见为准。

5. 敏感性分析　医学现象千差万别，当一个模型建立后，某些条件发生了变化，这时模型是还否适用？模型的结论是否可靠？模型中引用的各种概率值取自概率估计，而概率估计来自随机抽样资料，概率估计值有上下限的区分，概率取值不同，对结果可能带来很大影响，需要进行敏感性分析以评价临床决策分析结果的稳定性。

取可信区间内的不同概率估计值或不同的效用估计值，分别计算不同方案的期望值，评价结果的稳定性。当采用不同的参数取值后敏感性分析结果指向的结论不变（如 A、B 两种决策方案，不同参数情况下，始终是 A 优于 B），说明研究结论的可靠性较好。如果一个变量在合理的范围内变动对结论无明显影响，我们就说这个结论对这个变量"不敏感"。敏感性分析在决策分析中具有重要地位，它可以验证决策分析结果的可靠性，因此决策分析应该常规进行敏感性分析。

目前临床医生在诊疗过程中采用临床循证决策越来越多，用于指导诊疗过程，因此在病历中也需要体现临床循证决策和其制定过程。临床医生需要完整书写病历，详细记录临床诊疗过程，体现医生及团队临床思维。如何将临床循证决策制定过程写入病历中，也是大多数临床医生关心的问题。

临床思维体现在病历书写的各个过程，因此需要临床医生具备扎实的专业基础，综合病史、体格检查、辅助检查等各个方面，同时结合循证决策，最终做出诊断和治疗决策。临床医生可以按照临床循证决策分析的五个实施步骤将循证决策写入病历中，方便团队开展临床诊疗，同时可以丰富病历资料，为医学研究提供基础。

第三节　常用的临床决策分析方法

决策分析方法是量化临床循证决策过程中的关键步骤，选择的模型是否合适，直接关系到结论的可靠性。如决策树分析法、Markov 模型、利害比分析法、阈值分析法等，每一种方法都有特定的应用范围。

一、决策树分析法

1. 决策树的基本概念　决策树分析是在已知各种情况发生概率的基础上，直观运用概率分析的一种图解法。通过构建决策树来求取净现值的期望值大于等于零的概率，评价项目风险，判断其可行性的决策分析方法。由于各种决策分支画成图形后，很像一棵树的枝干，故称决策树。决策树分析方法常用于急性疾病或短周期治疗的临床决策分析。

2. 决策树基本原理　决策树是一种能够有效表达复杂决策问题的数学模型，按逻辑、时序把决策问题中的备选方案及结局进行有机组合，并用图标罗列出来，犹如一棵从左到右不断分枝的树，包括一系列节点与分支。节点包括决策节点与机会节点，决策节点以小方框"□"表示，机会节点以圆圈"○"表示。在决策节点处分成可为决策者所控制的几个决策选项，在机会节点处分成决策者不能控制的一个或几个相应事件。在决策树末梢，是各方案的最后结局，每种结局都有特定的效用值。在每一个机会节点后有相应的结局分类和概率，其后相应结局的概率之和为 1。也就是说，每个机会节点之后的结局必须涵盖所有可能的情况，才能保证分析的有效性。对于结局而言，结局可以是生或死，治疗有效或无效，问题发生或未发生，也可以是其他治疗可能带来的任何收益或风险。每个机会节点之后的不同结局发生概率的大小以及结局的效用值是决策树分析的关键。决策树分析原理见图 17 - 1。

3. 决策树分析的决策过程　所谓决策树分析又称为决策树的折叠与平均，即指通过临床决策选项（决策节点）延伸出机会节点，列出不同的结局，估计不同结局发生的概率，通过这一系列步骤形成决策树，通过决策树各分支的概率值和效用值，计算每一种决策选项所对应的结局期望值。各决策结点

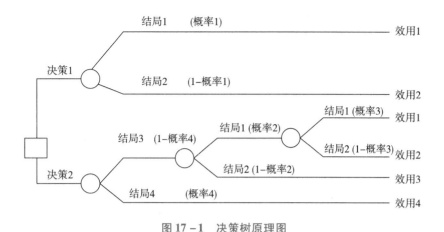

图 17 – 1　决策树原理图

（备选的决策方案）的期望值为该结点各分支概率与结局效用值的乘积之和。根据决策树原理图，可以计算决策 1 支的期望值和决策 2 支的期望值如下：

决策 1 的期望值：$EV1 = （概率 1 × 效用 1）+（1 - 概率 1）× 效用 2$

决策 2 的期望值：$EV2 = （1 - 概率 4）× 概率 2 × 概率 3 × 效用 1 +（1 - 概率 4）× 概率 2 ×$
$$（1 - 概率 3）× 效用 2 +（1 - 概率 4）×（1 - 概率 2）× 效用 2 +（概率 4 × 效用 4）$$

比较决策 1 和决策 2 的期望值大小，以期望值大者为优选方案，从而做出临床决策。

4. 案例分析　章首案例中的决策 1 为临床观察，决策 2 为手术。结局有 3 种，分别为不发生脑卒中、发生脑卒中和死亡，效用值分别定为 1.0、0.5、0。根据循证文献分析，仅进行临床观察，有 11% 的患者会发生脑卒中；手术的患者，围手术期有 1% 的死亡率，未死亡的患者中有 2% 的患者术中会发生脑卒中，手术成功的患者仍有 5% 的脑卒中风险。

将以上参数代入决策树模型（图 17 – 2），可分别计算出两种决策策略的期望值。

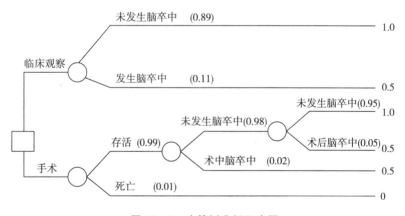

图 17 – 2　决策树分析示意图

临床观察的期望值 $= 0.89 × 1.0 + 0.11 × 0.5 = 0.945$

手术的期望值 $= 0.99 × 0.98 × 0.95 × 1.0 + 0.99 × 0.98 × 0.05 × 0.5 + 0.99 × 0.02 × 0.5 + 0.01 × 0 = 0.956$

比较两种方案的期望值，发现手术的期望值较大，因此推荐手术治疗。

二、Markov 模型

1. Markov 模型的应用范围　在临床决策中，有时候可供选择的决策选项可能很多，也可能会出现多种结局，而且从干预措施到结局出现可能会经过许多过程，这些过程又有可能受很多因素的影响。在这些情况下，决策分析就变得比较复杂。疾病的预后可以描述为一系列变化的事件，患者在这一系列的变化的事件中具有不同的危险度。比如，慢性疾病具有反复发作、结局转化多样的特点，按照决策树的分析方法，机会节点众多，每个机会节点后的结局选项也很多，需要建立一个非常庞大的决策树，存在可行性问题。Markov 模型能够精确、简洁地表示在不同健康状态间多次或者时间不确定的转换，使这种复杂临床事件的决策分析能够正常地进行。

2. Markov 模型的基本原理　一个系统由一个状态转至另一个状态的转换过程中，存在转换概率，这种概率可以依据其前一种状态推算出来。在决策分析中，应用 Markov 模型需要以下四个步骤：①定义不同的健康状态，描述不同健康状态之间转换的方式。②选择适宜的周期长度。选择计算的周期长度要根据实际情况来定，周期较长者，计算的负荷较小。③估计转换的概率。大多数估计转换概率的信息来源于文献。而文献中的信息大多用转换的率而不是概率表示。率通常用人时为单位，可以用率计算在所确定的时间长度内的转换概率。④在以上参数基础上估算结局。Markov 模型的结局通常使用预期寿命。估计 Markov 模型预期寿命的方法有三种：Monte Carlo 模拟法、Markov 队列模拟法和矩阵代数法。其中 Markov 队列模拟法比较简单，它建立了一定数目的虚拟队列人群，根据转换概率，估算在每个周期内发生转换的人数，直至整个队列的所有人达到终点事件"死亡"，进而利用寿命表的方法估计预期寿命。这一过程的计算比较麻烦，可以借助相关软件进行，如 decision maker，treeage 等工具。

三、其他分析方法

除了决策树和 Markov 模型外，针对特定的临床决策问题，还有其他的一些决策分析方法。

1. 利害比分析法　利害比分析法是从获益和损害两个方面做权衡的决策分析方法。在文献检索、严格证据评价的基础上，获得相关诊疗方法利弊两方面的概率信息，同时结合患者情况和医生自己的临床经验，对某种决策的利弊得失做出认真、全面地考量和权衡。关键是在各项决策点概率值的基础上，计算有利和不利两方面的数值，比较利与弊的量化关系，从而做出比较精确、合理、易于接受的决策。

2. 阈值分析法　在临床实践过程中，有时候患者经过各种系列检查，仍难以做出明确诊断，也没有进一步的诊断要求，医生必须在诊断不确定的情况下给予探索性治疗。此时的临床决策只能根据患者患某病的可能性大小来决定用什么治疗要求。支持这一决策过程的方法是阈值分析法，具体原理是根据文献和经验信息给定该病的一个治疗阈值，根据患者已有的信息得到患病概率，当患者患某病的概率大于治疗阈值时，则应该给予患者治疗；当患者患某病的概率小于治疗阈值时，则不给予治疗。

第四节　临床决策分析质量评估

评估临床决策分析的质量实质上是评估临床决策分析过程中所使用的决策模型和各种原始参数的准确性和可靠性，主要标准如下。

1. 选择的决策模式是否正确

（1）面对实际的临床问题，应该选择确定性决策、不确定性决策，还是风险性决策？这种选择是否正确？

（2）是常规临床问题还是复杂临床问题？使用决策树还是 Markov 模型？模型的使用是否正确？

（3）是诊断问题，还是治疗问题？是否还需要其他决策模型？

2. 决策模型中原始参数的赋值是否准确、可靠

（1）决策树（或其他决策模型）各分支所用的参数是否来源于高质量的科学研究？

（2）如果使用了效用指标，效用的赋值是基于相关患者群体的调查、健康人群的调查，还是研究者个人的粗略估计？

（3）是否进行了敏感性分析，即通过改变事件概率值和效用赋值的估计值，评估最终结论的稳定性？

总之，决策分析作为临床循证决策的具体分析技术，其应用价值已经得到了实践的检验。临床决策是一个非常复杂的过程，应根据不同情况，采用适合的决策模型，而不能死板地使用决策树模型；获取真实可用的临床决策信息并不容易，简便直观的效用值估计方法有待改进；随着决策分析理论和方法学研究的进步，尤其是计算机辅助决策系统的开发和利用，决策分析必将在医学实践中发挥更大的作用。

⊕ 知识链接

中国急性脑卒中决策

全球疾病负担研究数据显示，2019 年我国缺血性脑卒中患病率为 1700/10 万、出血性脑卒中患病率为 306/10 万。我国 40 岁及以上人群的脑卒中人口标化患病率由 2012 年的 1.89% 上升至 2019 年的 2.58%，由此测算我国 40 岁以上人群现患和曾患脑卒中人数约为 1704 万，给家庭和社会带来了沉重负担。

为推动脑卒中规范化诊疗，脑卒中防治工程委员会于 2013—2018 年陆续推出脑卒中筛查与防治技术系列指导规范。随着国内外脑卒中防治领域新理念、新技术不断涌现，《中国脑卒中防治指导规范（2021 版）》吸纳了国内外相关指南及最新成果，已正式发布。

目标检测

答案解析

一、单选题

1. 临床循证决策分析的基本原则不包括以下哪一项（　　）

    A. 真实性　　　　　　　　B. 信息性　　　　　　　　C. 可行性

    D. 便捷性　　　　　　　　E. 以上都不是

2. 以下常用的临床决策分析方法说法正确的是（　　）

    A. 决策树分析　　　　　　B. Markov 模型　　　　　　C. 利害比分析法

    D. 厉害比分析法　　　　　E. 以上都对

二、多选题

1. 临床循证决策分析的步骤包括（　　）

    A. 形成决策问题　　　　　　　　B. 选择决策分析方法

    C. 明确临床结局的损益值　　　　D. 综合分析评价，决定方案

    E. 必要时做敏感性分析

2. 临床决策模式有（　　）

    A. 患者做主模式　　　　　　B. 医生做主模式　　　　　　C. 共同决策模式

    D. 家属做主模式　　　　　　E. 以上都不对

三、名词解释

1. 决策分析

2. 临床循证决策分析

3. 决策树

4. Markov 模型

四、简答题

1. 临床决策模式有哪些?

2. 临床决策的基本原则是什么?

3. 试述利用决策树模型进行临床循证决策分析的过程。

（赵灵燕　季聪华）

书网融合……

本章小结

第十八章　建立循证临床实践病历

近年来，大数据环境下循证医学与临床医学联系愈加紧密，信息技术的发展打破了既往临床医师知识获取的壁垒，临床医师面临多种选择，患者情感体验与价值追求受到关注，将循证医学的理念渗透临床病历是时代赋予医学诊疗活动的迫切需求。

⇒ 案例引导

　　临床案例　患者，男，68 岁，因呼吸困难入院就诊，入院时呼吸短促，吸气时三四征明显，喉鸣音重，烦躁不安，血压 135/75mmHg，心律 60 次/分，超声心动图显示心室搏出率为 35%，既往有心梗病史，现服用阿司匹林、美托洛尔、呋塞米。患者向医生咨询他是否可以服用螺内酯。

　　讨论　如果你作为患者的主管医生，你会给予患者什么建议呢？给予建议的依据是什么？

第一节　概　述

循证临床实践病历是体现循证医学基本要素且与临床实践紧密结合的病历新形式。

一、循证临床实践病历形成背景

（一）传统医学模式的改变

循证医学的核心思想是医疗决策，是在当前可获得最佳证据的条件下，重视结合医生的专业技能和临床经验，考虑患者的价值和愿望，将三者完美地结合，制订出治疗措施。随着医学模式由单纯生物医学模式向社会-心理-生物医学模式的转变，临床医学行为也由过去的理论知识加个人经验向以循证医学为依据的模式转变。

（二）现代信息技术的发展

互联网技术迅猛发展，医院信息化程度越来越高，检验系统、影像系统、合理用药、心电信息、麻醉、移动工作站等应用系统相继出台。已经实现将一个或多个医院的所有患者的全部治疗过程的记录电子文档化，并且具有强大的分析检索能力。

（三）医院电子病历的差异

医院电子病历以电子数据方式记录患者就诊的信息，是医疗机构对门诊、住院患者临床诊疗和指导干预的、数字化的医疗服务工作记录，是医院信息管理系统重要组成部分。随着医学发展和计算机技术的应用，医学临床数据量急剧增长，全国的电子病历系统还存在着地域性、技术标准差异等多样性，使得电子病历中宝贵的数据资源无法得到利用。因此在现代信息技术的助推下，整合电子病历信息，从而更好地服务于临床医疗实践，为临床医疗决策提供循证医学支持是医院电子病历研究的首要任务。

（四）患者角色地位的改变

传统诊疗以医生为中心，即患者找医生看诊，但由于诊疗时间较短，医患沟通效率低，患者很难参与到临床诊疗活动中。既往诊疗过程中以医生为主导，患者处于被动地位，患者依从性低。现阶段患者健康意识提高，诊疗过程强调"以人为本"，重视患者的情感体验与价值追求，患者由被动接受转为主动参与。

二、循证临床实践病历作用

（一）规范诊疗程序，提高医疗质量

循证临床实践病历的构建基于临床问题，激发医疗服务者自主学习积极性，有利于临床医师知识层面的扩展、业务水平和内涵素质的提高。在循证证据的指引下，优化疾病的认识和预防，提高诊断准确性，应用有效的措施改善预后并提高生存质量，促进卫生管理决策科学性与安全性。

（二）共享数据信息，实现大样本的临床分析

现代网络技术实现不同医院之间的跨区域的数据交流与数据的共享，加强资源利用的效率，也实现了循证医学的多中心大样本的研究要求。

（三）缓解医患矛盾，构建和谐诊疗环境

基于移动信息技术更新，医患双方在医疗过程中都起到积极的作用，打破传统的医疗模式，增加医患互动与沟通，实现医患之间随时随地的数据传输与分享。一方面让患者有更多的参与感与满足感，注重医学人文主义价值，另一方面缓解医患紧张局面，提高依从性。

第二节　循证临床实践病历的建立

一、循证证据临床知识库

循证证据临床知识库提供了海量患者在疾病过程中的文字、数据、图片、视频等基本临床数据信息。医生在执行临床路径的实践中，遵循循证医学的原则构建临床问题，在获取患者基本临床信息的同时，以最短的实践获取所需现有最佳证据文献，应用于支持临床医疗决策，快速挖掘出针对某种疾病的有效方法。

循证证据临床知识库通过整合、挖掘、发现有效解决临床医生在实际工作中对特定信息的需求，不仅仅是找到文献，而且找到与临床决策相关、最新的知识和答案，是临床医生快速检索、有效评价文献和获取决策信息的主要检索工具。

二、临床决策支持系统

近年来，大数据及人工智能技术助推临床决策支持的发展。临床决策支持系统区别于传统主要依靠专家系统及案例推理方法提供辅助决策的模式，利用机器学习技术处理海量院内优质历史病历，形成辅助诊断模型，继而针对当前患者的主诉、既往史、现病史、辅助检查等信息，给出推荐诊断列表，包括

疑似常见病、罕见病推荐、检验检查项目推荐、鉴别诊断推荐等，帮助医生有效提高初诊正确率，缩短确诊时长，减少误诊误治。通过对历史病历的处理建模，找到相似病历，获取最佳临床实践治疗方案；再以循证医学知识库中的标准治疗方案为补充，修正完善后，形成相关治疗方案推荐结果。

通过人工智能建立精准算法模型，解决了专家系统知识局限、更新速度慢、过度依赖人力等问题，实现了与电子病历集成的实时、无打断式诊疗决策辅助。

三、云计算、数据挖掘等技术应用

云计算是网格计算、分布式处理、并行处理等计算机网络技术发展融合的产物，将大量的高速网络连接的计算资源集中管理和调度，向用户提供软件、数据、存储、信息处理等多种服务，客户可按需付费随时获取服务并可随时扩展需求，云计算为循证临床实践病历创造了条件。

数据挖掘是20世纪90年代发展起来的一门新兴信息处理技术，涉及数据库、人工智能、统计学等众多领域新兴交叉学科，是通过对不完全的、模糊的、大量的、随机的实际应用数据处理，提取出可信的、新颖的、有效的并最终被人理解的处理过程。医学数据挖掘首先要对电子病历进行标准化处理，剔除无效数据，筛选出有价值的数据，形成一个大规模的信息库。通过对数据进行分析和挖掘，找出某种疾病的共同特征，从而为疾病的诊断提供依据，或利用数据挖掘技术筛选出的信息来建立具有一定参考价值的某种疾病的医疗方案数据库，为疾病的诊断和治疗提供数据支持。

四、立体化电子病历

建设立体化电子病历是在结构化电子病历的基础上，使用国际统一的医学描述术语作为字典，实现了对患者异常信息自动进行摘要、提示与追踪的功能。把分散的信息进行重新组织，全程收集患者的临床信息，以一种时间相关的立体模式显示患者的所有资料，最终得到患者从发病到预后的全程信息。由于是患者全程信息的追踪而且数据可以用计算机进行处理。可以在临床研究中得到更加接近疾病规律的结果。

从循证医学的模式与要求上，立体化电子病历解决了不同病历之间的描述术语的标准统一、诊断的名称统一等标准化问题，解决了患者从发病、住院、治疗与转归的全程数据收集问题，且将数据实行了量化的处理，可进行多层次的研究，所有的数据均可以反复使用，将图像、语言和数字信息借助计算机转化为同质性内容。

五、医患共建平行病历

医患共建平行病历是在传统病历基础上，融入叙事医学理念，是医患双方共同参与记录的病历集合。医患共建平行病历以循证医学为指导，通过检索中英文数据库、咨询循证与专科领域的专家学者，建立医患共建病历书写的规范化格式，不但使病历更加符合医学临床科学严谨的专业要求，还顺应大数据趋势下医学病历数据化的要求。

医患共建平行病历更注重医学的人文主义价值，有助于提高医生共情能力和患者参与度，并探索一种新的临床疗效评价模式，根据患者个体差异调整诊疗方案，更加全面真实地反映临床疗效。患者从被动接受角色到主动参与其诊疗过程，可有效地缓解医患矛盾，增强医患互信，充分调动患者的积极性，提高其依从性，使临床评价更加精准，达到更好的诊疗效果。

⊕ 知识链接

叙事医学

叙事医学（narrative medicine）是在 2001 年由丽塔·卡伦（Rita Charon）提出的医学概念。叙事医学是"由叙事能力所实践的医学"，充分挖掘了个体的叙事能力，在很大程度上整合了医学的专业性与普世性，为科学与人文之间的交流开辟了通道。叙事医学的主要内容可以概括为"三焦点、三要素、两工具"。"三焦点"指的是：人与人之间的关联性；人与人之间的共情；人类的情感，特别是负面情感。"三要素"指的是关注、再现和归属，具体而言即关注人，倾听患者的故事；再现第一步中所接收到的信息，为之赋予合适的意义；通过前两个步骤，形成归属感，建立积极的关系。"两工具"指的是细读和反思性写作。

答案解析

目标检测

一、名词解释

医患共建平行病历

二、简答题

1. 简述循证临床实践病历形成的时代背景。
2. 简述建立循证临床实践病历构建的要素有哪些？

（熊 俊）

书网融合……

本章小结

第十九章 临床循证医学实践的后效评价

📖 学习目标

1. **掌握** 后效评价的概念和后效评价的常用方法。
2. **熟悉** 常见临床循证实践的后效评价和后效评价的实施步骤。
3. **了解** 实施后效评价的原因。
4. 学会临床循证医学后效评价方法；具备临床循证医学后效评价分析能力。

⇨ 案例引导

　　临床案例 脊柱融合术后感染是一种院内获得性感染，发生率为2%～13%，有研究表明，营养不良、手术时间过长和早期术后感染等是脊柱融合术后感染的危险因素。革兰阳性菌是脊柱外科手术后最常见的感染细菌，如金黄色葡萄球菌和表皮葡萄球菌感染等。

　　讨论 临床实践中常规的预防脊柱融合术后感染的方式有：纠正营养不良，缩短手术时间，静脉滴注头孢菌素，彻底的皮肤准备、消毒等。这些方法是否可靠，如何检验这些方法的临床效果呢？

第一节　概　述

一、后效评价

　　后效评价是临床循证医学实践"五部曲"的最后一步，也是检验实践效果的关键一步，只有经过后效评价，才算完成了临床循证实践的全过程。一般来说，临床循证医学实践的后效评价是对应用循证医学的理念从事医疗活动（诊断性试验、治疗方案或药物、预后判断指标的应用、医疗卫生技术的应用等）后的结果进行评价，即通过在临床实践中应用循证医学的理论和方法进行循证决策，通过观察循证证据应用于个体病例之后是否取得了预期疗效，评价循证证据指导解决临床问题的效果。

二、为什么要后效评价

　　实践临床循证医学受到证据资源、患者意愿、医生自身水平等多方面的影响，实践效果必然会有差异，必定会有成功的经验和失败的教训，因此后效评价对于临床医生总结经验教训，从循证实践中受益，提高自身学术和医疗水平，进行终身继续教育和自我提高非常重要。我们很容易发现，随着新的方法出现，过去认为"最佳"的治疗方案逐渐被替代，不再是"最佳"的选择，有些过去认为"最佳的治疗证据"被新的临床研究发现有不良反应，甚至在利弊权衡中被评价为弊大于利。因此，临床循证医学实践的证据具有时效性，只有通过后效评价才能促进新证据的产生和应用，才能不断提高临床诊治水平。每一次循证实践后，都应该思考学到了什么？这次临床实践遇到了什么问题？这些问题是如何解决的？对今后的临床实践有何影响？下次遇到同样的临床问题如何才能做到更好？只有这样，才能不断提高临床实践能力，提高临床决策的正确性和合理性。

三、后效评价的实施

后效评价是在临床循证实践前四个步骤完成后所进行的效果评价。若成功则可用于指导下一步实践；若不成功，则应具体分析原因，找出问题，再针对新的问题进行新一轮的循证医学研究和实践，经过不断地去伪存真，以获得最佳的临床实践效果。针对当前尚无最佳据的问题，除了进一步寻找证据以外，还需要创造证据，开展高质量的原始临床研究，补充该临床问题的证据体系。后效评价的具体实施步骤如下。

1. 提出后效评价问题 后效评价是循证医学实践的最后一步，因此提出的后效评价问题来自于临床实践主题。后效评价可以是单个临床实践案例的后效评价，可以是多个相似临床循证实践案例的后效评价，因此要根据具体的目标，提出相应的后效评价问题。

2. 选择后效评价方法 后效评价的常用方法有自我评价和效果评价两种。自我评价主要评价循证实践过程是否完善，效果评价主要评价循证实践后具体取得的效果。

3. 进行主观和客观评价 选择好后效评价方法后，应围绕各自方法学要点进行原始评价数据的收集和整理。后效评价指标有主观评价指标和客观评价指标，应注意尽可能多的采用客观评价指标。

4. 发现和分析问题 根据自我评价和效果评价的具体操作方法，发现问题和分析问题。对循证实践过程中不尽理想或者临床医生实践能力欠缺的地方，应具体分析原因。如果发现循证证据的实际应用效果并不理想，也应寻找原因。分析造成这些现象的原因，如医生缺乏循证医学专业培训、原始研究证据不足等，并针对具体原因尽力改正。

5. 解决问题 针对发现的问题，提出解决方案，并付诸实施。如加强医生培训，使医生有更多的循证实践意识；原始证据不足时，则可自己发起一个高质量的原始研究，以弥补原始证据不足的欠缺等。

后效评价作为临床循证医学实践"五部曲"的最后一步，是检验实践效果的关键一步，临床医生需要坚持一种理念，在日常临床工作中，每通过临床循证的方法诊疗一个患者，都要进行效果的总结与反馈，形成后效评价的机制。但是目前我国的临床医生对后效评价思想的认知和在临床中的应用比较有限。

因此，临床医生在临床工作中不仅需要学会并掌握正确的临床思维，积极采用循证实践提高自己对疾病的诊治水平，同时需要能够进一步完成后效评价，不断改进循证临床实践的方法，提高自身学术和医疗水平，促进同行间交流，提高临床决策的正确性和合理性。后效评价对于临床医生进行终身自主学习和不断提升临床医疗水平是非常重要的过程。

同时，随着医疗信息化不断推进，数据正以多形式、前所未有的速度增长，因此积极探索建立后效评价数据库，可以不断积累后效评价成果，方便临床医生第一时间获得资料，促进循证实践在临床实践中更好的应用。

⊕ **知识链接**

"反应停"事件

"反应停"是 1953 年由一家德国公司作为抗生素合成，1957 年 10 月作为抗妊娠反应药物正式投放市场，此后不到一年的时间内，在全球 46 个国家畅销，作为一种"没有任何副作用的抗妊娠反应药物"，成为"孕妇的理想选择"。

1959 年 12 月，德国儿科医生首先报告了一例女婴的罕见畸形，1961 年陆续报告很多类似畸形儿。这些畸形婴儿没有臂和腿，手和脚直接连在身体上，很像海豹的肢体，故称为"海豹肢畸形儿"。1961 年 12 月，澳大利亚产科医生威廉·麦克布里德在英国《柳叶刀》期刊上发文指出，"反应停"可导致婴儿畸形。"反应停"进入市场至 1962 年撤药，全世界 30 多个国家和地区共报告了 12000 多名海豹儿，各个国家畸形儿的发生率与同期"反应停"的销售量呈正相关。

第二节　后效评价的常用方法

后效评价的常用方法有回顾循证实践过程并对循证实践能力进行自我评价和前瞻性地对循证实践产生的效果进行评价两种。

一、自我评价

通过再评价实施循证临床实践过程中的各步骤，评价自身的循证实践能力，帮助临床医生认识自身的能力和缺陷，有效地将可获得的最佳证据与临床实践整合。自我评价是对循证医学实践"五部曲"前四步的评价。

1. 评价"提出问题"的能力　围绕"提出临床规范化问题"这一步骤的要求，临床实践者应以提问的方式，从以下 5 个方面来评价"提出问题"的能力：①有没有按照 PICO 的原则提出临床问题？在临床实践过程中，提出的临床问题是否规范？②描述的临床问题是否简洁明了、重点突出，是否符合一定的格式？有没有将"背景"问题更多地转化为"前景"问题？③在积累了一定的经验后，可否进一步明确临床问题的关键所在，并对最初提出的临床问题进行修改完善，以进一步优化临床问题？④提出问题过程中若遇到障碍，能否想办法克服？有没有能力对复杂的临床问题进行规范化处理？⑤有没有养成良好习惯，随时记录临床实践中随时可能出现的新问题以待日后解决？如果以上 5 个问题都是肯定答案的话，那么后效评价结果就被认为是良好的，有了很多提高临床技能的机会。

2. 评价"寻找最佳外部证据"的能力　围绕"寻找最佳外部证据"这一步骤的要求，临床实践者应从以下 7 个方面评价"寻找最佳外部证据"的能力：①有没有去寻找证据？在遇到实际临床问题时，是否形成了寻找最佳外部证据的习惯？②是否熟悉本领域内临床决策最佳临床证据的来源？③面对特定的临床问题，能否迅速利用已有的硬件、软件和网络技术条件，找到支持临床决策的最佳证据？④是否有能力从众多庞杂的信息来源中找到需要的外部证据？有没有能力对获取的证据进行快速筛选？⑤在寻找证据的过程中有没有逐步提高检索的效率？检索证据要兼顾灵敏度和特异度，以使查询到的资源不至于太多（误纳入过多证据使工作量偏大）从而影响效率；也不至于太少，以致漏掉很多关键证据。是否具备兼顾灵敏度和特异度的检索能力？⑥在数据库检索时，有没有能力使用截词、布尔语言、MeSH 词、限制词及无文本智能检索等高级检索工具？⑦与专业文献管理人员以及水平较高同行的检索相比，我们的检索结果差异有多大？通过第三方的比较，来评判临床实践者"寻找最佳外部证据"的能力。

3. 评价"严格评估证据质量"的能力 在检索到原始证据后，要对这些证据进行真实性、临床重要性和适用性评价。围绕"严格评价证据质量"这一步骤的要求，从以下 4 个方面来评价"严格评价证据质量"的能力：①是否确实严格评价了外部证据？评价外部证据的方法是否正确？如果没有严格评估证据，原因是什么？如何克服这些障碍？②严格评估指南是否适用于临床工作？在应用指南推荐时，是否明确评价过对当前患者是否适用？③能否逐渐做到准确、熟练地使用某些严格评估的指标，如似然比、NNT 等？能否以量化的指标来对真实性、重要性和适用性进行评价？④有没有对自己评价证据质量的能力进行及时总结？

4. 评价"整合外部证据与患者期望"的能力 临床循证实践的第四步是将经过严格评价的证据与临床经验、患者的期望相结合，做出临床决策。这方面能力的评价需要考虑以下 3 个方面的问题：①是否真的将严格评价的证据整合到临床实践中去？获取的有益证据是否切实地应用到了临床实践过程中？在应用过程中是否遇到困难？②能否逐渐做到准确且熟练地调整严格评价的指标（例如验前概率，NNT 等）以适应具体的病例？是否具备量化评价外部证据，并以量化结果与患者期望结合？③能否更有效、更精确地依据具体的患者调整临床决策方案？能不能解决在整合证据制定决策过程中出现的争议？当遇到适用性问题时，是否有能力做好调整？

经过上述四个步骤的自我评价，临床医生对于自身的循证实践能力和缺陷有了充分的认识，通过进一步有针对性的学习，逐渐弥补循证实践能力的缺陷，使循证实践能力不断强化和提高。

二、效果评价

效果评价是对临床循证实践取得的后续效应进行评价，即评价按照循证证据、患者的意愿和医生的能力三者结合后取得的临床诊疗效果，是否提高了临床实践质量，是否做到了临床实践确实有据可循？

简单的效果评价是评估治疗、诊断、预后证据在一个患者或一系列患者中应用的结果。但由于结果受随访等因素的影响，需要很长时间的前瞻性观察来完成。一般来讲，效果评价可从以下三个方面开展。

1. 临床实践质量是否得到了改善 从临床循证实践的效果角度看，临床医生实践能力的提高对于改善临床实践质量应该起到关键的作用。评价临床实践质量，可间接评价循证临床实践效果。临床实践质量的提高具体体现在以下两个方面：①临床思维的改进，当发现新证据表明既往的临床决策需要改变时，能够克服旧的思维惯性并及时进行诊疗行为的适当调整，以确保最新最佳证据能够用于临床实践。②临床决策依据的监测，对循证实践过程，如诊断、治疗、预后等方面的决策依据进行监测与分析，以判断循证实践是否正确，采用的方法是否科学。

2. 临床实践是否有证可循 评价循证实践效果的另一个方面是临床实践有证可循的比例有多大？Iain Chalmers 等人 1989 年发表的研究表明，在产科使用的 226 种方法中 20% 有效或疗效大于副作用，30% 是有害或疗效可疑；50% 缺乏高质量证据，自此之后整个医学界都在关注临床实践应该有证可循。在我们的临床诊疗过程中，如果每一项诊疗措施都尽可能地按照临床循证医学的思想进行证据寻找和严格评价，临床实践中有证可循的比例就可能大幅度提高，临床实践的质量也将会进一步提高。

3. 临床实践的具体效果是否提高 采用临床循证医学实践的思想，临床诊治过程变得有证可循，在此指导下的临床实践过程所取得的效果就有了保障，应该比传统的经验诊疗效果更好。因此，临床实践的具体效果是否提高，是效果评价的最直接、最可靠的指标。对于病因与危险因素来说，疾病发生率的降低是具体效果的体现；对于诊断方法来讲，诊断的灵敏度、特异度提高是具体效果的体现；对于防治工作来讲，具体干预措施效果指标（如有效率、治愈率、生存期等）的提高是具体效果的体现。评价临床循证实践的群体患者后效，可通过比较以往传统经验方法的 NNT、NNH、复发率、确诊率、病死率、生存率以及质量调节寿命年（QALY）等指标来实现。评价单个患者的后效，可详细记录患者情况与以往经验结果比较。若循证临床实践的结果较以往经验明显改善，证明循证证据的正确性，可对今后处理类似问题起到指导作用。如果后效评价显示效果欠理想或不佳，则应当考虑对循证实践过程的每一步进行再评价，分析原因并加以改进。

第三节　常见临床循证实践的后效评价

一、病因与危险因素循证实践的后效评价

病因和危险因素的循证实践，可以帮助临床医生弄清病因，确定危险因素及其危害程度，针对病因和危险因素进行干预（包括预防和治疗）可以控制疾病，降低疾病发生率。因此，循证诊治的效果可以作为病因和危险因素循证实践的后效评价指标。篇首脊柱融合术预防术后感染的案例中，在临床循证实践过程的后效评价时，可通过自我评价和效果评价两方面进行。

通过从提出问题的能力、检索证据的能力、严格评价证据的能力和应用证据的能力这四个方面进行自我评价，知道脊柱融合术后感染的危险因素和常见感染细菌，并有了针对病因和危险因素的防治方法，我们有能力根据患者的基本特征，对不同患者进行针对性治疗。效果评价则从临床实践质量、有证可循和实际效果这三方面进行评价，因遵循了循证医学思维，对脊柱融合术后感染的防治有了充分认识，对个性化特征的患者进行个性化危险因素纠正，如改善营养状况、尽量缩短手术时间等，进行预防性抗生素应用，取得了实际效果。对患者个体而言，评价是否避免了脊柱融合术后的感染；对于群体而言，评价是否降低了脊柱融合术后的感染率。

二、循证诊断试验的后效评价

在临床循证实践过程中，选择何种诊断方法以及如何依据诊断试验的结果进行临床决策，是临床诊疗工作的基本思维。选择何种诊断方法，依据诊断试验的效能、对疾病诊断的准确性、安全性、患者的可接受程度和诊断试验的花费等。诊断试验的后效评价包括自我评价和效果评价。诊断试验评价的主要目的是为了有效、方便、快速地确诊疾病，提高疾病的早期发现能力，最终提高治疗疾病能力。后效评价从提高检出率、对治疗策略和健康结局的影响等方面进行。

1. 提高检出率　胃癌的早期诊断对取得好的疗效至关重要。为提高早期胃癌的检出率，传统的早期诊断方法是做胃镜，但这种方法不便于大规模推广。基于这样的临床实际需求，经过循证发现有不少原始研究提出用胃蛋白酶指标来做早期诊断，有较高的灵敏度和特异度。经实际应用，发现确实能提高胃癌的早期检出率。

2. 对治疗策略的影响　有些诊断性试验用于鉴别某些疾病，帮助医师选择最恰当的治疗手段，减少或避免治疗的不良反应。例如良性肿瘤和恶性肿瘤在治疗策略上完全不同；乳腺癌需要手术、乳腺小叶增生就不一定要手术；良性肿瘤术后不需要化疗，而恶性肿瘤术后多数需要辅以化疗等。对此，后效评价的重点就是诊断试验是否提高了诊断的可靠性，加强了治疗策略的科学性，减少或避免了治疗的不良后果。

3. 对健康结局的影响　有些诊断性试验用于疾病的早期诊断，早期发现疾病以改善预后。如通过甲胎蛋白（α - fetoprotein，AFP）的测定发现早期肝癌患者，实现了对肝癌的早期治疗，延长了患者的生存期。后效评价从健康结局——患者的生存期入手，评价用与不用甲胎蛋白（AFP）测定这一诊断试验对生存期的影响，如果延长了生存期，则应继续推荐在体检中将甲胎蛋白作为常规肿瘤标志物指标进行测定。

三、循证治疗实践的后效评价

在对疾病做出正确诊断后，临床医师应选择对患者安全、有效、经济的治疗措施和药物对患者治疗。治疗后除了疗效，也可能会出现不良反应，应进行后效评价。

对疾病治疗的后效评价也应权衡对患者的利弊，既要考虑近期指标，也要考虑远期指标。可以考虑客观的疗效指标，也可包括患者的生命质量指标等。在临床循证实践中，对药物治疗的后效评价非常必要，可以帮助发现不良的远期效应，避免对患者带来后续伤害。例如当年 SARS 患者的治疗，使用了大剂量的激素，有许多患者出现了股骨头坏死等远期不良反应。早期链霉素的使用，少数患者出现耳聋的不良反应。发现这些问题后，后续患者再使用这些药物应采取谨慎态度。

循证治疗实践的后效评价可采用自我评价和效果评价两种。自我评价重点关注对证据评价的全面性、有效性、安全性、经济性。要关注临床医生利弊权衡的能力，例如 SARS 治疗中，在没有更好办法的情况下，挽救生命与远期的股骨头坏死相比，挽救生命更重要，利弊权衡的结果是使用大剂量激素。随着高安全性抗生素的出现，链霉素可以被取代，尽可能不要使用。效果评价重点关注临床循证实践后的效果与安全性，可通过个体和群体指标来评价。

四、疾病预后循证判断的后效评价

根据获得的疾病预后判断证据，结合患者的具体病情及医师的临床技能，判断或估计患者的预期后果，并给患者提出建议，是疾病预后循证判断的基本过程。疾病预后效果评价的主要内容是对预后估计的结果追踪，以确定患者的实际预后与预期结果的差异。在发现差距后，可以从患者特征、干预方法等方面，分析发生这些差距的原因，并对预后证据进行校正。

五、药物不良反应循证实践的后效评价

当临床医师决定对患者采取某种医疗措施或手段时，必须考虑这些措施是否会给患者造成什么不良反应或后果，尤其是药物不良反应，权衡效果和不良影响的大小，最后在权衡利弊的基础上决定该方法是否值得推广。

药物不良反应除了常在疾病治疗研究证据中出现外，更主要的来自药物上市后的安全性再评价，最佳证据来自于 2000 例以上大样本的四期临床试验和药物不良反应监测证据，这些证据能发现小概率的不良反应。药物不良反应循证实践的后效评价中自我评价和效果评价同等重要。自我评价重点关注证据检索与证据评价是否规范，指导用药时是否考虑了患者的个性化特征；效果评价重点关注对不良反应的预防与及时处置。

六、临床实践指南应用的后效评价

临床实践指南是二次研究证据，是以严格评价筛选后的证据为依据，由行业专家制定的用于指导特定疾病的诊断、治疗和预后等临床实践的指导性文件。由于人们对疾病的认识有一个渐进的过程，支持指南意见的原始证据质量参差不齐，随着时间的推进不断有新证据出现，故临床实践指南具有时效性。因此，临床实践指南在应用于临床实践以后，需要不断进行后效评价，以促进临床指南的不断更新和完善。

临床实践指南的后效评价可通过自我评价和效果评价两种方法进行。自我评价可通过对指南研制的过程是否科学、指南中的推荐意见是否遵循最佳证据、证据水平是否足够高等方面进行评价，通过后效评价判断是否需要修订。效果评价是了解在指南指导下进行临床实践活动所取得的效果，以群体患者的临床循证医学实践结果为基础，对比以往的 NNT、NNH、复发率、确诊率、病死率、生存率等效应指

标，得出评价结论。

著名的"反应停"事件告诉我们，有些过去认为"最佳的治疗证据"，被新的研究发现有不良反应，甚至弊大于利，因此需要通过后效评价促进新证据的产生和应用。我国高度重视规范用药，在2021年9月，发布了《国家重点监控合理用药药品目录调整工作规程》，旨在加强我国临床合理用药管理，不断规范临床用药行为，维护人民群众健康权益，实现安全、有效、经济、适宜的合理用药目标。

答案解析

目标检测

一、多选题

1. 后效评价的实施步骤是（ ）

    A. 提出后效评价问题　　　　B. 选择后效评价方法　　　　C. 进行主观和客观评价

    D. 发现和分析问题　　　　　E. 解决问题

2. 为什么要做后效评价（ ）

    A. 临床循证医学实践的证据具有时效性

    B. 实践临床循证医学由于各种原因会有差异

    C. 后效评价是临床循证医学实践的最后一步

    D. 后效评价可帮助医生总结经验教训，从而受益

    E. 以上都不正确

3. 效果评价可以从哪几个方面开展（ ）

    A. 临床实践质量是否得到了改善　　　　B. 临床实践是否有证可循

    C. 临床实践的具体效果是否提高　　　　D. 评价的综合能力

    E. 以上都不正确

二、名词解释

1. 后效评价

2. 自我评价

3. 效果评价

三、简答题

1. 为什么要实施后效评价？

2. 后效评价的基本实施步骤是什么？

3. 如何进行疾病治疗的后效评价？

（赵灵燕　季聪华）

书网融合……

本章小结

第三篇　临床循证医学实践指导

实践一　如何发现与提出临床实践中的问题

【目的】通过实习掌握在临床实践过程中发现问题、提出循证医学问题的方法。

【时间】2~4学时。

【内容】有问题才会有思考，通过思考才能对问题有深入全面的了解，才有可能找到解决问题的有效方法。

在循证医学实践过程中，根据具体的临床情况发现和提出问题是循证医学的第一步。问题的提出对于证据收集策略的制定，提高解决临床问题的针对性，具有非常重要的作用。

而在众多的临床问题中，应该首先问什么样的问题呢？我们多按照以下的顺序考虑：对患者生命非常重要的问题，患者与医生最关心的问题，或者是医学的共性问题等。

在临床上提出的循证问题，可以从大的方面分为背景性问题与前景性问题两大类。在提出临床问题时，为使提出的循证问题规范化，循证问题一般需具有一定的结构。

对于背景性问题来说，一般包括两部分内容：一个问题的词根（5W + H），再加上一种疾病或者疾病的某个方面，从而构成一个医学的背景问题。举例如下。

病例1　王某，女，36岁，因8小时前突发无明显诱因的持续性下腹疼痛入院。20天前月经当来而未至，10天前阴道开始出血，月经量较以前少，并伴轻微腹痛。昨天突然腹痛加重，以右侧为重，阴道出血量较前增加，并伴随恶心、呕吐，但没有头晕与腹泻症状。平时月经周期28~30天，经期5~6天，无痛经史。28岁结婚，婚后夫妻生活满意，孕3产1，流产2次，剖宫产1次。未采用避孕措施。查体：T 37.3℃，P 98次/分，R 18次/分，BP 100/60mmHg。腹部未触及明显包块，腹肌较紧张，下腹部有压痛及反跳痛。阴道壁光滑，可见陈旧性血块，后穹隆饱满，触痛明显，宫颈光滑，抬举痛阳性，双侧宫体附件压痛明显，并以右侧为重。

对于临床医学专业低年级的学生来说，病例1中可能存在许多的背景性问题，如阴道出血的原因有哪些，阴道的生理性出血与病理性出血如何鉴别，月经延迟的常见原因有哪些，什么是早孕反应，后穹隆饱满是否正常，何谓宫颈抬举痛，抬举痛阳性有何临床意义，宫外孕有哪些体征，如何确诊宫外孕，黄体囊肿易发于哪个年龄段，黄体囊肿有哪些体征，如何确诊黄体囊肿，等等。

病例2　65岁，男，因脑卒中入院。检查发现右臂及右腿无力，双侧颈动脉有杂音，多普勒超声检查发现患者同侧的颈动脉中度狭窄。有文献报道，对于有症状的颈动脉狭窄，既可以采用阿司匹林进行药物治疗，也可以应用外科手段进行治疗。

针对病例2，我们可能想知道阿司匹林能否降低患者再发脑卒中的危险性。为此，可以采用PICO方法构建问题。

P：老年男性，脑卒中，颈动脉狭窄

I：阿司匹林

C：安慰剂

O：再发脑卒中的危险性

若欲了解颈动脉杂音能否提示患者存在颈动脉狭窄，可依据下列关键词进行提问。

P：老年男性，脑卒中，颈动脉杂音

I：多普勒超声

C：血管造影术

O：诊断颈动脉狭窄

至于采用颈动脉内膜切除术是否对中度颈动脉狭窄患者有效的问题，同学们自己进行设计。

……

前景性问题一般包括 3~4 部分，即 PICO。

一般是针对临床诊断过程中存在的问题，诸如如何选择适当的检验方法，如何判断检验的结果，如何评价检验方法，患相关疾病的患者有何特征，容易出现哪些合并症，该类疾病有何特殊的症状与体征等。

病例 3 患者，男，35 岁，咽喉发炎 2 天。不发热，没有咳嗽。颈前淋巴结大，咽后未见分泌物。

近期内科杂志上的一篇文章中提出，快速的链球菌抗原检验在检测 A 族 β 型溶血性链球菌时灵敏度较低。那么对于该患者的临床检测是采用快速的链球菌抗原检验还是进行咽培养？对于该问题，可以形成如下 PICO 关键词。

P：成年男性，咽喉炎，可能是由链球菌感染引起

I：快速链球菌抗原检验

C：咽培养方法

O：确证或排除链球菌感染的可能性

病例 4 患者，男，45 岁，因急性胰腺炎入院，诊断为单纯性胰腺炎，经内科治疗效果好，准备出院。但有专家认为，所有的胰腺炎患者均应行 CT 检查，并且应该越早越好。因为 CT 检查是胰腺炎的诊断手段之一，有助于排除其他疾病，并且有利于对患者的预后进行评估。而主管医生认为，患者经过内科治疗后效果良好，不必再浪费金钱与医疗资源进行上腹部 CT。那么是否应该对该患者进行上腹部的 CT 检查？

针对该问题，经在美国放射学会网站检索发现，增强 CT 或增强 MRI 多用于评估胰腺坏死、胰腺周围炎症和积液，仅适用于临床、生化和生理指标提示病情严重、低 APACHEII 评分者。目前还没有前瞻性研究结果证实，常规进行影像学检查会改善预后。而腹部 CT 多用于重症胰腺炎，或用于评估并发症。该项检查极少需要在 72 小时内进行，除非诊断不能确定。该项检查不适用于轻度胰腺炎而没有指征的患者，除非用于排除腹部肿瘤。

在临床实践过程中，治疗问题非常广泛，像如何选择治疗方案，如何预测治疗方法的效果，哪种治疗方法更为物有所值、利大于弊，该种疾病有无特效疗法等。

病例 5 患者，女，55 岁，已绝经，例行体检。静坐式生活方式，长期重度吸烟，患高血压。为预

防骨质疏松以及缺血性心脏病，准备进行激素替代治疗。但其 75 岁的母亲最近被诊断为乳腺癌，肿瘤科医生说她有乳腺癌的家族史，使用激素替代疗法可能增加发生乳腺癌的危险性。

鉴于上述情况，该女性还能够使用激素进行替代治疗吗？我们可构建下列 PICO 关键词用于检索。

P：老年女性，高血压，有乳腺癌家族史

I：长期激素替代治疗

C：短期/不使用激素替代治疗

O：减少缺血性心脏病、骨折的可能性，增加发生乳腺癌的危险性

预后问题是医生与患者共同关心的问题，如何预测患者可能出现的临床进程，患者可能出现什么样的临床结局？可构建 PICO 关键词如下。

病例 6　患者，男，80 岁，因晕厥入院。儿时患过风湿热，多年来伴有中等程度的主动脉狭窄，没有症状。超声心动图显示严重的主动脉狭窄，横截面积为 $0.75\mathrm{cm}^2$。专家建议进行心导管插入术，并替换主动脉瓣。患者不愿意手术。

如果不手术的话，患者的预后如何？可构建 PICO 关键词如下。

P：老年男性严重主动脉狭窄患者

I：主动脉瓣替换手术

C：单纯内科护理

O：患者寿命与生活质量的改善程度

在临床实践过程中，了解疾病的病因问题，辨别引起疾病的原因，分辨哪些是疾病的诱因，在日常生活中如何避免这些不利因素，对于疾病的预防及对因治疗具有重要意义。

病例 7　患者，男，40 岁，无吸烟史，最近被诊断为膀胱癌。20～30 岁间从事屋顶维修工作，长期接触石棉材料。

患者想了解他患膀胱癌是否与原来的职业有关？针对患者问题，形成如下 PICOs 检索词。

P：中年男性无吸烟史膀胱癌患者

I：10 年石棉职业暴露

C：无石棉职业暴露男性

O：50 岁前发生膀胱癌的危险性是否增加

病例 8　患者，男，35 岁，患有糖尿病，近因发热伴胸痛、呼吸困难入院，查体发现，体温 38.5℃，患者左侧胸部中下位置叩诊为实音，听诊呼吸音消失，语音传导障碍。诊断为结核性胸膜炎。医生对患者进行常规性抗结核治疗：RFP（利福平）＋INH（异烟肼）＋SM（链霉素）＋PZA（吡嗪酰胺），抽胸水。治疗过程中，发现患者的中毒反应较为严重，而皮质激素可以减轻机体的变态反应和炎症反应，使毒性症状很快减退，促进胸水的吸收，还可降低胸膜粘连、增厚出现的概率。

对于上述问题，在检索栏中提出"为减少毒性反应并控制胸膜增厚，是否该给予糖皮质激素"的问题，显得提出的问题范围太宽；而提出"结核性胸膜炎的最佳治疗是什么"的问题，又显得提出的问题范围太窄。提出"强的松用于糖尿病合并结核性胸膜炎的患者有效吗"，可能较为合适。使用 PI-

COs 结构，可以提出如下检索词。

　　P：中年男性，结核性胸膜炎，糖尿病

　　I：糖皮质激素

　　C：安慰剂

　　O：结核中毒反应，胸膜粘连

　　请参考上述问题提出的方法，根据下述问题，提出临床循证问题。

　　TB 胸膜炎用糖皮质激素与安慰剂对照能否减轻毒性症状、减少胸水量、减轻胸膜增厚和粘连程度？是否降低结核性胸膜炎的治愈率，延长病程？是否增加结核复发率和病死率？

　　病例 9　患者，男，53 岁，木工。因进行性吞咽困难 6 个月、近来出现呼吸困难而急诊入院。

　　患者自诉 6 个月前在吞咽食物后偶感胸骨后停滞或异物感，但不影响进食；此后出现进行性吞咽困难，开始时对固体性食物，后逐渐对半流质、流质饮食出现困难。吞咽时胸骨后有烧灼痛、钝痛，近来出现持续性胸背部疼痛。2 个月前开始出现剧烈阵发性咳嗽，伴血痰，近几周出现声音嘶哑。检查发现患者极度消瘦，虚弱，口唇发绀，呼吸困难，体温 38.3℃，脉搏 89 次/分，左锁骨淋巴结肿大、质硬、不活动。胸部 X 线检查显示纵隔增宽，食管钡餐示食管在气管权平面梗阻。食管镜活检后，病理报告为食管鳞状上皮癌。诊断为食管癌Ⅵ期。请针对病例 9 的情况，提出临床治疗循证问题。

　　病例 10　患者，女，10 岁，患有急性尿路感染，医生拟采用经验性治疗。

　　医师 A 倾向使用呋喃妥因治疗 3~7 天。医师 B 认为复方新诺明治疗 7~14 天更好。作为一名住院医师，该怎么做？

　　病例 11　某患者发生闭合性胫骨干骨折，有充分证据证明，髓内钉内固定是业内公认的金标准治疗方法。但患者所在的医院及其主治医师却很少做髓内钉，技术很不熟练。对该患者该怎么处理？

　　请根据以上提出临床问题的方法，在下列病历及病例讨论中发现临床问题，提出临床循证问题。

　　病例 12　患者，女，22 岁，已婚，某钢铁厂工人。主诉：四肢大关节游走性疼痛半年，心悸、气促 3 周，双下肢水肿 1 周。4 年前关节曾疼痛，但活动未受限，没有红肿。今年 1 月因受凉出现发热，随后肩、肘、腕、膝、踝等大关节出现游走性疼痛。疼痛时关节活动受限，踝部及足部出现过红肿，双侧上、下肢出现过"环状红皮疹"，时消时现。无心悸、胸闷、心前区不适等症状。被其他医院诊断为"风湿热"，曾用青霉素、吲哚美辛（消炎痛）、中药等治疗，症状时好时坏。近来上述症状再次出现，并在劳累时出现心悸、心前区不适及气促。夜间气促加重，尚能平卧入睡。同时全身乏力，食欲不振，时有恶心、呕吐。在门诊诊断为"风心痛"，使用"青霉素、吲哚美辛、地高辛及双氢克尿噻"等多种药物，疗效不佳。1 周前症状加重，夜间出现阵发性呼吸困难伴双下肢水肿，小便少、黄，频繁恶心、呕吐。无发热、咳嗽、咯血、心前区疼痛及晕厥等症状。发病以来，出汗多，精神倦怠，饮食及睡眠不好，大便尚正常，体重无变化。平素身体健康，无药物过敏史，未到过流行病区，居住环境一般，工作环境潮湿，无特殊嗜好。20 岁结婚，爱人健康。13 岁初潮，月经周期 28~30 天，经期 3~5 天，经量中等，无痛经史，白带不多，无特殊臭味。1 年前足月顺产 1 子，身体健康。无流产、早产、死产及手术产史。T 38℃，P 104 次/分，R 24 次/分，BP 120/70mmHg。表情痛苦，神智清楚，皮肤黏膜较苍白，无发绀、黄染、出血点、瘀斑等。叩诊心浊音界向下扩大。听诊心率 104 次/分，节律整齐，心尖区可闻及Ⅳ级全收缩期吹风样杂音和舒张中晚期隆隆样杂音，收缩期杂音向左腋下传导，吸气时减弱。主动脉瓣区及胸骨左缘第3、4肋间可闻及舒张早期叹气样杂音，向胸骨左下缘传导。心音无异常，$A_2 < P_2$，未闻及奔马律等附加心音，毛细血管搏动征阳性，双侧股动脉可闻及枪击音和双重杂音。肝脏在剑突下7cm，右肋缘下4cm，边缘钝，质地充实，表面光滑，无明显压痛。肝颈静脉回流征阳性。腹部叩诊呈鼓音。脊柱四肢无畸形、压痛及叩击痛，踝关节以下凹陷性水肿，肌肉无萎缩。白细胞 11.2×10^9/L，中性81%，淋巴18%，单核1%。红细胞沉降率18mm/h。抗"O"1:1000。初步诊断：①风湿热；②风湿性心脏病。

病例13 患者，女，36岁，反复心悸、气促3年，双下肢水肿半年，症状加重伴咳嗽、咳痰1周。3年前患者重体力活动后出现心悸、气促，休息后可缓解。以后一般体力活动后即感心悸、气促。心脏彩超提示"二尖瓣狭窄并关闭不全"，服用"倍他洛克""卡托普利"后症状有所缓解。半年来夜间反复出现阵发性呼吸困难，双下肢水肿，尿量减少，间断服用"地高辛""呋塞米"后症状可缓解。1周前受凉后出现咳嗽、咳白色黏痰，前述症状加重，不能平卧，尿量每天400~500ml，自服"地高辛""呋塞米"症状未减轻。T 36.5℃，P 104 次/分，R 24 次/分，BP 115/85mmHg，半卧位，二尖瓣面容，口唇轻度发绀，颈静脉怒张。心前区可见弥散性搏动，心尖搏动位于左第6肋间锁骨中线外1cm处，有轻度抬举感，心浊音界向左下扩大，心尖区可闻Ⅳ级全收缩期杂音和舒张晚期隆隆样杂音。双下肺可闻细湿啰音，肝剑突下3cm、右肋下2cm可及，质软有轻压痛，肝颈静脉回流征阳性。双下肢膝关节以下凹陷性水肿。白细胞 11.2×10^9/L，中性81%，血红蛋白95g/L，X线胸部正位片显示双侧肺纹理增粗，肺淤血，左房、左右室扩大。

病例14 患者，男，56岁，因"发现血压增高9年"入院，经降压治疗后血压控制平稳。但患者入院后反复咳嗽、咳黄色稠痰、量多，经抗感染治疗咳嗽无明显好转。查体：T 37.5℃，BP 120/70mmHg，HR 70次/分，律齐，心尖搏动位于左第5肋间锁骨中线上，未闻及杂音，右肺部下肺野呼吸音粗，可闻及少许湿啰音，无哮鸣音。血常规：WBC 9.8×10^9/L，N 80%。X线胸片：右上肺一圆形浅淡影，直径约1.5cm，左心室稍丰满。

病例15 患者，男，50岁，因劳动后心悸、气短3年，近期症状加重并伴下肢水肿1个月入院。体检：BP 100/60mmHg，R 24 次/分，P 120 次/分，房颤律，心尖区舒张期杂音，未闻及收缩期杂音，双肺呼吸音粗，双下肺可闻细湿啰音，肝在剑下6cm、右肋下4cm可及，质中等，有压痛，肝颈静脉回流征（+），双下肢膝关节以下凹陷性水肿。患者还需要做哪些检查？

病例16 患者，男，68岁，干部，因"心悸、气促5年，双下肢水肿3年，加重伴不能平卧1周"入院。入院查：T 36.5℃，P 120 次/分，脉搏短绌，R 26 次/分，BP 100/70mmHg，半卧位，急性痛苦病容，口唇发绀，颈静脉怒张，心尖搏动位于左第7肋间锁骨中线外4.5cm处，有轻度抬举感，心界向双侧扩大，房颤律，频率132次/分，第一心音强弱不等，心尖区及胸骨左缘第5肋间可闻及Ⅱ级收缩期吹风样杂音，并向左腋下传导，腹膨隆，肝于剑下4cm、右肋下2cm可及，质中等，有轻压痛，肝颈静脉回流征阳性，移动性浊音阳性。双侧膝关节以下凹陷性水肿。诊断为扩张型心肌病，全心扩大，相对二、三尖瓣关闭不全，房颤律，心功能Ⅳ级入院。入院后每日给西地兰0.2mg 静脉推注，利尿合剂（10% GS、呋塞米、多巴胺、氨茶碱、苄胺唑啉、罂粟碱等）静脉滴注，地高辛片0.25mg Po. Q. d.，培哚普利片2mg Po. Q. d.，小剂量阿司匹林120mg Po. Q. d. 及抗感染、止咳、化痰治疗。每2日复查血电解质、肝肾功及血地高辛浓度。经以上治疗，患者心悸、气促症状减轻，夜间可平卧，但仍有夜间阵发性呼吸困难。今晚20：00，患者突然出现意识丧失，面色青紫，呼之不应，血压为0，心电监测示心室纤颤，立即予 250J 体外电除颤，转为房颤，持续 20 秒后再次出现室颤，为细颤，立即静脉推注肾上腺素 2mg，300J 电除颤，心电图显示一直线，再次静脉推注肾上腺素 2mg，心电图仍为直线，呼吸随之停止，立即行气管插管加压给氧，持续胸外心脏按压，反复肾上腺素、呼吸兴奋剂等静脉推注无效。于 20 50 分仍无心跳和自主呼吸，瞳孔散大，心电图仍为直线。抢救无效死亡。

现以病例 17、18 为例，介绍两个病例的讨论过程。

病例 17　患者，男，48 岁，干部，因反复咳嗽 2 个月余伴心悸、下肢水肿 20 天入院。患者 20 天来因劳累出现咳嗽，轻微活动后感心悸、气短、乏力。无发热，能平卧，无心前区及腰腹部疼痛，无恶心、呕吐、腹泻及厌食，无皮肤瘙痒，无记忆力减退，无四肢麻木，无出血倾向。精神可，但睡眠较差，食欲稍减退，大小便正常。既往体检发现高血压（130/110mmHg），未坚持测血压，未服用降压药物。曾患有多囊肾、多囊肝。体检：T 37℃，HR 104 次/分，R 21 次/分，BP 150/105mmHg。慢性病容，贫血貌，无尿臭，皮肤无黄染，口腔黏膜无溃疡，颜面无水肿。心界向左下扩大，无抬举感，律齐，无杂音，心尖区可闻奔马律，无心包摩擦音。腹部双肋下丰满，可触及双肾，右肾下缘在右肋下 12cm，表面光滑，无触痛，肝脾未触及，腹水征阴性。双下肢踝部轻度浮肿。实验室检查：血常规正常；尿比重 1.008，白细胞 +；尿素氮 12.4 ~ 13.7mmol/L，肌酐 578 ~ 579μmol/L，24 小时肌酐清除率 23ml/L；腹部 B 超可见双侧多囊肾、多囊肝。血糖、血脂、血电解质正常；心电图 TV_1 ~ V_6 波倒置；胸片呈现主动脉型心脏改变，彩色超声心动图示主动脉内径增宽，各房室内径增大，以左室扩大为主；眼底检查发现动静脉交叉压迫征。

住院经过　入院后经强心、利尿、降压、抗感染、保护肾功能等治疗，数日后心衰改善，心悸、气短、咳嗽、水肿等症状消失，心率降至 70 次/分左右，奔马律消失，血压维持在 150/90mmHg 左右，透析药物因腹泻不能耐受而停。日尿量维持在 1000 ~ 2000ml，肾功能无改善。

【讨论】

××医学院第一附属医院心内科 A 医师：患者的诊断是明确的，为先天性多囊肾、多囊肝，合并慢性肾功能不全尿毒症期，肾性高血压，高血压心脏病，左心室心脏病，左心室肥大，窦性心动过速，心力衰竭，心功能 Ⅱ 级；肺部及尿路感染。患者系中年男性，病程长，病情发展缓慢，虽客观反映肾功能严重损伤，因无尿毒症的临床表现，故多年未引起重视。此次因过度劳累起病，主要表现为心功能不全而收住本科。经检查并结合病史，考虑心功能不全是由于高血压长期未得到良好的治疗，致靶器官损伤，加上代谢产物引起心肌损伤所致。高血压是继发病，继发于多囊肾。经治疗虽然血压维持在正常范围，心衰有所控制，但肾功能差，如何改善肾功能是关键。会诊目的是请各位专家提出诊治的宝贵意见，尤其是今后长远治疗方向，如血液透析和肾移植问题等，请各位专家具体指导。

××省第一人民医院泌尿外科 B 医师：患者的家族史不详。一般情况好，腹部两侧丰满，多年前发现多囊肾，患有高血压。检查发现多个肾囊腔，尿素氮明显升高，肌酐清除率粗算 12ml/min，尿比重低。现在危及患者生命的主要是多囊肾，该患者病情属 Ⅲ 期。该期药物治疗无效，预后差，很少存活超过 55 岁。过去的治疗方法是通过手术破坏囊肿，减轻肾组织受压，可延长寿命。但近年来主张做手术者较少，仅限于 Ⅰ、Ⅱ 期患者，Ⅲ 期患者做手术风险大，曾做过两例，术后肾功能急转直下，本例已有心血管的损伤，肾功能差，已失去手术机会，不做手术估计还可活一段时间。目前血压可控制，尿量尚正常，可把代谢产物排出去，尚无尿毒症表现，血透可暂缓。患者一般情况好，年龄不算大，可最后考虑肾移植。

××医院泌尿外科 C 医师：关于治疗，去顶减压术已失去机会。本病是一长期缓慢过程，靶器官的损伤远超自觉症状，目前是采取姑息治疗还是积极措施？如果只求存活，减少痛苦，可以内科治疗为主，对症处理，或在 B 超引导下行囊腔抽液，但易感染，且改善肾功能不容易。积极治疗方法是血液透析，先建立内瘘，为血透做好准备。关于肾移植，目前武汉等地主张先切除双肾然后再做肾移植。患者肾功能虽不好，但在有尿的情况下做双肾切除，家属及患者是否接受？但本例系晚期患者，长期高血压，存在有动脉粥样硬化，肾移植的风险大，不得已的情况下，控制好血压再考虑肾移植问题。

××医学院第一附属医院泌尿外科 D 医师：诊断已明确。关于治疗方法在全国会议上专家的意见并不统一，做不做去顶手术，存活率基本一样。我院做过几例，属于 I 期患者，做了以后血压可恢复正常，术中可见肾脏内大囊套小囊，囊内液体呈巧克力状或血清状。术后肾脏可缩小，但不久囊腔又增大。目前考虑肾移植的疾病有肾小球肾炎、肾盂肾炎、间质性肾炎和多囊肾，本例居第四位。若伴有脑血管瘤，单发或多发结肠憩室，可能影响术后效果。肾移植的费用高，风险大，要充分考虑利弊。主张先做透析治疗。肾移植前应先切除肾。

××医院泌尿外科 E 医师：发病年龄及病情进展均符合多囊肾诊断。为成人型先天性多囊肾，属常染色体显性遗传性疾病。出现症状的早晚决定预后。典型的临床表现，多是先出现高血压，然后双肾逐渐增大，B 超和 CT 出现多囊肾典型改变。诊断可排除多发性肾囊肿及斑痣性错构瘤。CT 片显示残留的正常肾实质已不多，属多囊肾晚期。去顶术或单纯穿刺减压均无意义，同意以上各位专家意见，目前对本病治疗无突破性进展，只能对症处理，鉴于患者对口服透析药物不能耐受，腹膜透析引起的腹胀也不能接受，可考虑血透，以清除代谢产物，调节水盐电解质平衡。建议先在手腕上做好动、静脉内瘘，准备血透，关于肾移植的指征和时机，多囊肾不是最佳指征，如有并发症，移植预后更差。目前考虑尚早，若先切除了肾，动脉粥样硬化不能解决也是个问题。

××医学院第一附属医院泌尿外科 F 医师：同意大家意见。要就近避远，走一步看一步，目前先做内瘘，准备血透，加上良好的内科治疗，到不得已时再考虑肾移植。

××医学院第一附属医院肾脏内科 G 医师：同意各位专家意见。入院时有呼吸道及尿路感染，是加重肾功能不全的因素，该病肾功能代偿性较强，只要有一半肾实质未破坏，肾功能就可代偿。经治疗后复查肾功能，若肌酐仍高则应进行血透；肌酐不再继续升高，采取内科治疗，降血压，改善心功能，控制感染，低盐、低蛋白饮食，主要限制植物蛋白，要准备记录 24 小时尿量，尿量 <1000ml/d 时则应用利尿剂，补充必需氨基酸，静脉滴注肾安，可试服中药大黄，余不重复。

××医学院第二附属医院肾脏内科 H 医师：患者高血压已 10 年，同意考虑为继发性，叩诊心脏增大，入院时有奔马律，超声检查主动脉内径增大，室间隔及左室后壁增厚。X 线胸片心脏主动脉型改变，高血压心脏病诊断可成立，有心功能不全。虽无脑部症状，但颅内动脉粥样硬化可能存在，目前有肾功能不全、尿毒症。内科治疗控制血压，选用血管紧张素转换酶抑制剂——巯甲丙脯酸有针对性，此药吸收快，半衰期短，维持时间不长，有巯基引起的不良反应，建议改用长效制剂那普利、雅施达等。使用保钾利尿剂要谨慎，应监测血钾。试用蛋白同化剂苯丙酸诺龙，但严重高血压不用。血透时严密监测心功能。

××省第一人民医院心内科 I 医师：诊断无疑，儿童型多囊肾预后差，早期死亡；成人型病程缓慢。曾有一例单侧多囊肾，术后长期存活；而双侧预后差，治疗较困难。单纯降血压效果不好，还要配合改善肾功能方面的治疗。血压不宜降得太低，否则影响肾脏的血供，控制在 150/90mmHg 为宜。双嘧达莫可望改善肾循环，日量 300~400mg，中药大黄有降低尿素氮作用，建议试用。选用对肾功能无损伤的利尿剂，如速尿、利尿合剂。

××市人民医院心内科 J 医师：诊断明确，预后差。治疗棘手。病情观察注意记录每日尿量，监测尿比重、肾功能等。避免使用损伤肾功能药物，血透是必要的。

病例18　患者，女，29岁。因发作性头晕、心悸3年，加重伴晕厥、憋气15天，于2001年12月31日入院。患者曾于1998年在情绪激动后突发头晕、心悸，休息后缓解。后又发作5～6次，未予诊治。2001年12月16日洗澡时晕倒，意识丧失5～10分钟后自行恢复，无口吐白沫、四肢抽搐和大小便失禁，后渐觉憋气，伴腹围增大、下肢水肿、少尿约200ml/d，经利尿后水肿有所减轻，但憋气进行性加重。28日X线胸片示双侧胸腔积液，心影增大，升主动脉扩张；超声心动图示升主动脉瘤样扩张（主动脉根部内径60mm），主动脉瓣关闭不全（AR），心包积液。BP 100/60mmHg，右侧颈静脉充盈明显，双下肺呼吸音低，心界扩大，心率85次/分，心音低钝，胸骨左缘第2肋间可闻及舒张早期叹气样杂音，腹水征（+），双下肢可凹性水肿；血红蛋白108g/L，WBC 12×10^9/L，血小板203×10^9/L；ALT 1557U/L，总胆红素（TBI）53μmol/L，直接胆红素（DBI）6.8μmol/L，肌酐（Cr）151μmol/L，尿素氮（BUN）11.1μmol/L，凝血酶原时间15.7秒，活化部分凝血活酶时间32.5秒；红细胞沉降率5mm/h；B超示双肾实质回声增强，腹水。12月31日10:30因憋气自服"硝酸异山梨酯"后突发意识丧失、大汗，心电监护示：BP 65/25mmHg，HR 110次/分，心电图示窦性心动过速；予补液、多巴胺治疗后血压回升，患者神志渐转清。测中心静脉压25cmH₂O；UCC示大量心包积液（夜性暗区22～38mm），升主动脉瘤样扩张、AR，未见动脉瘤破裂或主动脉夹层。考虑急性心包填塞，遂行心包穿刺引流术，术中抽出红色血样液体200ml，该液体示：Hb 105g/L，WBC 1.6×10^9/L，血小板31×10^9/L；术后患者诉憋气明显好转。患者入院后考虑特发性主动脉环扩张（annuloaortic ectasia，AAE），升主动脉瘤破裂致心包填塞的可能性大。予心电监护、吸氧、绝对卧床、硝普钠严格控制血压、镇咳，并给予利尿、抗感染治疗，同时积极术前准备。1月1日晚患者渐感憋气并逐渐加重，无胸痛，心包引流仍有血样液体引出。进行急诊手术，术中见心脏外形符合AAE诊断，主动脉根部瘤样扩张、内有血栓，且发现主动脉根部右侧壁有一针尖大小破口，于收缩期向内心包腔射血，主动脉瓣环扩张、瓣叶稍薄。成功行升主动脉人工血管、主动脉人工瓣置换，冠状动脉移植术（bentall）。术后病理示动脉壁中层明显变化、弹力纤维断裂，部分有出血及炎性细胞浸润，符合动脉瘤诊断。术后患者恢复良好，无憋气、头晕、心悸发作，下肢水肿逐渐消退；复查肝肾功示：ALT 76U/L，TBI 24μmol/L，DBI 8.6μmol/L，Cr 106μmol/L，BUN 7.5μmol/L；术后胸片显示心影大小正常，升主动脉不宽，双侧胸腔积液消失；UCG示主动脉瓣人工瓣术后功能正常，少量心包积液，人工血管主动脉根部内径35mm。

【讨论】

A医师：患者，女，29岁，慢性病程，多浆膜腔积液，多系统损害，病情似乎十分复杂。很容易使人想到免疫性疾病的可能。但追问病史，患者无发热、皮疹、光过敏、关节肿痛等免疫病的表现，血沉正常，均不支持此诊断。仔细分析病情，虽以情绪激动诱发头晕、心悸发作为最初表现；但本次发病急，症状加重伴晕厥、憋气、水肿，颈静脉充盈、心界扩大、心音低钝、移动性浊音阳性、双下肢水肿，同时血液动力学不稳定（血压下降、心率增快），中心静脉压明显升高，辅助检查示肝肾功能损害，呈进行性加重，UCG示大量心包积液。考虑急性心包填塞诊断明确，可解释本次病情全貌。而手术解决了心包填塞的问题后，患者症状缓解，胸腹腔积液消失，肝肾功能基本恢复正常，证实了我们的分析。

B主治医师：患者转来本院时病情危重，出现急性心包填塞、血液动力学不稳定，遂心包穿刺引流，暂时缓解了病情，进一步急需解决的问题是查找急性心包填塞的病因。患者胸片、UCG血管造影均证实升主动脉瘤样扩张，尽管UCG、血管造影未见破口或夹层，但结合临床仍考虑升主动脉瘤破裂与心包填塞直接相关。进一步分析手术的指征：升主动脉瘤进行性扩大，临床判断升主动脉瘤破裂导致心包填塞；虽积极控制血压、镇静以望稳定病情，但心包填塞再度加重；考虑病情危急，故行急诊手术而挽救了患者的生命。

C 主治医师：患者在本院急诊时已考虑到升主动脉瘤破裂导致急性心包填塞的可能，但 UCG、血管造影均未见主动脉瘤破裂的征象，误以为病情相对平稳，未急诊手术治疗。事实上据文献报道，UCG、血管造影往往不能显示主动脉瘤的小夹层或破口，经食管超声可提高阳性率。结合本例临床特点，考虑升主动脉瘤破裂，虽破口小，但心包腔内压力逐渐升高，而导致心包填塞。因已决定急诊手术，故未冒险行食管超声。

D 副主任医师：患者入院后决定急诊手术是十分及时、正确的。手术所见：主动脉根部瘤样扩张，血管管壁薄而近乎透明，随时有破裂可能；同时发现主动脉根部右侧壁有一针尖大小破口于收缩期向心包腔内射血，亦证实了术前升主动脉瘤破裂导致急性心包填塞的判断。

E 教授：患者入院后积极准备手术的同时，亦进一步分析其升主动脉瘤样扩张的诊断。复习文献，AAE 是 Elli 等在 1961 年首先用以描述胸主动脉瘤中主动脉近端和主动脉环特发性扩张，导致单纯性主动脉反流的临床病例表现。国际上将 AAE 的病因分为三类：①典型的马方综合征；②具有马方综合征家族史；③特发性的 AAE。临床方面：AAE 多见于男性，（男：女）=（2~8）:1，通常以主动脉瓣反流的症状起病；特发性 AAE 多在 40~60 岁间起病，而马方综合征或与之相关的 AAE 起病要相对年轻。体格检查则以胸骨左缘的舒张期杂音区别于瓣膜病引起反流的胸骨右缘杂音。辅助检查上胸片、CT、MRI 均可见主动脉根部及升主动脉扩张，而 UCG、血管造影则能同时显示 AR。Lemon 和 White 总结了 AAE 的血管造影表现以"梨形"升主动脉扩张最为多见（56%），直径可达正常的 2~5 倍（48~50mm）。但血管造影往往不能显示 AAE 小夹层。治疗方面：外科手术的时机通常选择在 AR 重度反流、引起左心功能不全的症状时，或左心室、升主动脉进行性扩张时。手术方式以采用组合移植瓣进行升主动脉、主动脉瓣置换（包括冠状动脉移植）为宜。手术可显著改善患者预后，但晚期主动脉夹层是导致其猝死的主要原因，故需长期随诊，其中 20% 会因邻近部位主动脉瘤形成需要再次手术。本例为青年女性，以情绪激动诱发头晕、心悸发作为最初表现，提示其起病时即有 AR 表现，查体温及胸骨左缘的杂音，UCG、血管造影示升主动脉瘤样扩张"梨形"、伴有 AR；术中证实主动脉根部瘤样扩张，主动脉瓣环扩张而瓣叶基本正常。至此 AAE 的诊断明确。追问病史，否认马方综合征家族史，查体亦无相关的体征，故考虑特发性 AAE 可能性大。

F 主任医师：术中所见心脏外形符合 AAE 诊断。另外，行 Bentall 手术时发现其升主动脉扩张远端的血管壁组织的柔韧性亦不正常，结合文献考虑有邻近部位主动脉瘤再形成的可能，已嘱患者出院后继续随诊。

G 教授：AAE 常见的病理特征是受累的主动脉壁发生中层囊性退行性变，随着主动脉根部进行性扩张，导致主动脉瓣环扩张、瓣叶分离、反流形成，而非瓣叶本身病变引起反流。同时薄弱的主动脉壁也有形成夹层的倾向，多为小的、环形夹层，且局限于升主动脉。本例术后病理符合 AAE 的病理特征：动脉壁中夹层明显变性，弹力纤维断裂，同时可见内膜破裂、小夹层的形成。AAE 确为罕见病例，但总结本例的诊治过程，提醒临床医师，应对复杂的临床资料去粗取精、重视临床判断，才能最大限度为患者提供及时的处理，改善预后。

（陈玉明　韩光亮）

实践二　如何查找临床实践中所需要的证据

【目的】通过练习掌握临床证据的查找方法。

【时间】2~4学时。

【内容】作为临床工作者，尤其是临床医生，每天会面临许多选择，如种类繁多的药物、不同类型的检查等。当情况较为复杂和棘手时会产生疑难问题，而这些问题多数没有现成的答案。临床医生工作繁重而时间有限，且多数缺乏熟练的证据检索技能。因此，对于临床医生而言，除了掌握必要的临床知识，拥有丰富的临床经验和医务工作者的素质外，掌握基本的临床证据检索方法显得尤为重要。本实验按照下列顺序，即病因和不良反应、诊断、治疗、预后等不同方面，介绍如何查找临床实践中所需的证据。

一、查找病因和不良反应研究证据

案例1 患者，男，76岁。以"跌倒1小时"为主诉入院。患者有睡眠障碍10年，长期睡前服用艾司唑仑（舒乐安定）3~4mg，入院当晚在夜间起床去卫生间过程中跌倒。入院后经X线检查，发现"左侧股骨颈嵌插性骨折"。在骨科进行了内固定手术。患者家属询问：患者夜间跌倒发生骨折是否和长期服用艾司唑仑有关？

（一）构建临床问题

为明确临床问题的性质和方便检索，首先应按照PICO原则对以上病例中的临床问题进行转化和重建。

P（患者）：老年睡眠障碍患者

I（干预措施）：艾司唑仑

C（对照措施）：安慰剂或未使用艾司唑仑

O（结局指标）：骨折或股骨颈骨折

将患者提出的问题转化为可以回答的临床问题：老年男性患者服用艾司唑仑是否会引起骨折？

（二）检索相关研究证据

1. 选择合适数据库 检索证据前，需要进一步明确应该检索哪些数据库。不良反应问题涉及的最佳数据库是二次文献数据库，如Cochrane Library、ACP Journal Club、UpToDate、Trip Database和SUMSearch等。但因其文献收录有限，也可使用临床医师常用的原始文献数据库：PubMed/Medline和EMBASE等。

2. 确定检索词和检索式 检索时，从PICO四个元素中提炼出检索词并进行检索词的组配以形成检索策略。必要时，还需包含所提出的临床问题的类型和所查找证据的设计类型。上述案例检索词如下。

P（patient）：sleep disorders

I（interventions）：estazolam（stazolam）

C（controlmeasures）：placebo，unusedestazolam（estazolam）

O（outcomes）：fracture

3. 检索相应数据库 该临床问题选择的中文数据库是CBM，采用主题检索，检索策略如下。

#检索词

#1 "睡眠障碍"［不加权：扩展］

#2 "艾司唑仑/不良反应/中毒/毒性"［不加权：扩展］

#3 #1 AND #2

选择外文数据库PubMed，采用PubMed中"PubMed Clinical Queries"检索功能，检索策略是：estazolam AND fracture（图实2-1）。

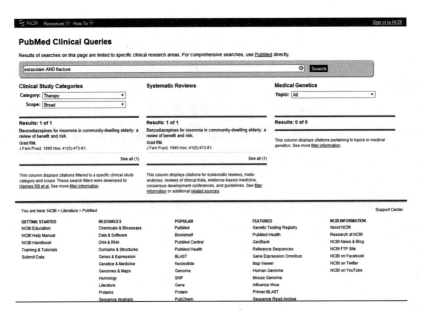

图实 2 – 1　PubMed 数据库检索结果

在 PubMed 中找到了 1 篇有助于回答这个问题的文章 "Grad RM，Benzodiazepines for insomnia in community – dwelling elderly：a review of benefit and risk"。

二、查找诊断性研究证据

临床医生在临床实践中借助各种诊断技术和方法明确患者是否患病及患何种疾病十分关键。患者常常会关心此检查的原因或该检查的价值，为避免盲目选择和应用，医生需要明确诊断技术和方法诊断某种疾病的准确性、安全性、适用性和经济性，如 CT 诊断阑尾炎的价值，血清铁蛋白诊断缺铁性贫血的价值等。为此，医生可自己开展诊断性研究。但临床工作中更多是带有争议或不能解决的问题，可通过查找他人研究成果来回答自己或患者的问题。

案例 2　患儿，女，孕 25 周出生的早产儿。出生后 30 天时在其胸骨左缘第 2 肋间闻及连续性杂音，脉搏增强。医生临床诊断为"动脉导管未闭（patent ductus arteriosus，PDA）"。已给予吲哚美辛（消炎痛）治疗一疗程。婴儿非常虚弱且依赖呼吸机辅助呼吸，不便搬动进行超声心动图检查以确诊患儿是否有 PDA。能否根据体格检查结果（体征）诊断患儿的 PDA？

（一）构建临床问题

1. 提出问题　在构建临床问题前，将上述问题转化为可回答的临床问题。

动脉导管未闭是早产儿最常见的先天性心脏病，若未及时诊断与处理，常可诱发或促进充血性心力衰竭、慢性肺疾病、颅内出血和坏死性小肠结肠炎（NEC）等。早产儿一旦确诊为持续性 PDA，应尽早治疗，药物（吲哚美辛等）和手术（PDA 结扎）治疗 PDA 安全、有效。因此，应尽早确诊，减少并发症发生。

超声心动图诊断 PDA 最敏感、准确，临床体征较迟发生，但对判断与 PDA 有关的远期疾病的发生关系更密切。常见临床体征包括连续性杂音、心前区搏动增强、水冲脉、脉压增大或存在机械通气的指征。体征不同，诊断意义不同。作为标准诊断方法的超声心动图虽然准确，但耗时且较昂贵。如果临床体征能作为筛查手段，将有助于早期诊断和治疗。尽管临床体征广泛用于 PDA 的初步诊断，其准确度到底如何、能否有助于诊断上述早产儿的 PDA，有待循证。

对此，提出相应的临床问题：对依赖呼吸机辅助呼吸的极低体重（体重 <1000g）早产儿，临床体

征诊断 PDA 的准确性如何？

2. 构建问题　应按照 PICO 原则构建临床问题如下。

P（患者）：依赖呼吸机辅助呼吸的极低体重早产儿

I（干预措施）：临床体征

C（对照措施）：超声心动图（金标准）

O（结局指标）：诊断动脉导管未闭

（二）检索相关研究证据

1. 选择合适数据库　目前尚无专门诊断试验证据的数据库，只能通过综合性数据库检索诊断试验证据。建议首先检索经他人评估和筛选过的循证医学资源，如果未检索出需要的信息，再进一步检索未经筛选的数据库。

首先检索经过评估或筛选的循证医学信息资源（二次文献数据库），如 Best Evidence（Evidence based Medicine and ACP Journal Club）、Cochrane Library 中 Cochrane 系统评价数据库（Cochrane Database of Systematic Reviews，CDSR）、UpToDate、SumSearch。然后再考虑检索未经评估或筛选的信息资源（原始文献数据库），如 PubMed、EMBASE、CBM。

2. 确定检索词和检索式　检索时，常常从 PICO 四个元素中提炼出检索词并进行检索词的组配以形成检索策略。必要时，还需包含所提出的临床问题的类型和所查找证据的设计类型。上述案例检索词如下。

P（patient）：patent arterial duct

I/C（interventions/control measures）：diagnostic test，clinical examination

O（outcomes）：sensitivity，specificity，preterm

本例采用检索词 patent arterial duct、sensitivity、preterm 制定检索策略［patent arterial duct］AND ［sensitivity］AND［preterm］，并根据检索的数据库相应调整。

3. 检索相应数据库　首先检索二次文献数据库 Best Evidence 和 CDSR，未检出相关文献。

再检索 PubMed，从"PubMed Tools"中选择"Clinical Queries"进入检索口（图实 2 - 2）。

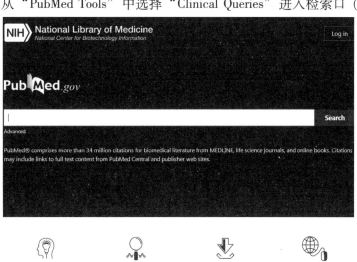

图实 2 - 2　PubMed 数据库主页面

输入"patent arterial duct AND sensitivity AND preterm"进行检索，并在"Category"下选择"diagnosis"，在"Scope"下选择"narrow"（图实2－3）。

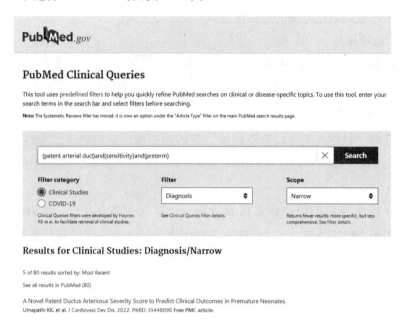

PubMed Clinical Queries

This tool uses predefined filters to help you quickly refine PubMed searches on clinical or disease-specific topics. To use this tool, enter your search terms in the search bar and select filters before searching.

Note: The Systematic Reviews filter has moved; it is now an option under the "Article Type" filter on the main PubMed search results page.

(patent arterial duct)and(sensitivity)and(preterm)　　✕　　Search

Filter category
● Clinical Studies
○ COVID-19

Clinical Queries filters were developed by Haynes RB et al. to facilitate retrieval of clinical studies.

Filter
Diagnosis

See Clinical Queries filter details.

Scope
Narrow

Returns fewer results: more specific, but less comprehensive. See filter details.

Results for Clinical Studies: Diagnosis/Narrow

5 of 80 results sorted by: Most Recent

See all results in PubMed (80)

A Novel Patent Ductus Arteriosus Severity Score to Predict Clinical Outcomes in Premature Neonates.
Umapathi KK, et al. J Cardiovasc Dev Dis. 2022. PMID: 35448090 Free PMC article.

图实2－3　PubMed 数据库"Clinical Queries"页面

最后，在"Category"中检出 80 篇相关文献，"Systematic Reviews"中有 1 篇文献，仔细阅读题目和摘要，找出与本例相关的文献，并结合本病案的具体情况进行选择和应用。

三、查找治疗性研究证据

治疗性研究是临床研究中最活跃的领域，也是问题较多的领域。从某种意义上说，临床实践的过程就是回答一系列问题并作出决策的过程。患者罹患什么病？应该安排什么检查？对大多数临床医生而言，最常见的临床问题无疑是治疗问题。

临床医生在查找治疗性证据时，首先应明确治疗性问题最好的研究设计方案。治疗性研究证据按质量和可靠性分级依次为随机对照试验（RCT）、队列研究、病例对照研究、系列病例观察、专家意见。目前国际上公认基于 RCT 的同质系统评价和设计良好的 RCT 是证明某疗法是否有效的最可靠证据。如果检索不到这两种证据，则可依次检索其他研究，但证据的可靠性逐级降低。

案例3　患者，女，45 岁，因"反复尿频、排尿困难 2 个月"就诊。2 个月前无诱因出现尿频和排尿困难，每日小便 20 余次，时常伴尿痛及排尿时烧灼感，无发热、畏寒、尿急和腰痛等症状，反复多次检查小便常规正常，小便培养无细菌生长。曾服用中药治疗，效果不佳。患者要求医生给予抗生素治疗，因为数年前曾经出现过类似症状，经抗生素治疗后症状消失。

（一）构建临床问题

1. 提出问题　针对此病例，首先提出初始临床问题："对具尿路刺激症状但尿常规和尿培养阴性的女性患者，抗生素治疗能否改善患者的临床症状？"

治疗性研究的问题可由患者提出，也可由医生根据患者的临床情况提出。此处强调"女性"是因为女性更容易罹患尿路感染，而且治疗策略与男性不同。显然，这一初始临床问题并不利于我们查找证据，需进一步转换为易于回答和检索的形式。

2. 构建问题　按照 PICO 原则构建临床问题。

P（患者）：具有尿路刺激症状，但尿常规和尿培养正常的女性患者

I（干预措施）：抗生素

C（对照措施）：安慰剂或空白对照

O（结局指标）：临床症状（尿频、排尿困难、尿痛等）

（二）检索相关研究证据

针对本病例，查找是否有与上述临床问题相关的 RCT 系统评价（systematic review，SR），即查询当前可获得的最佳证据来解决临床问题。

1. 选择合适数据库　目前尚无专门临床治疗证据数据库，只能通过综合性数据库检索证据。首先检索二次文献数据库，如 Best Evidence、ACP Journal Club、Cochrane Library、UpToDate、Clinical Evidence、Ovid EBM Reviews。然后再考虑检索原始文献数据库，如 PubMed、EMBASE、CBM。

2. 确定检索词和检索式　检索时，常常从 PICO 四个元素中提炼出检索词并进行检索词的组配以形成检索策略。上述案例检索词如下。

P（patient）：female patient with urinary tract infection

I（interventions）：antibiotic

C（control measures）：placebo or blank

O（outcomes）：efficacy

3. 检索相应数据库　本例中，我们检索 Ovid EBM Reviews（包括 ACP Journal Club 和 Cochrane Library），检索策略为"antibiotic AND urinary tract infection AND negative AND routine urine test"未能找到相关系统评价，但检出 1 篇与临床问题密切相关的 RCT。这篇文献由 Dee Richards 等撰写发表于 2005 年 BMJ 杂志上"Response to antibiotics of women with symptoms of urinary tract infection but negative dipstick urine test results：double blind randomized controlled trial"。

四、查找预后性研究证据

在临床诊断和治疗的实践中，随时都会遇到疾病预后的估计。如乳腺癌患者手术后是否会复发或转移。如果发现转移病灶，患者及家属更关心患者还能生存多长时间，选择什么样的治疗方式可以延长生存时间，如果不治疗还能活多长时间等。临床医生需回答患者及家属关心的问题，并给予正确和科学的解释。

要对预后作出客观估计与判断，尽可能使预计的结果接近患者的实际结局，必须有真实可靠的科学依据，而不能仅依靠医生的个人临床经验。评估预后的资料，都来自疾病随访的结果，随访方法不同，结果的可信性就有差别，临床医生一定要选择最佳的证据作为预后评估的依据，尤其在选择处理手段意图改变预后进程时更为重要。

案例 4　患者，男，38 岁，软件工程师。今年 2 月出现大便变细，4 月份出现黏液便，遂至医院检查，医生建议患者进行结肠镜检查。检查发现降结肠有肿块，病理活检提示腺癌。这对患者的家庭来说是一个很大打击。了解病情的严重性之后，患者马上住院，完善各项检查，未见肝、肺等脏器转移，医生与家属和患者沟通后，施行了降结肠癌根治术。术后病理检查结果为溃疡型腺癌，肿块大小 3cm × 2cm，累及浆膜层，但周围脂肪组织及血管神经未见累及，清除淋巴结 20 枚，仅发现肠旁有 1 枚淋巴结转移。手术后，患者及家属虽然万幸癌症尚未远处转移，但也很担忧。因为很多人认为年轻肿瘤患者更易发生肿瘤播散，复发转移概率更大，于是患者及其家属咨询医生：是否他的病情会进展很快，复发转

移的概率是不是比年纪大的人要高？是否需要马上化疗？还能够活多长时间？

（一）构建临床问题

1. 提出问题 在上述病案中，患者与家属关心的是结肠癌的预后问题。我们首先做一个病史特点小结：38 岁年轻男性患者，按照 TNM 分期 T3N1M0，属ⅢB 期，没有合并其他全身疾病。回答患者及家属的问题，可按照循证医学的步骤检索文献、评价证据、应用证据阐述问题。

将患者及家属的问题简化为"年轻结肠腺癌患者术后是否比其他患者更易发生转移，生存期有何差别"。

2. 构建问题 应按照 PICO 原则构建临床问题如下。

P（患者）：结肠腺癌年轻患者

I（干预措施）：手术治疗

C（对照措施）：中老年患者

O（结局指标）：复发时间、生存期

（二）检索相关研究证据

1. 选择合适数据库 首先检索经过评估或筛选的循证医学信息资源（二次文献数据库），如 Best Evidence（Evidence based Medicine and ACP Journal Club）、Cochrane Library、UpToDate、Clinical Evidence、Ovid EBM Reviews（ACP Journal Club and Cochrane Library）。然后再考虑检索未经评估或筛选的信息资源（原始文献数据库），如 PubMed、EMBASE。

2. 确定检索词和检索式 选择 PubMed 数据库，从"PubMed Tools"中选择"Clinical Queries"进入检索口。

输入"colon cancer AND operable AND young patients AND older patients AND survival"进行检索，并在"Category"下选择"diagnosis"，在"Scope"下选择"broad"（图实 2 - 4）。

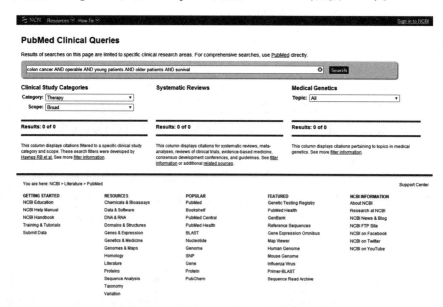

图实 2 - 4 PubMed 数据库"Clinical Queries"检索结果

3. 检索相应数据库 检索 PubMed 数据库结果未检索到相关文献。分析上述问题，发现问题的重点在于年轻结肠癌患者及其最后结果，此时可扩大检索，把检索式更改为"colon cancer AND young patients AND survival"，检索之后，总共有 663 篇文献（图实 2 - 5）。

PubMed Clinical Queries

This tool uses predefined filters to help you quickly refine PubMed searches on clinical or disease-specific topics. To use this tool, enter your search terms in the search bar and select filters before searching.

Note: The Systematic Reviews filter has moved; it is now an option under the "Article Type" filter on the main PubMed search results page.

((colon cancer) AND (young patients)) AND (survival)　　　✕　　**Search**

Filter category	Filter	Scope
● Clinical Studies	Diagnosis ⬍	Broad ⬍
○ COVID-19		
Clinical Queries filters were developed by Haynes RB et al. to facilitate retrieval of clinical studies.	See Clinical Queries filter details.	Returns more results: less specific, but more comprehensive. See filter details.

Results for Clinical Studies: Diagnosis/Broad

5 of 663 results sorted by: Most Recent

See all results in PubMed (663)

Early-Onset Colorectal Cancer Survival Differences and Potential Geographic Determinants Among Men and Women in Utah.
Rogers CR, et al. Am Soc Clin Oncol Educ Book. 2022. PMID: 35522914 Free article.

Impact of microsatellite status in early-onset colonic cancer.
REACCT Collaborative. Br J Surg. 2022. PMID: 35522613

图实 2 – 5　PubMed 数据库 "Clinical Queries" 检索结果

快速浏览所有题目及摘要后发现一篇符合上述案例要求，该文章发表于 2007 年 10 月，作者为 Quah HM，文章题目 "Young age influences treatment but not outcome of colon cancer"。通过全文链接获取全文，通过阅读与评价，结合实际情况参考应用。

五、查找临床指南证据

临床实践指南（clinical practice guidelines，CPGs）是针对特定临床问题，经系统研究后制定发布，用于帮助临床医生和患者做出恰当决策的指导性文件。临床指南涉及的范围很广，包括临床决策的各个方面，如可用于某疾病的诊断或筛查试验，为一、二级医院提供某种疾病需要转诊的情况说明，介绍一种新的技术操作规范或方案，介绍某种成本效益高的干预措施，或临床检测标准的制定等。

临床指南可规范临床医师的医疗行为，有助于提高医疗质量，有助于临床医生进行循证临床决策并提高决策质量，同时定期更新的指南有助于及时了解新的研究成果并用于临床实践。因此，掌握检索和使用临床指南对医疗实践具有重要意义。

案例 5　患儿，男，3 岁，因 "发热，流涕，咳嗽 2 天" 急诊就医。患儿 2 天前无明显诱因出现发热，体温最高达 39.5℃，无寒战及抽搐，无腹泻及呕吐，伴流涕，轻咳，无气促。入院查体：T 39.4℃，神志清楚，精神稍差，急性热病容，咽充血，扁桃体Ⅰ°肿大，双肺（-），心率 128 次/分，节律规整，无杂音，腹部查体（-）。脊柱四肢无畸形，生理反射存在，病理反射未引出。患儿平素身体健康，既往有高热惊厥病史。

（一）构建临床问题

1. 提出问题　患者为 3 岁幼儿，家长向临床医生提出以下临床问题：该患儿的发热是否提示严重疾病的可能？患儿应选择何种退热方法，物理降温还是使用药物退热？当选择药物退热时该如何选择药物？退热剂能达到预防高热惊厥的目的吗？

2. 构建问题　应按照循证临床实践的 PICO 原则构建临床问题如下。

P（患者）：①发热的幼儿；②发热程度

I（干预措施）：退热方法的选择

C（对照措施）：物理降温与退热药物比较；退热剂间的比较

O（结局指标）：①退热效果；②预防高热惊厥；③与疾病严重性间的关系

（二）检索相关研究证据

1. 选择合适数据库　首先检索经过评估或筛选的循证医学信息资源（二次文献数据库），如 National Guideline Clearinghouse（NGC）、Scottish Intercollegiate Guidelines Network（SIGN）、National Institute for Clinical Excellence（NICE）、Cochrane library 以及收录循证摘要和指南的 TRIP Database。然后再考虑检索未经评估或筛选的信息资源（原始文献数据库），如 PubMed/Medline、EMBASE。

2. 确定检索词和检索式　根据临床问题，确定检索词。

中文检索词：发热，指南。

英文检索词：fever，clinical protocol，practice parameters，algorithms，pathway，clinical pathways guideline，practice guideline。

检索了 5 个数据库，检索策略如下。

（1）CBM（主题检索）

#检索词

#1 "发热"［不加权：扩展］

#2 "指南"［不加权：扩展］

#3 #1 AND #2

（2）NGC

Keyword：fever

Clinical Specialty：pediatrics

Cochrane Library：fever in Keywords in Cochrane Database of Systematic Reviews

（3）Trip database

Fever；filter by pediatrics

（4）Medline

#searches

#1 fever

#2 clinical protocols

#3 practice guidelines

#4 algorithms

#5 clinical pathways

#6 clinical pathways guideline

#7 practice parameters

#8 #2 OR #3 OR #4 OR #5 OR #6 OR #7

#9 #1 AND #8

#10 limit #9 to（" all child（0 to 18 years）" AND humans）

(5) EMBASE

#searches

#1 'fever'/expAND［pediatrics］/limAND［humans］/lim

#2 'clinical protocol'/expOR'clinicalprotocol'

#3 'practice parameters'

#4 'algorithms'/expOR'algorithms'

#5 pathway

#6 'clinical pathways guideline'

#7 'practice guideline'/expOR'practice guideline'

#8 #2 OR #3 OR #4 OR #5 OR #6 OR #7

#9 #1 AND #8

3. 检索相应数据库 共检索出儿童发热指南相关英文文献611篇、中文发热指南7篇，根据指南的发布年代、发布国家，筛选2008年发布的《中国0至5岁儿童病因不明的急性发热诊断处理指南（标准版)》，2009年发布的《中国0至5岁儿童病因不明的急性发热诊断处理指南（解读版）：发热的处理》，分析评价后应用。

（平卫伟）

实践三 病因与不良反应证据的评价

【目的】通过实例掌握病因与药物不良反应证据的评价方法；学会证据的具体评价过程。

【时间】2~4学时。

【内容】证据的评价是循证实践中尤其重要的一环，评价应包括三个方面即真实性评价、重要性评价与适用性评价。

案例1 患者，男，62岁，以"无痛性肉眼血尿1周"入院。患者吸烟20年，有10年高血压病史，长期服用钙通道阻滞剂控制血压。入院后经B超、膀胱镜等检查，发现膀胱左侧壁、三角区有2枚乳头状新生物，术前诊断为膀胱肿瘤。于入院后行经尿道膀胱肿瘤电切术。术后病理检查证实为膀胱移行细胞癌。出院前患者询问：吸烟是否与膀胱癌有关？

【实习内容】

1. 从上述叙述中提出该患者的病因学问题

2. 写出上述问题的PICO，构建临床问题填入表实3-1

表实3-1 可循证临床问题构建

PICO 要素	问题
P	
I	
C	
O	

根据 PICO 原则，构建的临床问题为：

3. 证据检索

（1）数据检索

1）Summaries 类数据库　常用数据库为 Update、Cochrane Library、ACP Journal Club、Trip Database 和 SUM Search 等。

2）非 Summaries 类数据库　常用数据库为 PubMed/Medline 和 EMBASE 等。

3）确定检索词和检索式

4）筛选文献

请从检索到的文献中，选择一篇文献作为实例，填入表实 3 - 2。

表实 3 - 2　所查文献的基本情况

基本情况	可选项	所查文献情况
研究类型	系统评价、RCT、队列研究、病例对照研究、描述性研究、专家意见、基础研究	
证据等级	Grade 分级（高、中、低、极低）	
人群是否适合于您的患者	年龄、性别、种族	
是否提到了您的暴露因素	是/否	
是否涵盖了您的临床问题	是/否	

4. 证据评价

（1）真实性评价（表实 3 - 3）

表实 3 - 3　病因证据真实性评价表

真实性评价的原则	评价结果
是否采用了论证强度高的研究设计方案	是（　）否（　）不清楚（　）
试验组和对照组的暴露因素、结局测量方法是否一致	是（　）否（　）不清楚（　）
随访时间是否足够长	是（　）否（　）不清楚（　）
是否随访了所有研究对象	是（　）否（　）不清楚（　）
是否说明了失访原因	是（　）否（　）不清楚（　）
病因证据是否有因果效应的时间先后顺序	是（　）否（　）不清楚（　）
病因和疾病之间是否有剂量 - 反应关系	是（　）否（　）不清楚（　）
病因证据结果是否符合流行病学的规律	是（　）否（　）不清楚（　）
病因致病的因果关系是否在不同的研究中反映出一致性	是（　）否（　）不清楚（　）
病因致病效应发生的生物学依据是否充分	是（　）否（　）不清楚（　）

（2）重要性评价（表实 3 - 4）

表实 3 - 4　病因证据重要性评价表

重要性评价的原则	评价结果
病因与疾病之间的因果相关强度是否描述	是（　）否（　）不清楚（　）
因果相关强度的精确性有无及如何	是（　）否（　）不清楚（　）

1）研究结果如果描述了病因与疾病之间的因果相关强度，使用的指标是什么，具体测量值是多少？

2）研究结果如果描述了因果相关强度的精确性，使用的指标是什么，具体测量值是多少？

（3）适用性评价

1）当前患者是否与文献报告的研究对象特征类似？

2）是否应终止接触危险因素或更改治疗措施？

5. 请给出该问题的最终临床决策

案例 2　患者，男，65 岁，身高 1.70 米，体重 75 公斤。空腹血糖 7.7mol/L，糖化血红蛋白（HbAlc）7.6%，BMI 26kg/m²，血压 150/90mmHg，HDL - C 1.21mmol/L，甘油三酯 1.82mmol/L。无糖尿病家族史，无心血管疾病史。该患者确诊为 2 型糖尿病，需用降糖药物。考虑患者情况，可选用二甲双胍或磺脲类药物作为一线药物。但有证据显示降糖药物可能增加主要心血管事件，甚至死亡风险。患者询问：二甲双胍和磺脲类药物哪个更好？

【实习内容】

1. 提出临床问题

2. 写出上述问题的 PICO，构建临床问题填入表实 3 - 5

表实 3 - 5　构建临床问题

PICO 要素	问题
P	
I	
C	
O	

根据 PICO 原则，构建的临床问题为：

3. 证据检索

（1）数据检索

1）Summaries 类数据库　常用数据库为 Update、Cochrane Library、ACP Journal Club、Trip Database、和 SUM Search 等。

2）非 Summaries 类数据库　常用数据库为 PubMed/Medline 和 EMBASE 等。

3）确定检索词和检索式

4）筛选文献

请从检索到的文献中，选择一篇文献作为实例，填入表实 3 – 6。

表实 3 – 6　所查文献的基本情况

基本情况	可选项	所查文献情况
证据类型	系统评价、RCT、队列研究、病例对照研究、描述性研究、专家意见、基础研究	
证据等级	Grade 分级（高、中、低、极低）	
人群是否合适于您的患者	年龄、性别、种族	
是否提到了您的暴露因素	是/否	
是否涵盖了您的临床问题	是/否	

4. 证据评价

（1）真实性评价　请根据所查文献选择填写表实 3 – 7 或表实 3 – 8。

1）队列研究

表实 3 – 7　不良反应证据真实性评价表

真实性评价的原则	评价结果
暴露组与非暴露组是否具有与结局相关的相似已知预后因素	是（　）否（　）不清楚（　）
暴露的状态是否确认	是（　）否（　）不清楚（　）
暴露组与非暴露组的结局测量方法是否一致	是（　）否（　）不清楚（　）
随访是否完整	是（　）否（　）不清楚（　）

2）病例对照研究

表实 3－8　不良反应证据真实性评价表

重要性评价的原则	评价结果
在可能导致暴露的相关特征方面病例和对照是否相似	是（　）否（　）不清楚（　）
在确定暴露的特征和方法方面病例和对照是否相似	是（　）否（　）不清楚（　）

（2）重要性评价（表实 3－9）

表实 3－9　不良反应证据重要性评价表

重要性评价原则	评价结果
暴露/干预措施和结局之间的关联强度如何	是（　）否（　）不清楚（　）
风险估计/效应量的精确度如何	是（　）否（　）不清楚（　）

1）研究结果如果描述了暴露/干预措施与结局间的关联强度，使用的指标是什么，具体测量值是多少？

2）研究结果如果描述了风险估计/效应量的精确性，使用的指标是什么，具体测量值是多少？

（3）适用性评价（表实 3－10）

表实 3－10　不良反应证据适用性评价表

适用性评价原则	评价结果
患者与研究中的研究对象是否相似	是（　）否（　）不清楚（　）
随访时间是否足够长	是（　）否（　）不清楚（　）
患者可能接触到的暴露和研究中的暴露是否相似	是（　）否（　）不清楚（　）
风险大小是多少	是（　）否（　）不清楚（　）
是否有任何获益可以抵消暴露相关的风险	是（　）否（　）不清楚（　）

5. 请给出该问题最终的临床决策。

（曹世义）

实践四　诊断性证据的评价

循证诊断试验评价指标

【目的】通过练习掌握诊断试验评价的方法，熟悉各项指标间的相互关系。

【时间】2~4学时。

【内容】临床循证诊断试验评价指标的相关内容及分析。

【练习一】对血清铁蛋白诊断缺铁性贫血（IDA）的临床应用价值进行评价，得到如表实4-1所示的结果。

表实4-1　检测血清铁蛋白对缺铁性贫血的诊断结果

血清铁蛋白	缺铁性贫血患者	非缺铁性贫血患者	合计
阳性＜65mmol/l	730	270	1000
阴性≥65mmol/l	80	1500	1580
合计	810	1770	2580

请根据以上数据，回答：

1. 该诊断试验的真阳性率、真阴性率、假阳性率和假阴性率分别是多少？

2. 缺铁性贫血患者被试验查出来的比例有多少？这个指标是什么？

3. 非缺铁性贫血患者被试验排除的比例有多少？这个指标是什么？

4. 血清铁蛋白阳性者中，确实患缺铁性贫血的人所占比例有多大？这个指标是什么？

5. 血清铁蛋白阴性者中，确实未患缺铁性贫血的人所占比例有多大？这个指标是什么？

6. 全部受检者中，确实患缺铁性贫血的人所占比例有多大？这个指标是什么？

7. 如果用该诊断试验对某人口为10万的社区检查，预计其患病率为10%，计算阳性预测值，并比较计算结果有何差异？说明什么问题？

【练习二】某临床研究中心对350例怀疑有前列腺癌的就诊者进行了前列腺特异性抗原诊断，对其中50例结果阳性者进一步做活体病理组织检查，其中38例确诊为前列腺癌，12例被排除。另300名结果阴性者也做了活体病理组织学检查，结果发现漏诊了10例患者。

回答：

1. 列出四格表。

2. 该试验的灵敏度、特异度、正确指数和预测值是多少？

3. 该试验漏诊了多少例？误诊了多少例？试验的假阳性率和假阴性率分别是多少？

4. 该方法的筛检阳性率是多少？该人群的患病率是多少？

【练习三】甲、乙两社区人口分别有2万人，有研究者利用血糖试验筛检糖尿病患者，他选择甲、乙两个具有不同糖尿病患病水平的社区，同时选取两个血糖试验阳性标准值（190mg/dl和150mg/dl）分别进行检测，所得结果见表实4-2。

表实 4-2 甲乙两社区糖尿病检查标准

社区	患病率（%）	灵敏度（%）	特异度（%）
甲	1.5	44.3	99.8
甲	1.5	64.3	96.1
乙	3.0	64.3	96.1

请根据上述数据，回答：

1. 按上面 3 种情况，分别列出四格表，填入相应数字，并计算预测值。
2. 试总结各项指标间的相互关系。

【练习四】对 2684 名 33～70 岁的妇女进行乳腺癌筛检，先单独采用触诊、红外线扫描或 X 线拍片中的任何一种方法检查，对阳性患者再经病理确诊。结果表明，三种方法中以单独采用 X 线拍片检查的阳性预测值最高，发现的病例数最多，效果最好，但费用高。后采用先行触诊，再与红外线扫描或 X 线拍片两种方法作不同的组合，结果分别见表实 4-3 和表实 4-4。

表实 4-3 触诊检查和红外线检查的组合

试验结果		乳腺癌	
触诊检查	红外线检查	有	无
+	+	12	15
+	−	2	10
−	+	37	20
−	−	30	2558
合计		81	2603

表实 4-4 触诊检查和 X 线检查的组合

试验结果		乳腺癌	
触诊检查	X 线检查	有	无
+	+	8	8
+	−	6	17
−	+	62	40
−	−	5	2538
合计		81	2603

1. 根据以上提供的数据，通过计算完成表实 4-5。

表实 4-5 不同方法检查乳腺癌时的相应指标（%）

	灵敏度	特异度	阳性预测值	阴性预测值
单用触诊检查				
单用红外线检查				
单用 X 线检查				
触诊＋红外线的并联试验				
触诊＋红外线的串联试验				
触诊＋X 线的并联试验				
触诊＋X 线的串联试验				

2. 请总结比较并联试验与串联试验的效应。

3. 用联合试验在妇女中检查乳腺癌时，你认为以上哪个组合方案最佳？为什么？

【练习五】在"副胎盘的产前超声诊断及其临床意义"（《实用医学杂志》）一文中，作者对 2686 名孕妇产前超声检查，探查结果与分娩结果对照。结果表明分娩后证实副胎盘者 34 例，产前超声诊断副胎盘 21 例，准确率 100%（21/21），误诊率 0，漏诊率 38.2%（13/34）。回答下列问题。

1. 文中存在的问题是什么？

2. 各项指标计算是否正确？

3. 绘制四格表，并计算其敏感度、特异度、误诊率、漏诊率、患病率和准确率。

【练习六】论文"细胞外间质成分与肝炎关系的研究"（《中华内科杂志》1994 年第 33 卷第 2 期 109 页）。该文作者以透明质酸（HA）、层黏蛋白（LN）联合检测法测定 20 例慢性活动性肝炎患者细胞外间质成分，以测定值均数加上 1 倍标准差作为诊断方法的阴性、阳性判断标准。请参考原文，回答下列问题。

1. 诊断试验的参考值如何确定？

2. 样本量是否满足均数加上 1 倍标准差的统计要求？

3. 测定值均数加上 1 倍标准差作为判断标准是否合适？为什么？

4. 以 20 例测定值确定诊断临界值最好用什么方法？

【练习七】论文"血清 CA19 - 9 对胰腺癌诊断的临床评价"（《中国肿瘤临床与康复》1997 年第 4 卷第 2 期 1 页）。

资料与方法：CA19 - 9 是一种低聚糖类肿瘤相关的糖类抗原，作者对 1993 年 5 月至 1996 年 4 月期间该院收治的 247 例经手术、病理及临床诊断的胰腺癌等恶性肿瘤与良性疾病患者进行血清 CA19 - 9 测定。其中，男性 146 例，女性 101 例，年龄 37 ~ 89 岁，平均 52 岁。胰腺癌 40 例，其他消化道恶性肿瘤 92 例，良性疾病 115 例。胰腺癌术前常规行 B 超、CT 或 PTG/ERCP 等检查。根据 Delvillano 报道，以 CA19 - 9 测定结果超过 37U/ml 为阳性。

结论：联合应用 CA19 - 9、B 超、CT 或 PTC/ERCP 检查，40 例胰腺癌诊断符合率达 100%，并可排除胆系恶性肿瘤。请参考原文，回答下列问题。

1. 作者对这一诊断试验的评价方法正确吗？为什么？

2. 真实性评价应该用什么指标合适？

3. 可靠性评价应该用什么指标合适？

4. 此文结论的临床价值如何？

循证诊断证据的评价

【目的】通过实习掌握循证诊断证据评价的基本步骤及其方法，熟悉各项指标间的相互关系。

【时间】2 ~ 4 学时。

【内容】循证临床诊断的实践步骤见表实 4 - 6。

表实 4 – 6　循证临床诊断实践步骤

1. 提出有关诊断试验具体临床问题

2. 根据临床问题选择最恰当的相关文献（证据）

3. 评价证据

（1）评价文献真实性

1）金标准选用是否得当，诊断试验是否与金标准进行了独立的盲法比较

2）是否每个受试者都采用了金标准进行诊断

3）研究人群是否包括临床上应用该试验的各种患者

4）诊断试验的方法描述是否详细，能否重复

（2）评价文献重要性

1）估计疾病的验前概率

2）说明和应用有关试验灵敏度和特异度的资料

3）应用似然比

（3）评价文献适用性

1）结果是否适用于并可提供给我自己的患者

2）诊断试验结果是否改变了对诊断概率的估计

3）诊断试验结果是否改变了对患者的处理

4. 应用证据

5. 后效评价

病例 1　以一例血清甲胎蛋白（alphafetalprotein，AFP）升高（阳性）患者的疾病确诊过程为例。

患者，男，37 岁，既往有慢性乙型肝炎病史近 10 年，化验：HBsAg（＋）、HBeAb（＋）、HBcAb（＋），一年前肝肾功能、甲胎蛋白（AFP）检查结果正常。本次例行检查中，AFP $> 800\mu g/L$，肝脏 B 型彩超检查未发现占位性改变。医师该如何诊断处理？

一、背景知识

（一）肝癌流行病学特征

乙型肝炎病毒感染是我国肝癌最重要的危险因素。上海市原发性肝癌的平均年发病率男性为 39.86/10 万，位居所有癌症的第 3 位：女性原发性肝癌的平均年发病率为 16.45/10 万，位居第 5 位。肝癌的发病率随年龄增长而增高，各年龄组中男性发病率均高于女性。对上海 18816 名肝癌高危人群（35 岁至 59 岁有慢性肝炎史或乙肝抗原抗体阳性者）进行六年的跟踪调查，结果发现：这些高危对象的肝癌发病率比全市总发病率高出 11 倍。

（二）血清甲胎蛋白

血清甲胎蛋白（AFP）是肝癌（HCC）相对特异的肿瘤标志物，AFP 持续升高是发生 HCC 的危险因素。

目前我国肝癌的定性诊断以检测血清甲胎蛋白为主，美国肝病研究学会（MSLD）和亚太肝脏研究学会（APASL）均不建议将 AFP 单独作为诊断指标，但联合应用其他诊断试验仍有助于肝癌的诊断。

甲胎蛋白阳性提示肝癌的可能性，但也可出现在肝硬化活动的患者，在其他肿瘤尤其生殖系统肿瘤中同样可能发生。阴性结果提示没有肝癌，但部分肝癌尤其是胆管细胞型肝癌，AFP 也可以不升高。表实 4 – 7 分析了 AFP 结果与临床可能的情况。

表实 4 - 7　AFP 诊断肝癌的情况分析表

	金标准评价最终结果	
	肝癌	非肝癌
AFP（＋）	肝细胞肝癌	肝硬化、生殖系统肿瘤、其他肿瘤
AFP（－）	胆管细胞肝癌	非肝癌

二、案例分析

（一）患者临床特点

1. 慢性肝病病史：_____

2. 肝病体征：_____

3. 肿瘤标志物：_____

4. 影像学：_____

（二）患者疾病诊断

根据背景知识结合患者特点，医生凭临床经验建议患者做进一步检查（CT 检查或 MRI 检查）以明确诊断。

问题：患者需要进一步选择哪些检查？这些检查确诊或排除肝癌的概率多大？

带着这些问题，我们按照循证临床诊断实践步骤，在评价诊断试验证据的基础上，为患者提出真实性好、重要性高和适用性强的诊断试验，以确诊疾病，通过实习逐步掌握循证临床诊断实践基本过程。

三、临床循证诊断实践过程

（一）提出问题

1. 在循证实践过程中，首先需要将一般性问题转换为可以回答的临床实践问题。本案例中，医生建议患者进行影像学检查（CT 检查或 MRI 检查），可以提出："在患者甲胎蛋白检测阳性、彩色 B 超检查正常的基础上，选择增强 CT 检查或 MRI 检查是否有助于确定或排除患者肝癌的诊断，进行 CT 检查后是否还有必要增加另一种检查以有助于确定或排除患者肝癌的诊断？"

2. 请按 PICO 格式就案例中的问题分解，提出循证诊断问题。将具体问题填入表实 4 - 8。

表实 4 - 8　按 PICO 格式分解特定性问题

患者特征 P	研究措施 I	对照措施 C	结局 O	问题类型	设计类型
				诊断试验	诊断性研究

（二）检索证据

证据检索应首先检索有关_____，其次检索_____，再检索原始研究文献。

1. 指南证据检索

（1）确定检索词　根据本例临床问题，确定以下检索词，包括：HCC、guidelines、consensus statement、肝癌、指南、共识。

（2）选择数据库

Medline（_____年____月_____日）

EMBASE（_____年____月_____日）

中国知网（_____年____月_____日）

（3）检索结果　共检索出最新英文相关指南＿＿＿篇，中文＿＿＿篇。

2. 系统综述证据检索

（1）确定检索词　HCC、AFP、CT、MRI、sensitivity、specificity，meta－analysis、systematic review、diagnostic value，肝癌、甲胎蛋白、CT、MRI、系统评价、Meta 分析。

（2）选择数据库

Cochrane Library（＿＿＿年＿＿月＿＿＿日）

Medline（＿＿＿年＿＿月＿＿＿日）

EMBASE（＿＿＿年＿＿月＿＿＿日）

中国知网（＿＿＿＿年＿＿月＿＿＿日）

（3）检索结果

AFP，共检索出最新英文相关文献＿＿＿篇，中文＿＿＿篇。

CT、MRI，共检索出最新英文相关文献＿＿＿篇，中文＿＿＿篇。

（三）评价证据

在获得有关指南、血清甲胎蛋白、增强 CT、核磁共振成像检查诊断肝癌的证据后，需要对各类文献的真实性、重要性和适用性进行评价。

这里仅对系统综述文献及其纳入原始研究文献进行评价。

1. 评价文献真实性

（1）AFP 系统综述文献证据真实性评价　采用 AMSTAR 测量工具对 AFP 系统综述文献的真实性进行评价（表实 4 － 9）。

表实 4 － 9　AMSTAR 测量工具评价结果

条目	评价结果
1. 系统综述是否事先做了周密的设计	是□　否□　不能回答□
2. 是否两人以上完成文献筛选及数据提取	是□　否□　不能回答□
3. 是否全面系统地进行了文献检索	是□　否□　不能回答□
4. 文献发表类型（如灰色文献）是否被用作纳入标准	是□　否□　不能回答□
5. 是否提供了文献（纳入与排除）清单	是□　否□　不能回答□
6. 是否提供并描述了纳入文献的基本特征	是□　否□　不能回答□
7. 是否对纳入文献的质量进行了严格评价	是□　否□　不能回答□
8. 文献质量评价结果是否被用于形成最终的结论	是□　否□　不能回答□
9. 汇总分析的方法是否合适	是□　否□　不能回答□
10. 是否评估了发表性偏倚的可能性	是□　否□　不能回答□
11. 是否申明了潜在的利益冲突	是□　否□　不能回答□

从 AMSTAR 测量工具评价结果看，有关 AFP 的系统综述文献真实性＿＿＿＿＿＿。

（2）对增强 CT 和 MRI 诊断试验的系统综述文献的纳入原始研究进行真实性评价

1）金标准选用是否得当，诊断试验是否与金标准进行了独立的盲法比较

①研究原著中是否明确金标准（手术切除病理标准或者肝动脉血管造影）？

②研究原著中患者是否在 CT、MRI 检查后完成上述金标准检查？

③CT、MRI 读片在检查后是否由两位有经验的专家独立完成？

④结果不一致时是否请第三位专家判定？

⑤金标准选择是否使用合理？

⑥诊断试验是否与金标准都进行了盲法比较?

⑦不同的研究原著符合了其中全部或者部分标准，记录结果。

2）是否每个受试者都采用了金标准进行诊断　在 CT、MRI 诊断肝癌的研究原著中，患者是否都接受了金标准诊断?

3）研究人群是否包括临床上应用该试验的各种患者　在 CT、MRI 诊断肝癌的研究原著中，是否全部或者部分研究纳入了慢性肝炎、早期肝硬化、失代偿期肝硬化、早期肝癌、中晚期肝癌患者及其他易混淆的病例?

4）诊断试验的方法描述是否详细，能否重复　在 CT、MRI 诊断肝癌的研究原著中，是否对 CT、MRI 检查的方法进行了详细描述，包括所用机器型号、造影剂剂量与速度、扫描厚度、扫描次数等。

2. 评价文献结果的重要性

（1）AFP 系统综述文献证据重要性评价

1）研究中是否计算了 AFP 灵敏度和特异度? 纳入的各研究结果是否一致?

2）评价结果报告：是否有足量的临床研究数据支持 AFP 对国人肝细胞癌（HCC）的检测作用?

3）该系统综述评价是否进行了 Meta 分析? 结果是否能表明 AFP 的临床价值?

（2）增强 CT 和核磁共振成像诊断试验的系统综述文献证据重要性评价

1）针对目前患者估计继甲胎蛋白检测后进行增强 CT 检查诊断肝癌的概率。

A. 增强 CT 检查诊断肝癌的验前概率（即甲胎蛋白阳性诊断肝癌的验后概率）。通过文献获得与本例患者具有类似特征的人群肝癌的患病率为 1%；甲胎蛋白诊断肝癌时，其敏感度和特异度分别为 80% 和 90%。则甲胎蛋白的验后概率计算步骤如下。

$$阳性似然比 = \frac{敏感度}{1 - 特异度}$$

$$验前比值 = \frac{验前概率}{1 - 验前概率}$$

$$验后比值 = 验前比值 \times 阳性似然比$$

$$验后概率 = \frac{验后比值}{1 + 验后比值} \times 100\%$$

B. 计算增强 CT 检查诊断肝癌的验后概率

甲胎蛋白阳性诊断肝癌的验后概率为_____，文献报道 CT 检查诊断肝癌敏感度和特异度分别为 90% 和 77%。则增强 CT 检查的验后概率计算步骤为：_____。

患者继甲胎蛋白阳性检查后，若进行增强 CT 检查，如果检查结果为阳性，诊断肝癌的概率为_____。

2）针对患者估计继甲胎蛋白检查后，若进行磁共振（MRI）检查诊断肝癌的概率。

系统综述文献提示，磁共振（MRI）检查诊断肝癌敏感度和特异度分别为 86% 和 81%。则若继甲胎蛋白检查后，再进行磁共振（MRI）检查，其验后概率计算步骤为：_____。

患者继甲胎蛋白阳性检查后，若进行 MRI 检查，如果检查结果为阳性，诊断肝癌的概率为_____。

3）针对目前患者估计继甲胎蛋白、CT 检查后进行 MRI 检查诊断肝癌的验后概率。

计算步骤为：

验前概率、阳性似然比_____。

4）上述计算结果表明：

患者在只检查出甲胎蛋白阳性的情况下，其诊断肝癌的概率为_____。

若之后单独进行 CT 检查，其诊断概率为_____。

若之后单独进行 MRI 检查，其诊断概率为_____。

若依次进行甲胎蛋白、CT 和 MRI 检查，其诊断概率为_____。

3. 评价文献适用性

（1）AFP 系统综述文献证据适用性评价

1）文献中研究对象是否与本案例中患者情况相符合？

2）为便于病情随访观察，AFP 检测在本地区医院能否开展，患者是否容易获得？

3）AFP 是否适用于本案例中的患者？为什么？

（2）增强 CT 和核磁共振成像诊断试验的系统综述文献证据的适用性评价

1）诊断试验结果是否适用于并可提供给我自己的患者？

依患者病情评价是否适用 CT 和磁共振成像诊断试验？

2）诊断试验结果是否改变了对诊断概率的估计？

A. 目前患者经甲胎蛋白检查后，诊断概率为_____。

B. 在甲胎蛋白检查基础上进一步进行 CT 检查，若结果为阳性，则诊断概率从_____升高到_____，继而进行 MRI 检查，若结果仍为阳性，则诊断概率从_____升高到_____。

（3）诊断试验结果是否改变了对目前患者的处理

1）确定对早期肝癌开始治疗的行动点　一旦患者确诊为肝癌，处理措施首选手术切除治疗。根据相关文献，早期肝癌及时手术治疗 5 年死亡率为 10%，如手术治疗不及时死亡率为 50%，而采用手术治疗的不良反应导致的死亡率为 10%，则肝癌开始治疗的行动点计算步骤为：

$$行动点 = \frac{治疗风险}{治疗风险 + 治疗收益} \times 100\%$$

计算结果表明：当诊断概率大于_____时，可以决定采取治疗措施。获益大于风险。

2）甲胎蛋白检测是否改变了对目前患者的处理？　确定甲胎蛋白诊断肝癌的效率，计算甲胎蛋白检测的诊断阈值、治疗阈值。

由于甲胎蛋白检测本身风险很小，与治疗收益和治疗风险相比微不足道，故诊断试验风险取值为 0，使用简化计算公式，其计算步骤如下。

$$诊断阈值 = \frac{1}{1 + 阳性似然比 \times \dfrac{治疗收益}{治疗风险}} \times 100\%$$

$$阳性似然比 = \frac{1 - 敏感度}{特异度}$$

$$治疗阈值 = \frac{1}{1 + 阳性似然比 \times \dfrac{治疗收益}{治疗风险}} \times 100\%$$

结果：目前患者经甲胎蛋白检测诊断概率_____，诊断阈值_____，行动点_____。

处理措施是否需要进一步诊断试验？为什么？

3）在甲胎蛋白检测基础上拟进行的 CT 检查是否会改变对目前患者的处理？　确定拟进行的 CT 检查诊断肝癌的效率，计算 CT 检查的诊断阈值、治疗阈值。

由于 CT 检查本身风险很小，与治疗收益和治疗风险相比微不足道，故诊断试验风险取值为 0，使用简化计算公式，其计算步骤为：

_____　_____　_____

结果表明：患者经甲胎蛋白检测后若继续进行 CT 检查，其诊断概率为_____。

此时的诊断概率有什么变化，是否可以开始治疗（采取手术）？是否有必要继续进行诊断试验？

4）在甲胎蛋白检测基础上拟进行的 MRI 检查是否会改变对目前患者的处理？　确定拟进行的磁共振（MRI）检查诊断肝癌的效率，计算磁共振（MRI）检查的诊断阈值、治疗阈值。

由于磁共振（MRI）检查本身风险很小，与治疗收益和治疗风险相比微不足道，故诊断试验风险取值为 0，使用简化计算公式，其计算步骤为：

————————　　————————　　————————

结果表明：患者经甲胎蛋白检测后若继续进行磁共振（MRI）检查，其诊断概率为————————。

此时的诊断概率有什么变化，是否可以开始治疗（采取手术）？是否有必要继续进行诊断试验？

5）若在甲胎蛋白检测基础上依次进行 CT 检查、MRI 检查是否会改变对目前患者的处理

计算结果：MRI 检查的诊断阈值和治疗阈值分别为————————和————————%，依次进行甲胎蛋白检测、CT 检查、MRI 检查，若三项均为阳性，其诊断肝癌的概率为————————。

是否可以开始治疗（采取手术）？是否有必要继续进行诊断试验？

6）当诊断概率介于行动点与治疗阈值之间，是否有必要进行动脉血管造影检查？　当诊断概率介于行动点与治疗阈值之间，进一步诊断试验的取舍决定于拟采用的诊断试验是否有可能改变目前的处理措施。若无论结果如何都不会改变目前的处理措施则停止检查，采取治疗；反之，则需继续检查。

在很多情况下，肝动脉血管造影或者穿刺组织学检查都作为评价 CT 或者磁共振等检查的金标准。下面以依次进行甲胎蛋白检测、CT 检查、MRI 检查后再进行肝动脉血管造影检查为例，说明取舍过程。

文献报道肝动脉血管造影检查用于诊断肝癌时，其敏感度和特异度分别为 98% 和 98%，进行该诊断试验发生死亡的风险为 0.005%。则其验后概率、诊断阈值、治疗阈值的计算步骤如下。

$$阳性似然比 = \frac{敏感度}{1 - 特异度}$$

$$验前比值 = \frac{验前概率}{1 - 验前概率}$$

$$验后比值 = 验前比值 \times 阳性似然比$$

$$验后概率 = \frac{验后比值}{1 + 验后比值} \times 100\%$$

$$诊断阈值 = \frac{敏感度 \times 治疗风险 + 阳性似然比 \times 诊断风险}{敏感度 \times (治疗风险 + 治疗收益 \times 阳性似然比)} \times 100\%$$

结果表明：患者依次经甲胎蛋白检测、CT 检查、核磁共振（MRI）检查、肝动脉血管造影检查后，其诊断概率为————————————。

是否跨越了治疗阈值，是否还需要进行其他试验？

需要注意的是，安排诊断试验的顺序和取舍诊断项目应综合考虑患者病情、诊断费用、安全性、患者的接受程度等因素。

（四）应用证据

1. 指南诊断流程　肝癌诊断方法包括血清肿瘤标志物甲胎蛋白（α-fetoprotein，AFP）、影像学检查（包括超声、CT、MRI 和 DSA 血管造影等）以及病理组织学检查（主要是肝组织活检）。

美国肝病学会（AASLD）肝细胞癌诊断流程在国际上应用较多。我国肝癌治疗专家依据美国肝癌指南诊断流程，结合中国肝癌患者实际，由中华医学会组织专家提出中国肝细胞癌诊断流程（图实 4-1）。

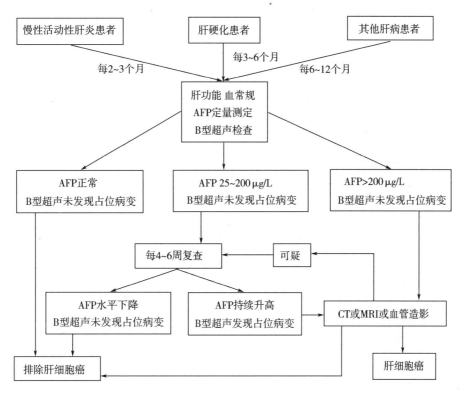

图实4-1　中国肝细胞癌诊断流程图

2. 指南证据应用　患者是否适用中国肝癌指南中的肝癌诊断流程？符合哪个流程？

下一步应进行_____或_____或_____。

动脉血管造影具有一定风险，需要征求患者及家属意见，为了提高诊断概率，结合证据评价，应首选_____检测，如果有必要，再做_____检查。

（五）后效评价

诊断明确的早期肝癌，首选手术切除治疗，检验诊断正确与否的方法是治疗效果或者手术切除标本的病理检查。

（赵灵燕　郭崇政）

实践五　治疗性证据的评价

【目的】通过练习掌握治疗性证据的评价方法。

【时间】2~4学时。

【内容】评价治疗性证据的基本原则（表实5-1）。

表实 5 – 1　评价治疗证据的基本原则

基本原则	项目
真实性评价	一、研究开始时,研究组和对照组的受试者是否具有相同的预后 1. 受试者是否随机分配 2. 随机分配方案是否隐藏 3. 试验前组间基线情况是否一致 4. 是否根据随机分组的情况对所有受试者进行结果分析(是否采用意向治疗分析) 二、研究开始后,研究组和对照组的受试者是否具有相同的预后 1. 五类研究者(患者、医护人员、数据收集者、结果评判员和数据分析员)是否知道试验组和对照组的分组情况 2. 除干预措施外,所有受试者是否接受了相同的处理 3. 随访是否完全
重要性评价	1. 治疗措施的效果有多大 2. 治疗措施效应值的精确性如何
适用性评价	1. 你的患者是否与研究证据中的受试者差异较大,导致结果不能应用于你的患者 2. 是否考虑了所有病患的重要结果 3. 获得治疗措施效果的医疗条件如何 4. 治疗措施对患者的利与弊如何 5. 患者及亲属对欲用治疗措施的价值取向和意愿如何

病例 1　糖尿病血压控制　患者,男,60 岁,患 2 型糖尿病和高血压多年,用格列齐特后血糖控制,无任何并发症。血压控制服用"依那普利 10mg 每日一次",3 个月后,血压水平在 145/85mmHg 左右。

原始问题　患者询问,我的血压控制在什么水平最好?

剖析问题　根据临床知识,我们可以知道,严格控制血压的好处在糖尿病患者和非糖尿病患者间、1 型糖尿病患者和 2 型糖尿病患者间以及伴有和不伴有糖尿病并发症患者之间是有差异的,在确立对象时应该考虑这些特点。而我们感兴趣的措施是任何一种降压治疗把血压控制在不同的水平,如收缩压为 <125mmHg 或 <140mmHg,是否会造成不同的结局。感兴趣的结局包括脑卒中、心肌梗死,心血管死亡和总死亡率。

1. 请根据上述内容及 PICO 原则构建临床问题。
2. 若回答上述临床问题,需要按顺序对哪些数据库进行文献检索?
3. 请结合查到的证据从真实性、重要性、适用性三个方面进行评价。

病例 2　怀疑脑血管意外　患者,女,75 岁,因"摔倒致左眼眶包块伴疼痛 1 小时"来急诊。1 小时前不慎从床上摔倒,左侧头部着地,伴局部疼痛。无意识丧失,无头痛呕吐。查体:神清,左眼眶颞侧见一 3cm×5cm 大血肿,球结膜无水肿及出血,神经系统查体未见异常。既往有 13 年高血压病史,血压控制良好。吸烟史:14 包/年×30 年,血脂正常。急诊头颅 CT 未发现明显异常,仅轻度脑萎缩。

原始问题　作为一名急诊医生,是让患者回家还是留院观察?

剖析问题　从什么地方去查寻证据?原始问题仅提供了很少信息。怀疑该患者有颅内出血,我们由此入手分解问题。该患者与其他疑为颅内出血的患者不同:她年龄较大,有脑血管意外的危险因素,如高龄、高血压、吸烟史,颅内出血的临床表现不典型,无头痛、无神经系统定位体征,头颅 CT 未见到特殊异常。

如果我们考虑留院监护能预防什么样的不良事件?患者出现严重并发症后能否立即治疗?能实施脑外科血肿清除术以挽救生命时,那么留院监护就成为干预措施,需要查找治疗性证据。

1. 请根据上述内容及 PICO 原则构建临床问题。

2. 若回答上述临床问题，需要按顺序对哪些数据库进行文献检索？

3. 请结合查到的证据从真实性、重要性、适用性三个方面进行评价。

该临床问题对应的证据类型为治疗性证据。针对该问题的设计方案应该是随机对照试验。

病例 3 诊断问题案例 患者，男，56 岁，2 型糖尿病病史 5 年，同时合并高血压，并发糖尿病视网膜病变，轻微牙周炎，目前采用胰岛素控制血糖，血糖控制基本稳定，同时常年服用降压药物治疗。门诊复查后医生建议在常规治疗基础上进行长期牙周病治疗，以改善牙周炎问题，利于血糖的控制与预后。但是患者想知道较繁琐的长期牙周病治疗对自己的血糖控制到底有多大帮助，对牙周炎的改善又有多少帮助。

原始问题 规范治疗牙周炎对糖尿病的治疗是否有帮助？

剖析问题 该患者的主要疾病是糖尿病及其并发症，牙周炎并非糖尿病的常见并发症。轻微牙周炎的发病率较高，由于对患者的日常生活影响不大，且牙周炎治疗较为繁琐，多数患者并不重视牙周炎的规范治疗。但是对于糖尿病患者而言，情况是不是不一样，牙周炎治疗是否规范对糖尿病的疗效是否有影响可能会成为一个问题。

1. 请根据上述内容及 PICO 原则构建临床问题。

2. 若回答上述临床问题，需要按顺序对哪些数据库进行文献检索？

3. 请结合查到的证据从真实性、重要性、适用性三个方面进行评价。

病例 4 诊断问题案例 患者，男，65 岁，非小细胞肺癌（NSCLC）Ⅲ 期，已接受过 1 个周期的铂类药物化疗，但化疗效果不理想。目前患者身体状况尚可，ECOG 评分为 2 分。由于一线药物治疗失败，多西紫杉醇作为二线治疗 NSCLC 的常用药物，医生建议患者使用该药继续治疗以提高患者生存质量，但多西紫杉醇治疗方案繁多，尚无对其与其他药物比较或多西紫杉醇不同剂量和疗程的治疗方案疗效和安全性的评价。

原始问题 多西紫杉醇治疗方案是否适用于该患者？

剖析问题 非小细胞肺癌属于肺癌的一种，它包括鳞癌、腺癌、大细胞癌，与小细胞癌相比，其癌细胞生长分裂较慢，扩散转移相对较晚。非小细胞肺癌占肺癌总数的 80% ~ 85%。以铂类药物为基础的化学治疗是目前晚期非小细胞肺癌的标准治疗方案，反应率一般为 20% ~ 30%。一线治疗失败后，许多 NSCLC 患者仍有较好的身体状态，可以继续接受二线治疗。合理的二线治疗方案对于提高患者生存率，改善生存质量具有积极意义。多西紫杉醇是半合成紫杉醇类抗肿瘤药，通过干扰细胞有丝分裂和分裂间期细胞功能所必需的微管网络而起抗肿瘤作用。体外抗癌试验表明，其作用较紫杉醇强 1.3 ~ 12 倍，作为一线或二线药物治疗 NSCLC 均可获得较好的疗效，且有增强放射敏感性的作用。但最还需要有来自临床研究的证据。

1. 请根据上述内容及 PICO 原则构建临床问题。

2. 若回答上述临床问题，需要按顺序对哪些数据库进行文献检索？

3. 请结合查到的证据从真实性、重要性、适用性三个方面进行评价。

（季聪华 熊 俊）

实践六　预后性证据的评价

【目的】通过具体案例解析，使学生能熟悉预后的循证策略以及预后性证据的评价方法。

【时间】2~4学时。

【内容】预后是对疾病未来发展趋势的判断和推测，是医生、患者及亲属十分关心的问题。要正确判断预后并根据患者需要提出可行的防治方案，要求医生除了解患者的病史、临床体征和病情以及其他的临床问题外，还需掌握应用疾病预后的最佳证据进行循证判断，即检索相关预后研究文献，应用前沿的临床证据，确定最佳预后证据以及如何结合专业知识合理应用证据，对患者的预后进行科学判断。

这样才能使疾病转归的预测结果尽可能接近患者的真实结局。评价预后性证据评价可从证据的真实性、重要性、适用性三方面进行。

病例 1　患者，男，74 岁，4 年前出现进行性记忆力减退，伴有激越、偏执近 2 年，认知障碍 1 个月，就诊于某三甲医院的精神科门诊，标化精神现状检查（SMMS）18 分（满分 30），常规体检正常，神经系统未发现阳性体征，排除了各种致老年痴呆的病因，最终诊断为：阿尔茨海默病。

原始问题　家属询问医生"患者的病情严重吗？能活多久？会死吗？"

剖析问题　医生首先需要将这些问题转化为可回答的临床问题，如这例 74 岁的阿尔茨海默病患者生存概率多大，即死于痴呆的可能性是多少？生存期多长？病情进展快还是慢？

【实习内容】

1. 根据该案例描述提出该患者的临床预后问题，并构建可循证的临床问题（表实 6 -1）

表实 6 -1　预后问题构建信息表

PICO	关键信息
患者（P）	
干预措施（I）	
对照（C）	
结局（O）	

2. 证据检索

（1）Summaries 类检索

①选择检索数据库

②请提出检索时所需的检索词及其检索策略

③循证数据库检索结果

（2）非 Summaries 类数据库检索

①请列出你将要检索的中英文数据库

②请列出你将采用的检索词及其检索策略

③请列出你的检索条件

（3）请将检索结果汇总

（4）筛选文献　请从自己检索到的文献中选择一篇文献作为实例，填写表实 6 -2。

表实 6 - 2 筛选文献基本情况

筛选内容	条件	本文情况
研究类型	治疗性研究 队列研究 > 病例对照 > 描述性研究	
人群是否适合于您的患者	年龄、性别、种族等	
是否提到了您的暴露因素	是/否	
结果是否涵盖了您的临床问题的结果	死亡率/复发率	

3. 证据评价

（1）真实性评价

表实 6 - 3 预后证据真实性评价表

评价项目	评价结果
1. 代表性（检查文献的材料和方法部分：研究地点和单位，入选标准和排除标准，疾病分期） 　是否描述了研究对象 　是否明确了研究对象的纳入和排除标准 　是否说明了研究对象的来源 　疾病分期、分型、合并症及其他混杂因素是否相似	 是（　）不清楚（　）否（　） 是（　）不清楚（　）否（　） 是（　）不清楚（　）否（　） 是（　）不清楚（　）否（　）
2. 完整性（检查方法部分与结果部分：作者对随访方法的交代，失访率及失访的处理） 　随访时间是否足够长？ 　随访是否完整？是否说明失访原因？	是（　）不清楚（　）否（　） （　）是：<5%，且说明了失访原因 （　）5% ~20%之间，说明了失访原因 （　）否：>25%，或未说明失访原因
3. 客观性（检查文献的方法学部分：结果及结果的测量方法，结果评定的盲法原则） 　是否采用客观指标判断结局 　是否采用盲法判断结局	 是（　）不清楚（　）否（　） 是（　）不清楚（　）否（　）

总评价：

（2）重要性评价

①文中报告的预后结局是什么，生率有多大，请总结：

②文中预后估计的精确度有无描述，请总结：

（3）适用性评价

①文中的研究结果与案例中的患者是否相似?

②该文献报告的研究结果是否可以直接应用于案例情景的临床中?

4. 请给出最终临床决策

5. 请简单描述一下后效评价

病例2 患者，男，52岁，无明显诱因出现黑便，并呕少量血1次，胃镜检查及病理活检结果显示：胃癌。行胃癌根治术，术后病理示：胃腺癌（中 - 低分化）侵及浆膜，肿物大小 7cm × 0.5cm，食道下段未见癌侵及；贲门小弯侧浆膜面查及淋巴结 7 枚均未见转移；大弯侧浆膜面查及淋巴结 3 枚均未见癌转移。术后肿瘤内科会诊后建议：胃中 - 低分化腺癌术后 IB 期，根据病情拟行 Xelox 方案（奥沙利铂 $180mg/m^2$，静脉注射 d_1；希罗达 $1.5g/m^2$，bid；早晚餐后半小时内口服，$d_1 \sim d_{14}$；21 天为一周期）化疗六周期。

原始问题　患者家属询问医生"患者手术后能活多久？会不会复发？"

剖析问题　医生首先需要将这些问题转化为可回答的临床问题，如这例行胃癌根治术患者术后复发机会有多大、化疗对患者有多大帮助、患者生存期会有多长等。

【实习内容】

1. 根据该案例描述提出该患者的临床预后问题，并构建可循证的临床问题（表实6–4）

表实6–4　预后问题构建信息表

PICO	关键信息
患者（P）	
干预措施（I）	
对照（C）	
结局（O）	

2. 证据检索

（1）Summaries 类检索

①选择检索数据库

②请提出检索时所需的检索词及其检索策略

③循证数据库检索结果

（2）非 Summaries 类数据库检索

①请列出你将要检索的中英文数据库

②你将采用的检索词及其检索策略

③你的检索条件

（3）请将检索结果汇总

（4）筛选文献

请从自己检索到的文献中选择一篇文献作为实例，填写表实6–5。

表实6–5　筛选文献基本情况

筛选内容	条件	本文情况
研究类型	治疗性研究 队列研究 > 病例对照 > 描述性研究	
人群是否适合于您的患者	年龄、性别、种族等	
是否提到了您的暴露因素	是/否	
结果是否涵盖了您的临床问题的结果	死亡率/复发率	

3. 证据评价

（1）真实性评价

表实 6 - 6　预后证据真实性评价表

评价项目	评价结果
1. 代表性（检查文献的材料和方法部分：研究地点和单位，入选标准和排除标准，疾病分期）	
是否描述了研究对象	是（　）不清楚（　）否（　）
是否明确了研究对象的纳入和排除标准	是（　）不清楚（　）否（　）
是否说明了研究对象的来源	是（　）不清楚（　）否（　）
疾病分期、分型、合并症及其他混杂因素是否相似	是（　）不清楚（　）否（　）
2. 完整性（检查方法部分与结果部分：作者对随访方法的交代，失访率及失访的处理）	是（　）不清楚（　）否（　）
随访时间是否足够长？	（　）是：<5%，且说明了失访原因
随访是否完整？是否说明失访原因？	（　）5%~20%之间，说明了失访原因
	（　）否：>25%，或未说明失访原因
3. 客观性（检查文献的方法学部分：结果及结果的测量方法，结果评定的盲法原则）	
是否采用客观指标判断结局	是（　）不清楚（　）否（　）
是否采用盲法判断结局	是（　）不清楚（　）否（　）
总评价：	

（2）重要性评价

①文中报告的预后结局是什么，发生率有多大，请总结：

②文中预后估计的精确度有无描述，请总结：

（3）适用性评价

①文中的研究结果与案例中的患者是否相似？

②该文献报告的研究结果是否可以直接应用于案例情景的临床中？

4. 请给出最终临床决策

5. 请简单描述一下后效评价

（李雨璘　赵灵燕）

实践七　Review Manager 软件介绍

Review Manager 最初是 Cochrane 协作网为 Cochrane 系统综述作者提供的软件，其中包含有 Cochrane 系统综述的标准格式，并能够实现常用的数据分析。如今软件不断升级，用户范围不断增加，也为非 Cochrane 系统综述的撰写以及数据的分析和呈现提供了很大便利。下面以 RevMan 为例简单介绍该软件的基本功能和使用方法。

一、Review Manager 软件的下载与安装

Review Manager 软件由 Cochrane 协作网提供（http：//tech. cochrane. org/revman），可直接打开此链接到软件下载界面。也可先登陆 Cochrane 协作网的官网（http：//www. cochrane. org/），在右上角的搜索框中输入"RevMan"搜索（图实 7 - 1）。

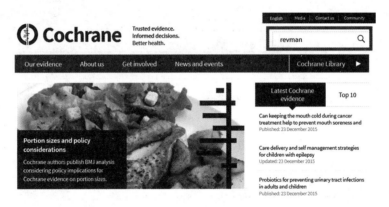

图实 7 - 1　Cochrane 协作网主页

找到软件的下载页面（图实 7 - 2）。

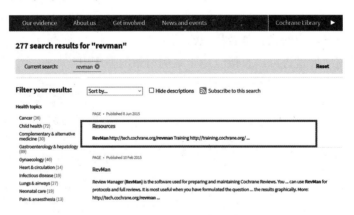

图实 7 - 2　软件下载页面

点击第一行出现的页面链接，此页面为 Cochrane 协作网目前提供的所有信息、工具资源，其中倒数第二行即 RevMan 软件的下载页面链接（图实 7 - 3）。

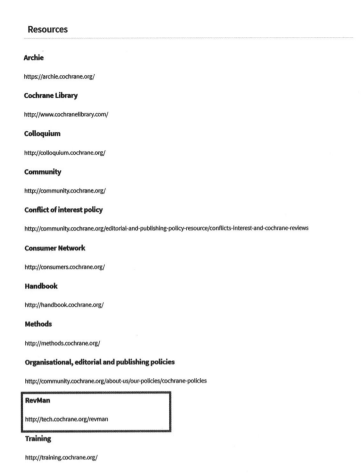

图实 7 - 3　软件下载链接

进入下载页面，可以看见 RevMan 软件的简要介绍，页面下方有软件的下载链接（图实 7 - 4）。

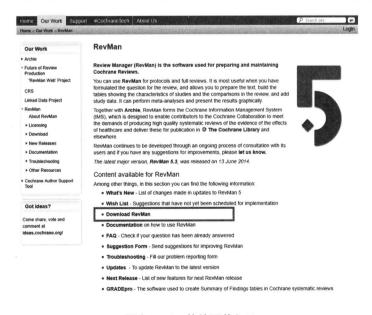

图实 7 - 4　软件下载入口

　　点击进入后，可以找到 Windows、Linux 以及 Mac 不同操作系统软件的下载链接，请根据电脑的系统和要求，选择相应版本点击"Download"，下载软件（图实 7 - 5）。

RevMan 5 download and installation

RevMan 5 is available for download (current version: 5.3.5). Read the instructions carefully before doing so
Before downloading, please note:

- RevMan support and **Archie** accounts are only available to registered Cochrane authors.

- Your feedback is essential. Please report any problems you find using either "Report a problem" in the Help
  menu of RevMan or the **Problem Reporting Form** on this site..

Step 1: Download the installation file
Download the file that matches your operating system:

Windows	Linux	Mac OS X
⊕ Download 32 bit version - will work on all Windows machines ⊕ Download 64 bit version - will **only** work on 64 bit Windows machines	⊕ **Download**	⊕ Download Java 7 version for OS X 10.7.2 (Lion) and higher with bundled Java 7 *******. ⊕ Download Java 6 version for OS X 10.5 (Leopard) on Intel CPU or 10.6 (Snow Leopard).

*** Note: We have discovered some issues running RevMan under Java 7, so you should only install this version if
the Java 6 version doesn't work.

Step 2: Run the installer
Important: You need to be using an account that has sufficient permission to install software on the computer.
Note for OS X users: The most recent versions of OS X do not come with Java included; you will automatically be
prompted to install Java before continuing with the RevMan installation.
Note for Linux users:

- RevMan's automatic update feature may only work fully if you are installing the software as the root user.

Step 3: Go through the installation wizard

Step 4: Run RevMan
You can now begin using RevMan.

Updates
Updates of RevMan.

Support

- 📄 **RevMan 5 installation and connection settings** - A technical guide to installation and setting up an
  Archie connection

Previous versions
Please contact **techsupport@cochrane.org** if you require a previous version of RevMan.

图实 7 - 5   软件下载界面

教材编写时，该软件的最新版本为 5.3.5，点击版本号的超级链接，进入界面阅读有关信息。以下将基于 RevMan 5.3.5 对 Review Manager 软件的使用做简要介绍。

软件下载到本地后，双击 exe 文件，按照提示进行安装即可。

完成安装后，桌面会出现 RevMan 软件的图标，同时在开始菜单栏也会出现相关选项。

二、新建一个研究文件

双击桌面上的 RevMan 图标或者单击开始菜单中的软件选项，打开 RevMan 软件。

首次打开新安装的软件时，会看到一个向导对话框，询问是进入 Cochrane 模式还是非 Cochrane 模式（图实 7 - 6）。

Usage mode   ✕

RevMan has been designed for writing Cochrane reviews, but can
also be used for other purposes (in which case you may have to
purchase a license). You can avoid seeing the features that are
only relevant for Cochrane authors by running RevMan in
Non-Cochrane mode. How do you wish to use RevMan?

[**Standard mode**]   [**Non-Cochrane mode**]

Note: You can always change this setting under Preferences.

图实 7 - 6   新建 RevMan 文件模式选择对话框

如果选择非 Cochrane 模式，则操作界面中不会出现仅与 Cochrane 系统综述相关的内容，比如修改后是否上传 Cochrane 服务器的提醒。

在实际使用中，选用哪种模式对基本操作影响不大，并且可在操作过程中随时更改，以下按标准模式（Cochrane 模式）介绍软件的使用。

打开软件后，会看到以下向导对话框（图实 7 - 7），询问要进行何种操作：连接网络操作自己的 Cochrane 系统综述；打开本地的系统综述文件；查看使用说明；查看帮助；阅读用户手册。可以根据自己的需要选择进行。

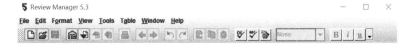

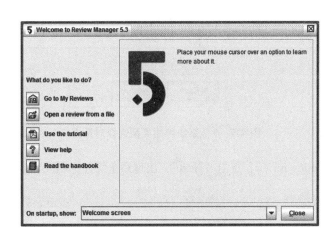

图实 7 - 7　操作选择对话框

也可以直接关闭这个向导对话框，而后在 RevMan 软件的操作界面中操作。

点击左上角的 图标，可以打开一个本地文件，点击 图标，可以新建一个 RevMan 文件，即新建一个系统综述文件。

点击新建文件图标后，出现新建文件向导对话框，如果不对新建文件做任何的定义和限制，可直接点击"Finish"，如果需要定义，则点击"Next"（图实 7 - 8）。

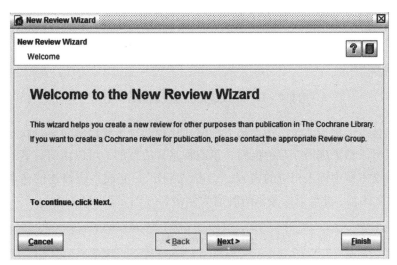

图实 7 - 8　新建系统综述向导对话框

询问即将新建的系统综述是什么类型的系统综述：干预措施的系统综述、诊断试验的系统综述、方法学系统综述、系统综述的系统评价或者其他系统综述（图实7-9）。以最常见、常用的系统综述——干预措施的系统综述为例介绍。

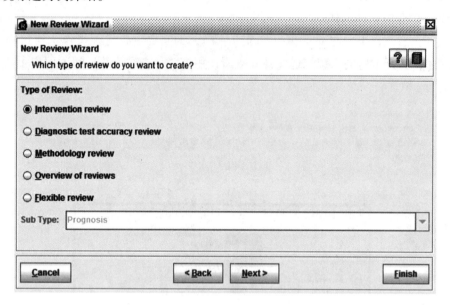

图实7-9 系统综述类型选择对话框

点选第一个选项 Intervention review，点击"Next"，出现系统综述标题设定向导对话框（图实7-10）。

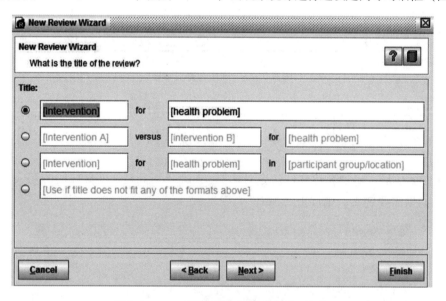

图实7-10 系统综述标题设定向导对话框

第一种格式直接体现干预措施与疾病，第二种格式比较两种干预措施对某种疾病的治疗，第三种格式是在某人群采用某种干预措施治疗某种疾病，第四种是开放性的，可以由研究者自行定义。选择一种格式，然后在相应的文本框中键入相应的内容，点击"Next"，完成系统综述的命名，同时这个命名也是该 RevMan 文件的文件名。此处以绿茶预防肿瘤为例命名（图实7-11）。

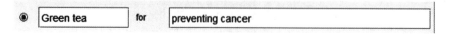

图实7-11 绿茶预防肿瘤的系统综述标题

点击"Next"，询问是要写一个系统综述的研究方案还是一个全文的系统综述。其中研究方案是针对 Cochrane 系统综述而言的，每一项 Cochrane 系统综述在发表全文前，都要经过同行评议，需要先发表系统综述的研究方案。如要使用 RevMan 软件中的数据分析功能，则必须选择全文模式，在此选择Fullreview，点击"Finish"完成向导对话框（图实 7 – 12）。

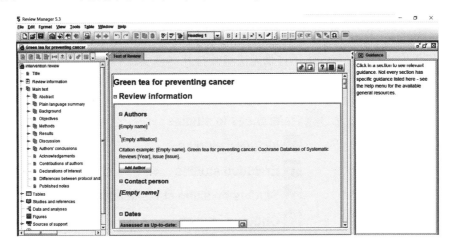

图实 7 – 12　系统综述全文模式的框架结构

三、软件界面介绍

界面主要分为三部分，左侧为结构栏，中间为整个系统综述，右侧为相应的使用向导对话框。鼠标点击左侧结构栏的相应位置，中间的系统综述就会自动跳转到相应的位置，而右侧自动显示相应内容的定义和操作方法。

左侧最上方部分是系统综述的结构树，体现了一篇系统综述报告的完整格式，包括标题（title）、系统综述作者及相关信息（review information）、系统综述的正文（main text），包括摘要（abstract）、简明语言概要（plain language summary）、背景（background）、研究目的（objectives）、研究方法（method）、研究结果（results）、讨论（discussion）、作者结论（author's conclusion）、致谢（acknowledgements）、作者贡献（contributions of authors）、利益声明（declarations of interest）、研究方案与研究报告的差异（differences between protocol and review）、发表说明（publication notes）。其中许多部分还含有子目录，比如方法部分，进一步点击，还列有入选研究标准、检索方法、资料提取与分析等，每一个条目还能进一步点出下一级目录。RevMan 提供了非常完善和规范的系统综述报告格式，可以作为系统综述设计与撰写的参考。

左侧接下来是各种表格（tables），包括研究特征表，可供录入（纳入的、排除的、等待确认的、正在进行的）研究信息；研究结果概括表（summary of findings tables），可从 GRADE profiler 中导入，或在RevMan 中新建；以及其他表格。

Studies and references 用于录入系统综述纳入、排除、等待确定、正在进行研究及其他参考文献。

Data and analyses 包含所有的数据与相关分析信息，如 Meta 分析数据、森林图、偏倚风险评估图等，当在相应位置正确录入了相关的研究信息，此处会自动生成图和表。

图片部分可以插入和添加系统综述所需的图。

资助来源：记录和报告研究受资助的情况。

反馈：记录不同研究者对研究问题的讨论意见。

附件：研究相关的附件资料。

四、数据分析前的准备

要在 RevMan 软件中实现 Meta 分析、偏倚风险评估（risk of bias）、发表偏倚评估等功能，首先需要将每一项纳入的研究录入软件。

打开 RevMan 软件后，在左侧结构图中找到 Studies and references 的位置，单击后打开子目录，能够看见 References to studies。打开子目录，可以看见在软件中添加、排除、等待分类以及进行中的四类研究。在没有做任何添加的时候，每一级子目录无法继续打开（图实 7-13）。

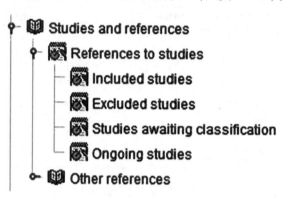

图实 7-13   未添加参考文献的研究列表界面

如果要添加纳入系统综述的临床研究，则在"Included studies"处单击鼠标右键，选择"add study"，弹出向导对话框，添加研究的 study ID，该 ID 相当于一项研究的标志，常用作者的名称与发表年代表示。点击"Next"，可定义文献的发表状态、发表年份等信息，如果不作添加，可直接点击"Finish"（图实 7-14）。添加了研究 ID 后，软件会询问是否添加相应研究的参考文献，在添加后 RevMan 软件可以在书写正文时方便插入参考文献。

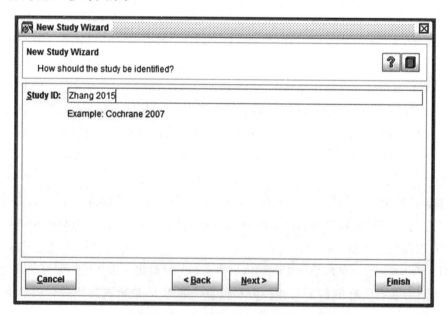

图实 7-14   填写研究的 study ID

对于 Cochrane 系统综述来说，应该按照要求将四类研究逐一录入 RevMan，对原始资料进行管理。对于非 Cochrane 系统综述，至少应将纳入系统综述的临床研究录入，以便实现软件的其他功能。

添加研究 ID 后，相应类型研究目录下会出现下拉子目录，如果填写了研究参考文献，则目录树下方以及正文部分可以显示参考文献内容（图实 7 – 15）。

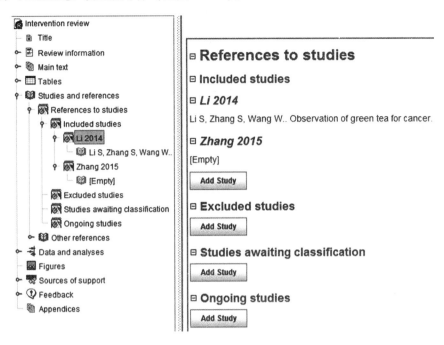

图实 7 – 15　添加研究 ID 后相应类型研究目录下出现的下拉子目录

五、Risk of Bias 评估及其呈现

RevMan 软件中目前依然可以使用 RoB1.0，且该版本是熟练更进阶评价工具的基础，因此本节依然基于 RoB1.0 在 RevMan 软件中的操作进行介绍。然而应该注意 RoB2.0 版本已经于 2016 年底发布，经过几次活跃更新，目前 Cochrane 系统评价指定在线平台 RevMan Web 中已经可以使用 RoB2.0 版本了，同时为了方便决策路径判断及双人核对，RoB2.0 最新版本提供了带有宏的 Excel 评价工具，可以在官方网站链接 https：//www. riskofbias. info/welcome/rob – 2 – 0 – tool 中下载。以下介绍 RevMan 软件中 RoB1.0 的操作和使用。在添加纳入研究的 ID 后，在研究特征表（Characteristics of studies）部分会自动显示已经添加的研究 ID。每项研究自动生成的子目录中，存在一个 Risk of bias 表（图实 7 – 16）。

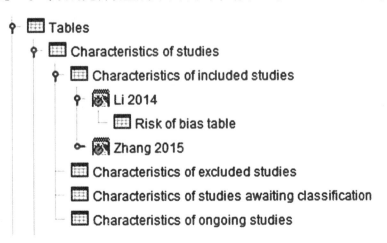

图实 7 – 16　在研究特征表中自动生成所添加研究的 Risk of bias 表

鼠标单击该表，软件的中间区域就跳转至该研究的 Risk of bias 表（图实 7 – 17）。

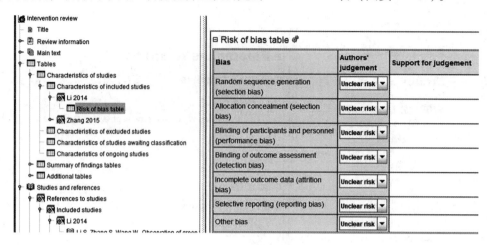

图实 7 – 17　Risk of bias 表

RevMan 软件在默认情况下显示图实 7 – 17 的七个偏倚风险评估条目，可以通过点击表头右侧的两个小齿轮图表设置（图实 7 – 18）。

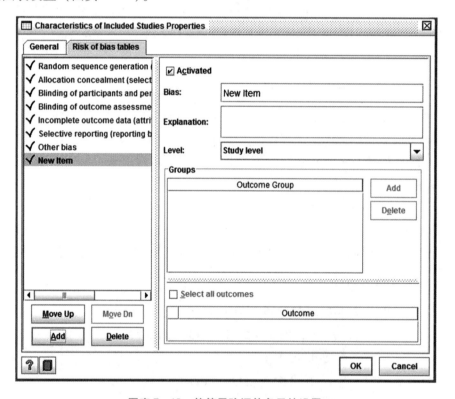

图实 7 – 18　偏倚风险评估条目的设置

在此对话框中，可以对七个条目进行增减，也可以添加新的条目，并定义所加条目的评价是在研究水平（study level）还是结局水平（outcome level）。

确认评价条目后，需要填写各研究偏倚表中的每一条目内容。在软件中偏倚风险评估分三个等级，分别是高偏倚风险（high risk of bias）、不明确偏倚风险（unclear risk of bias）与低偏倚风险（low risk of bias）。在表格右侧填写判断依据。注意如果选择高或者低偏倚风险，右侧说明部分可以空白，但选择不明确风险，则必须有文字说明，否则生成的偏倚风险图将不显示相应颜色（图实 7 – 19）。

Bias	Authors' judgement	Support for judgement
Random sequence generation (selection bias)	Low risk	random table （随机数字表）
Allocation concealment (selection bias)	Unclear risk	not reported
Blinding of participants and personnel (performance bias)	High risk	tablet vs. tea drinking
Blinding of outcome assessment (detection bias)	Low risk	nurses measuring the ourcomes did not know the allocation
Incomplete outcome data (attrition bias)	Low risk	all the participants completed the trial
Selective reporting (reporting bias)	Low risk	all important outcomes were reported
Other bias	Unclear risk	no funding information thus conflict of interest unknown

图实 7 – 19　填写偏倚风险评估表

在所有的研究都录入并完成 Risk of bias 表后，就可以生成两个偏倚风险评估图。

点击左侧结构树的"Figures"，软件中间部分自动跳转至 Figures 部分。在左侧结构目录中，单击右键，选择"add figure"，出现添加图片向导对话框，询问需要添加什么图（图实 7 – 20）。

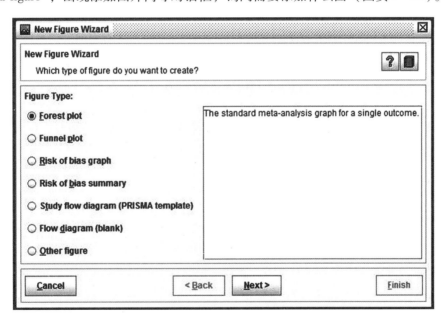

图实 7 – 20　添加图片向导对话框

选择"Risk of bias graph"或"Risk of bias summary"，选择生成偏倚风险评估图或者偏倚风险评估概括表，点击"Next"可以编辑图的标题，也可直接点击"Finish"，软件自动生成图，显示于软件中部正文的相应位置。中间正文部分相应位置也有"add figure"按钮，点击可以实现同样的功能（图实 7 –21）。

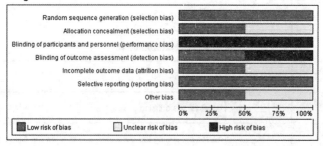

Caption

Risk of bias graph: review authors' judgements about each risk of bias item presented as percentages across all included studies.

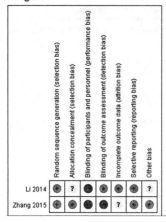

图实 7－21　偏倚风险评估图

由图实 7－21 可以看出，软件用绿色加号➕表示低偏倚风险，红色减号➖表示高偏倚风险，而黄色问号❓表示不明确偏倚风险。

六、原始研究结果的录入

在录入纳入研究 ID 后，即可录入相应的研究结果。右键单击"Data and analysis"，选择"add comparison"，弹出添加对照向导对话框，一般用一对干预措施与对照命名。如：green tea vs notreatment。目前 RevMan 只能实现两种干预措施之间的对比，遇到 3 组或以上干预措施的对比，需要拆分进行。

输入对比名称后，单击 Next，显示如下向导对话框（图实 7－22）。

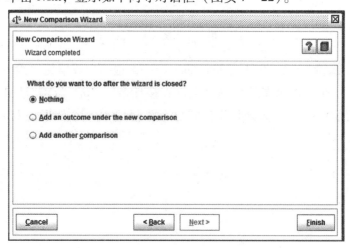

图实 7－22　添加结局指标还是添加一新的对比组合对话框

询问是完成操作，还是在该对比组合下添加结局指标，或者建立另一个新的对比组合。在对比组合下添加结局指标，是进行数据分析的第二级步骤。

选择"Add an outcome under the new comparison"，点击"Continue"，弹出新建结局向导对话框，询问新建的结局指标属于哪种变量，常见二分类变量（dichotomous）与连续变量（continuous），对于特殊资料，采用期望方差（O－E and variance）与一般倒方差（generic inverse variance）处理。

1. 选择二分类变量　点击"Finish"后，结构树出现子目录（图实7－23）。

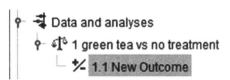

图实7－23　在一对比组合下添加的二分类结局指标

由图实7－23可见一个对比组合已经建立，其下含有一个新建的二分类结局，图标为一个加号一个减号。如果再次单击结局指标，可以进行结局指标的重命名。假设该结局为癌症的发病率（图实7－24）。

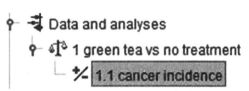

图实7－24　结局指标的重命名

此时软件中部被分为两部分，左侧为表格，用以录入数据，右侧为图像区域，当数据录入后，图中将自动生成数据相应的图标（图实7－25）。

Comparison: 1 green tea vs no treatment, Outcome: 1.1 cancer incidence						
Study or Subgroup	Experimental		Control		Weight	Odds Ratio M-H, Fixed, 95% CI
	Events	Total	Events	Total		
Total (95% CI)		0		0		Not estimable
Total events	0		0			
Heterogeneity: Not applicable						
Test for overall effect: Not applicable						

Odds Ratio
M-H, Fixed, 95% CI

0.01　0.1　1　10　100
Favours [experimental]　Favours [control]

图实7－25　原始研究结果录入

在表格中分别输入实验组（experimental）与对照组（control）的事件发生数（events）以及总样本数（total），计算的统计量为比值比（odds ratio，OR），选用固定效应模型（fixed）以及95%可信区间（95% CI）。这些可以在软件中通过设置更改。点击右侧图像区上方的小齿轮图标，弹出结局属性对话框（图实7－26）。

在一般属性（ceneral）中，可以更改结局的名称、指标的类型、两组的标签。比如我们可以将"experimental"改为"green tea"，将"control"改为"no treatment"。

在分析方法（Analysis Method）中，可以选择统计分析的方法、分析的模型以及效应指标（图实7－27）。

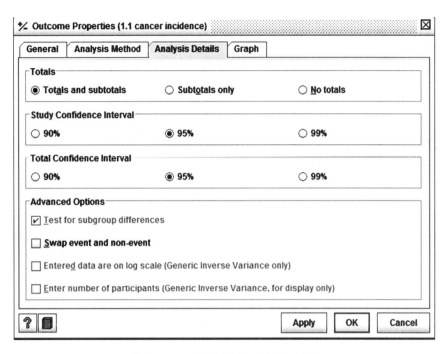

图实 7 – 28 结局分析细节设置对话框

在图表设置（Graph）中可以编辑生成的 Meta 分析图的左右侧标签、效应量单位、比例以及排序依据（图实 7 – 29）。

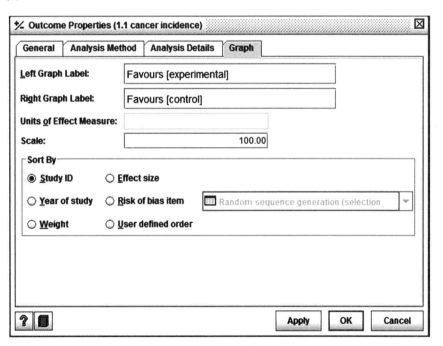

图实 7 – 29 结局图表设置对话框

在软件中录入数据：右键单击已经建立好的结局指标，在列表中选择"add study data"，添加纳入研究的数据（图实 7 – 30）。

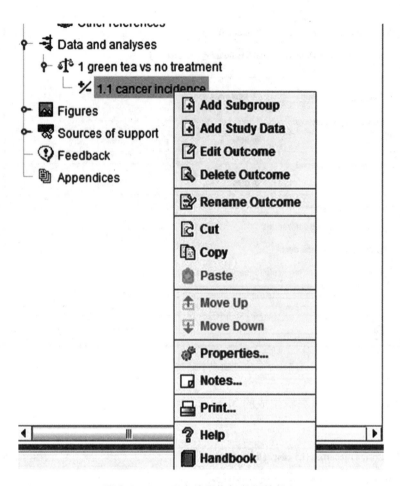

图实 7 − 30　研究结局指标数据的录入

弹出新建研究数据向导对话框（图实 7 − 31）。

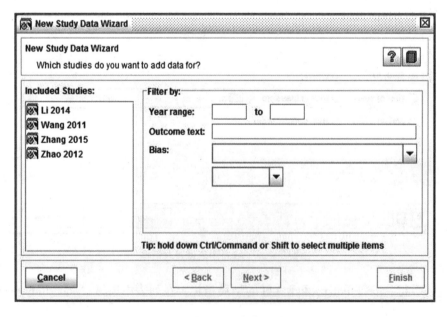

图实 7 − 31　新建研究数据向导对话框

可以看到所有预先输入过的研究 ID，如果研究太多难以寻找，可以在向导中针对发表年份、结局指标关键词等搜索。选择与此结局有关的研究，点击"Finish"。在左侧结构树相应结局下出现下拉子目录，显示刚才加入研究的 ID 号（图实 7 - 32）。

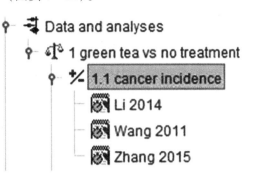

图实 7 - 32　左侧结构树相应结局下出现的下拉子目录

同时在中部正文部分自动生成表格（图实 7 - 33）。

Study or Subgroup	green tea		no treatment		Weight	Odds Ratio
	Events	Total	Events	Total		M-H, Fixed, 95% CI
☑ Li 2014	5	30	8	30	28.9%	0.55 [0.16, 1.93]
☑ Wang 2011	10	100	15	100	58.6%	0.63 [0.27, 1.48]
☑ Zhang 2015	2	50	3	50	12.5%	0.65 [0.10, 4.09]
Total (95% CI)		180		180	100.0%	0.61 [0.32, 1.18]
Total events	17		26			
Heterogeneity: Chi² = 0.04, df = 2 (P = 0...						
Test for overall effect: Z = 1.47 (P = 0.14)						

图实 7 - 33　中部正文部分自动生成的表格

白底的数字部分是可编辑部分，对于二分类变量的结局来说，需要输入每项研究实验组和对照组的事件发生数以及总人数。输入数字后，右侧森林图自动生成数据图标（图实 7 - 34）。

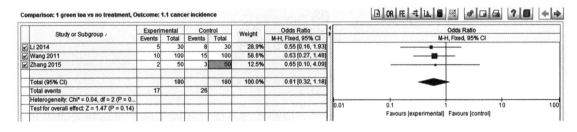

图实 7 - 34　根据数据自动生成的森林图

2. 选择连续变量　首先新建一个连续变量的结局指标，与之前介绍的建立二分类变量结局相似，在相应对比（comparison）下点击"add outcome"，弹出向导对话框，选择"continuous"类结局（图实 7 - 35）。

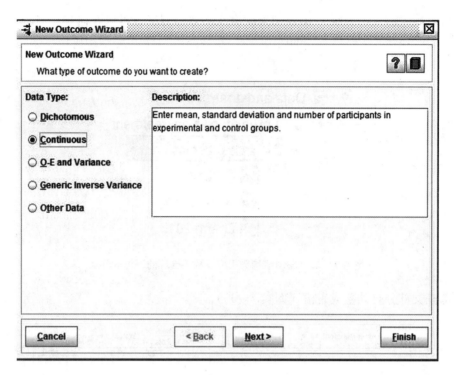

图实 7-35　建立连续型结局变量指标的向导对话框

编辑结局名称与每组名称后，完成新建（图实 7-36）。

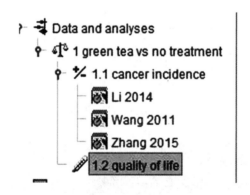

图实 7-36　添加的连续型结局变量

左侧的标尺符号表示该结局为连续变量结局。用同样的方法可在该结局下添加相关的研究（图实 7-37）。

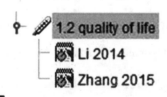

图实 7-37　为连续型结局变量添加相关研究

则正文部分出现如下表格（图实 7-38）。

在左侧空白区域输入每个研究的均值（Mean）、标准差（SD）以及样本数（Total）后，在右侧自动生成森林图（图实 7-39）。

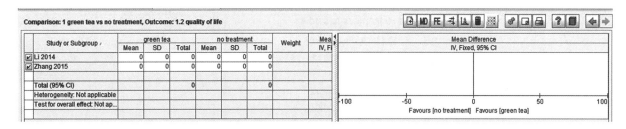

图实 7 –38　正文部分出现的连续型结局变量表格

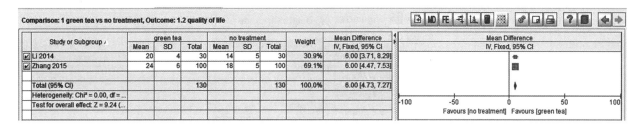

图实 7 –39　根据数据自动生成的森林图

七、Meta 分析与亚组分析

RevMan 软件对 Meta 分析的默认设置如下。

（1）固定效应模型（fixed model）；

（2）95% 可信区间（95% CI）；

（3）二分类变量采用效应量 OR 值，连续变量采用均值 ± 标准差；

（4）效应量在森林图数轴左侧为对照措施优于干预措施，右侧为干预措施优于对照措施；

（5）二分类变量结局的事件为负性事件，如死亡、发病等，如果所分析的结局是良性事件，则需要对森林图数轴标签进行调整。

如果实际情况与软件任何一方面的默认值不符，则需要进行设置。一种方法是在新建结局指标时按照向导进行设置，也可以在完成结局新建后进行更改。

点击要编辑的结局指标表格区上方的小齿轮图标，弹出属性向导对话框，按照上一节介绍的方法，在向导中对结局数据的类型、每组标签、统计分析方法、统计分析细节以及图表选项进行更改，单击向导中的"Apply"实现更改。

如果同组对比的同一结局指标下要进行亚组分析，可在结局水平新建亚组，而非直接添加研究数据，亚组新建之后，在下一级子目录添加研究数据（连续变量或二分类变量操作相同）。

右键单击结局指标，在弹出的下拉列表中选择"Add Subgroup"，在该结局指标下新建亚组（图实7 –40）。

此时弹出新建亚组向导对话框，首先在文本框中输入这个亚组的名称（图实7 –41）。

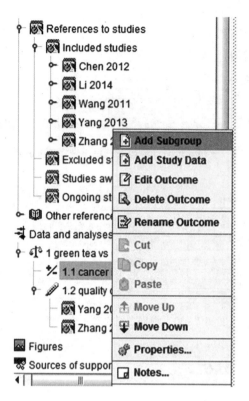

图实 7－40　在结局指标下添加亚组

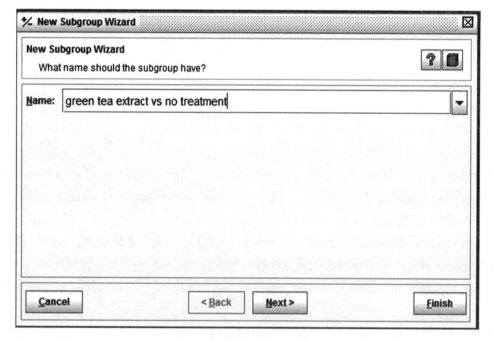

图实 7－41　新建亚组向导对话框

　　点击"Next"软件询问下一步是完成新建、编辑这个新建的亚组、在该亚组添加研究数据还是在同一个结局指标下再建一个亚组。如果还有别的亚组，可以选择继续新建，单击"Continue"，则左侧结构目录中可见新建的亚组（图实 7－42）。

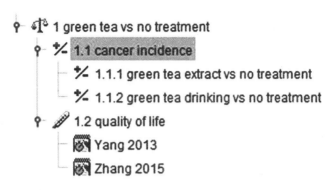

图实7-42　左侧结构目录中显示的新建亚组

右键单击亚组名称，可以添加研究数据，添加方法与在结局下添加数据相同。比如有两项研究是对比绿茶提取物与不接受任何干预措施的人群癌症发生率，另一项是对比绿茶饮料与不接受任何干预措施人群的癌症发病率，则可以将研究分别列入两个亚组。

可以看见中部的正文区已自动生成相应的两个亚组，白底部分的空格可以填写研究数据（图实7-43）。在此图的范例中，第一个二分类变量结局指标下有两个亚组，第二个连续变量结局指标下有两个原始研究。

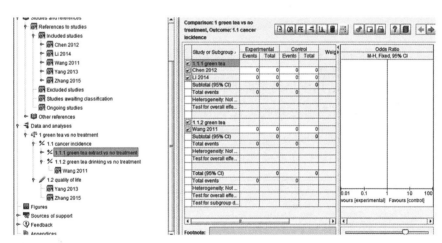

图实7-43　添加各亚组的研究数据

需注意，在一个结局指标下如果建立了亚组，则无法再直接输入原始研究数据；反之，如果结局指标下已经输入了原始研究数据，则无法同时存在亚组。这是因为在同一个结局指标下，只能存在同一级别的数据，或以亚组的形式，或以原始研究数据的形式，不可混合存在。

在图表中输入数据后，则自动生成统计分析以及Meta分析森林图（图实7-44）。

在RevMan默认设置中，如果进行亚组分析，则同时运算和显示每个亚组（Subtotal）的Meta分析值，以及该结局下所有亚组数据的合并值（Total）。这个合并值的解读需要慎重，如果每个亚组之间存在的异质性在临床上是明显的，合并值尽管可以算出，却只能提供一个参考，不能下肯定性结论。如果亚组间临床异质性很大，则需放弃合并值。应该按照前述的方法，在属性设置中去除合并值的计算和呈现。

当输入数值、完成调试后，软件会自动算出权重、效应值、可信区间、异质性等，呈现在图表中，以供提取和记录。

图表上方存在一排按键，可以快速实现一些功能和转换。在二分类结局中，点击可以直接在结局

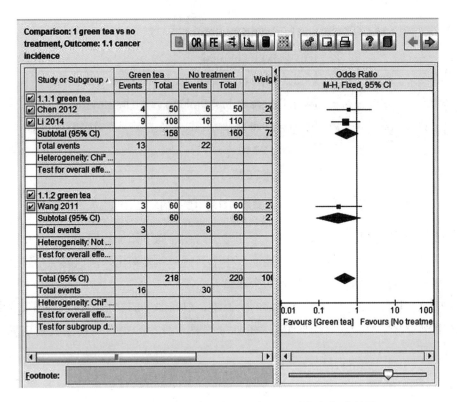

图实 7-44　自动生成的包含亚组的 Meta 分析数据森林图

下新添加研究数据，但此功能仅适用于结局指标下存在研究数据的情况，如果结局指标下存在的是亚组，则不可直接添加别的数据，图标显示灰色，表示不可用。OR 可以在 OR 值、RR 值以及 RD 值间切换；FE 可以在固定效应模型（fiexed effect，FE）与随机效应模型（random effect，RE）间切换；点击 ⇥可直接生成森林图以便保存、复制、打印或插入正文（图实 7-45）。

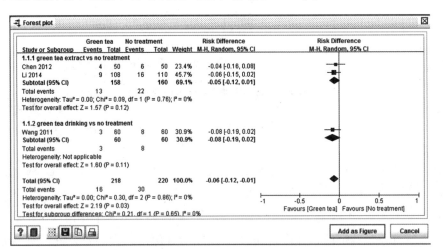

图实 7-45　生成的 Meta 分析森林图

　　点击 ⊯ 可生成漏斗图，然而需要注意，对软件来说，只要存在研究数据，哪怕只有一项研究，都可以生成漏斗图，但是一般在同一个结局指标下存在 10 项以上研究时，才建议采用漏斗图来判断发表偏倚，否则研究数量过少，无法从图形的对称与否判断发表偏倚的情况。

　　点击 ▯弹出 RevMan 软件的计算器，输入研究数据后，可以进行一些常见运算。

　　点击 ▦则会在生成的 Meta 分析森林图中，显示每个研究的风险偏倚评估（Risk of bias）结果（图实 7 – 46）。

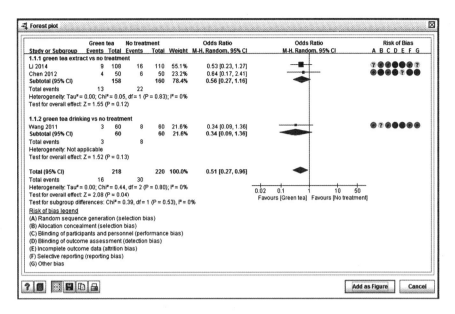

图实 7 – 46　带有风险偏倚评估的森林图

在自动生成的森林图左下角也有相同图标，可以在显示与不显示中切换。

图标 ✎⬜🗖🖨 分别表示：属性设置，对 Meta 分析的属性进行编辑，对默认设置进行编辑；添加／编辑笔记，可以在该结局指标位置添加作者的批注、笔记等，用于备忘或交流；打印，点击后可以选择将 RevMan 中的图、表等打印成纸质版或以 pdf 文件的形式保存在本地计算机（图实 7 – 47）。

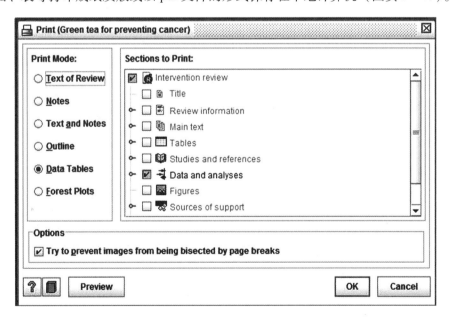

图实 7 – 47　选择打印内容对话框

图标 ❓⬛ ⬅➡ 问号是帮助，点击后可以显示相关操作的说明和指引。书本形状表示查看手册，点击后跳转至 Cochrane 手册（Cochrane Handbook）相应内容的讲解，最后的箭头表示切换至上一个或下一个结局指标的数据。

森林图正下方的比例调节图标，能够方便调节森林图的数轴比例，使生成的森林图显示比例合理。

连续变量结局中与二分类变量结局不同的图标包括：▥ 点击可在均值 ± 标准差（Mean ± SD）与 SMD

标准化均值±标准差（Std. Mean±SD）间切换。其余与二分类变量结局相同。

敏感性分析指将某些具有特殊特点和性质的研究（或亚组）加入和去除后分别进行 Meta 分析，对比 Meta 分析结果是否相同，以判断这些研究或亚组是否对研究结局造成影响、数据分析的结果是否对这些特别的研究敏感（图实 7 - 48）。可以在系统综述中改变研究的纳入排除标准、对不太确定的研究重新估值，更换效应模型等。在 RevMan 软件中能够很方便地实现敏感性分析。

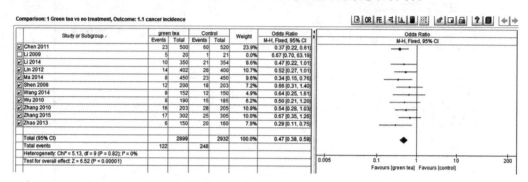

图实 7 - 48　在敏感性分析中选择或删除研究

在上述范例表格中，所有研究名称的左侧，都有一个方框。进行敏感性分析时，若想了解第二项小样本研究 Li 2009 是否影响了 Meta 分析结果，可以将该研究左侧的勾点击去掉。虽然在左侧的表中数据仍然存在，但右侧森林图中不再显示 Li 2009 研究的信息。撰写报告时，如果要进行敏感性分析，则同时呈现保留和勾除某项（些）研究/亚组的数据/森林图。

RevMan 软件提供的评价发表偏倚方法主要是漏斗图，可在 Meta 分析图表部分直接点击 图标生成（上面已经介绍）。也可以在左侧结构目录的图（Figure）目录中单击右键，选择"Add Figure"，在向导对话框中选择 Funnel plot（图实 7 - 49）。

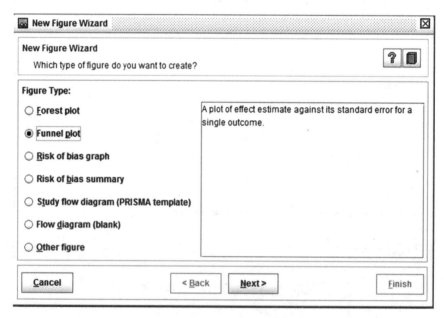

图实 7 - 49　添加漏斗图对话框

点击"Next"后软件询问选择哪个结局生成漏斗图（图实 7 - 50）。

选择后点击"Next"，可以对漏斗图命名，也可以直接采用软件自动生成的默认结构化命名，点击"Finish"生成倒漏斗图（图实 7 - 51）。

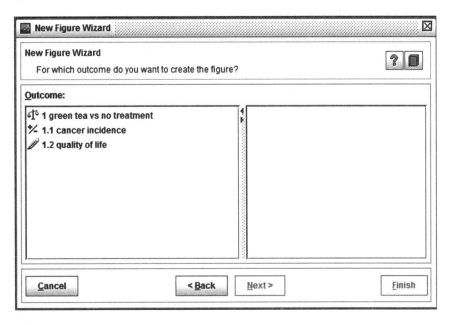

图实 7−50　选择结局变量生成漏斗图

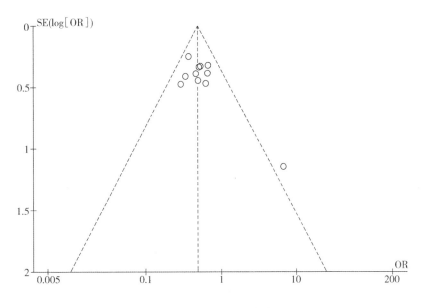

图实 7−51　软件自动生成的漏斗图

一般一个结局指标下存在 10 项或以上研究，才采用漏斗图的方式呈现和判断发表偏倚。

八、软件的其他功能及 Cochrane 系统综述的相关操作

软件菜单栏中第一个文件（File）菜单，在点击后出现的新建、打开文件、最近使用的文件、关闭文件、保存和另存为中，点击保存或若另存为，可将当前 RevMan 文件进行保存。还有一部分内容为 Cochrane 所特有，如在联网的情况下，可以直接访问 Cochrane 系统综述管理网络平台 Archie（archie. cochrane. org），以及进行 Cochrane 系统综述的上传记录（checkin）和登出（checkout）。

Import 与 Export 可以将不同 RevMan 文件中的文本、表格、图、参考文献等信息导入或导出。

报告部分（reports）包括报告的当前状态（进行各部分的字数统计）、格式审查及确认（按照 RevMan 的格式，将不符合要求的部分罗列，给出修改提醒），以及针对 Cochrane 系统综述的发表认证与利

益冲突声明（需要已经注册了 Cochrane 系统综述题目并且是在联网状态下）。

RevMan 软件安装后，打开软件点击帮助图标 Help 则可查阅软件帮助向导、软件用户指南、软件辅导说明、Cochrane 手册（Cochrane Handbook）以及相关网页的链接。

Cochrane 手册可以通过网页 http：//handbook. cochrane. org/全文获取。

九、作业

一项艾灸至阴穴转孕妇异常胎位至正常胎位与不治疗情况对照研究的系统综述，纳入研究的数据如表实 7-1 所示。

表实 7-1　艾灸至阴穴转孕妇异常胎位至正常胎位的研究分析

研究 ID	研究类型	治疗组（n/N）	对照组（n/N）	RR 值 [95%可信区间]	P 值
Cardini1998	随机对照试验	98/129	62/106		
Huang1990	随机对照试验	150/193	106/200		
Cardini2005	随机对照试验	22/65	21/58		
Meta 分析					
Kanakura2001	非随机对照试验	123/133	165/224		
Cardini1993	非随机对照试验	16/23	7/18		
Meta 分析					

请运用 RevMan 软件将数据进行合理的合并，进行 Meta 分析，并完善以上表格。

（李　迅　韩光亮）

参考文献

［1］康德英，许能锋．循证医学［M］．北京：人民卫生出版社，2015．

［2］李幼平．循证医学（研究生）［M］．人民卫生出版社，2014．

［3］李幼平．循证医学［M］．北京：高等教育出版社，2013．

［4］刘建平．循证医学［M］．北京：人民卫生出版社，2014．

［5］刘鸣．系统评价、Meta－分析设计与实施方法［M］．北京：人民卫生出版社，2013．

［6］刘续宝，王素萍．临床流行病学与循证医学［M］．北京：人民卫生出版社，2013．

［7］吕爱平，谢雁鸣，韩学杰．基于循证医学的中医临床实践指南编制方法与范例［M］．北京：中国中医药出版社，2013．

［8］王吉耀，何耀．循证医学［M］．北京：人民卫生出版社，2015．

［9］王吉耀．循证医学与临床实践［M］．北京：科学出版社，2019．

［10］黄海溶．循证医学与临床实践［M］．北京：科学出版社，2016．

［11］王家良．循证医学［M］．北京：人民卫生出版社，2010．

［12］张天嵩，钟文昭，李博．实用循证医学方法学［M］．长沙：中南大学出版社，2014．

［13］陈文．卫生经济学［M］．北京：人民卫生出版社，2017．

［14］刘国恩．中国药物经济学评价指南［M］．北京：中国市场出版社，2020．

［15］朱声荣，李维，张晨，等．基于循证医学与真实病历库的CDSS实现与应用［J］．中国数字医学，2019，14（05）：36－38＋42．

［16］姜盼，罗娟，唐晓东．基于新版电子病历系统融合平台的循证医学应用研究［J］．循证医学，2013，13（04）：247－249．

［17］焦钧．运用数据挖掘技术 发挥电子病历在循证医学中的作用［J］．中医药管理杂志，2013，21（03）：296－297．

［18］黄浩波，唐莉萍，陈志才．浅谈云计算环境下电子病历与循证医学信息的整合［J］．科技情报开发与经济，2012，22（13）：98－100．

［19］赵进东，方朝晖，余婵娟，等．循证医学指南与叙事医学在中医临床中的应用研究［J］．实用中医内科杂志，2022，36（03）：27－29．

［20］申泉，田国祥，梁丹丹，等．循证实践过程质量评价的指南及其解读［J］．中国循证心血管医学杂志，2021，13（09）：1025－1030．